Practical Inguinal Hernia Surgery

实用腹股沟疝外科学

（第3版）

主　编　李　亮　　谢肖俊

副主编　严　聪　　江志鹏

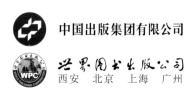

中国出版集团有限公司

世界图书出版公司

西安　北京　上海　广州

图书在版编目 (CIP) 数据

实用腹股沟疝外科学 / 李亮，谢肖俊主编 . — 3 版 . — 西安：
世界图书出版西安有限公司，2023.7
ISBN 978-7-5232-0413-9

Ⅰ . ①实… Ⅱ . ①李… ②谢… Ⅲ . ①腹股沟疝 – 外科学
Ⅳ . ① R656.2

中国国家版本馆 CIP 数据核字（2023）第 100832 号

书　　名	**实用腹股沟疝外科学（第 3 版）**
	SHIYONG FUGUGOUSHAN WAIKEXUE
主　　编	李　亮　谢肖俊
策划编辑	胡玉平
责任编辑	李　娟
装帧设计	绝色设计
出版发行	**世界图书出版西安有限公司**
地　　址	西安市雁塔区曲江新区汇新路 355 号
邮　　编	710061
电　　话	029-87214941　029-87233647（市场营销部）
	029-87234767（总编室）
网　　址	http://www.wpcxa.com
邮　　箱	xast@wpcxa.com
经　　销	新华书店
印　　刷	陕西金和印务有限公司
开　　本	787mm×1092mm　1/16
印　　张	21.5
字　　数	430 千字
版次印次	2014 年 10 月第 1 版　2023 年 7 月第 3 版
	2023 年 7 月第 3 版第 1 次印刷（总第 4 次印刷）
国际书号	ISBN 978-7-5232-0413-9
定　　价	158.00 元

医学投稿　xastyx@163.com ‖ 029-87279745　029-87285296
（如有印装错误，请寄回本公司更换）

《实用腹股沟疝外科学》（第3版）
编委会

主　编　李　亮　谢肖俊

副主编　严　聪　江志鹏

绘　图　李　亮

编　委　（按姓氏笔画排序）

丁　宇　北京大学深圳医院

王鉴杰　汕头大学医学院第一附属医院

石威文　中山大学附属第七医院

石裕锋　湛江中心人民医院

卢雪欣　中山大学附属第七医院

伍友春　深圳市第三人民医院

刘　铮　中山大学附属第七医院

江志鹏　中山大学附属第六医院

江燕飞　深圳市罗湖人民医院

许成裘　湛江中心人民医院

孙卫江　潮州市中心医院

严　聪　湛江中心人民医院

李　亮　中山大学附属第七医院

李华玲　中山大学附属第七医院

李茂林　深圳市福田区第二人民医院

何立锐　北京大学深圳医院

邹湘才　广州医科大学附属第二医院

张　欣　中山大学附属第七医院

张庆峰　佛山市第一人民医院

陈　钦　潮州市中心医院

陈少逸　深圳市福田区第二人民医院

陈树标　汕头大学医学院第一附属医院

陈德望　汕头大学医学院第一附属医院

邰沁文　南方医科大学深圳医院

周学付　中山大学附属第七医院

赵永灵　华中科技大学协和深圳医院

郝腾飞　中山大学附属第七医院

洪楚原　广州医科大学附属第二医院

都　敏　香港中文大学（深圳）第二附属医院

钱　量　中山大学附属第七医院

高宏玲　汕头大学医学院第一附属医院

谢肖俊　汕头大学医学院第一附属医院

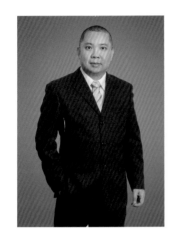

李 亮

外科学硕士，副主任医师

就职于中山大学附属第七医院消化医学中心。任世界内镜医师协会微创胃肠肝胆外科联盟副秘书长、中国医师协会外科医师分会疝和腹壁外科医师专业委员会青年委员、《中华疝和腹壁外科杂志（电子版）》通讯编委、全国卫生生产业企业管理协会疝和腹壁外科产业及临床研究分会理事、日间手术与分级诊疗专业组委员、广东省医师协会疝和腹壁外科医师分会委员兼青年学组副组长、广东省基层医药学会疝和腹壁外科学分会常务委员、深圳市医师协会疝和腹壁外科医师分会副会长、广东省抗癌协会遗传性肿瘤专业委员会常务委员、《罕少疾病杂志》通讯编委。

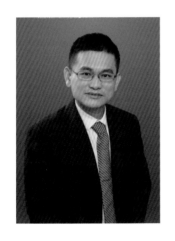

谢肖俊

主任医师，硕士研究生导师，
联合培养博士生导师，博士后合作导师

汕头大学医学院第一附属医院疝与腹壁外科主任。任《中华疝和腹壁外科杂志（电子版）》通讯编委、汕头市医学会疝与腹壁外科学专业委员会主任委员、广东省医师协会疝和腹壁外科分会委员、广东省医师协会外科医师分会委员、全国卫生产业企业管理协会疝和腹壁外科产业及临床研究分会日间手术与分级诊疗学组委员、广东医师协会疝和腹壁外科分会青年学组委员、广东医师协会疝和腹壁外科分会胃食道反流学组委员、第一届粤港澳大湾区疝外科医师联盟委员、广东省医学教育协会普通外科学专业委员会委员、广东省基础医药协会疝和腹壁外科专业委员会常委。

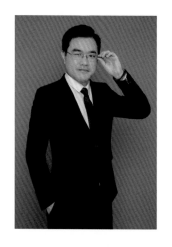

严　聪

副主任医师

　　湛江中心人民医院普外三科副主任、科室负责人。任广东省医师协会疝和腹壁外科医师分会第一届委员会常务委员、广东省医学会小儿外科分会第九届委员会委员、广东省医师协会小儿外科医师分会第二届委员会委员、广东省医师协会疝与腹壁外科医师分会食管裂孔疝和胃食管反流疾病专业组成员、广东省医师协会加速康复外科医师分会第一届委员会青年专业组成员、广东省医师协会微创外科医师分会第二届委员会青年专业组成员、广东省基层医药协会疝和腹壁外科专业委员会第一届常务委员、湛江市医学会疝和腹壁外科分会第一届专业委员会委员。

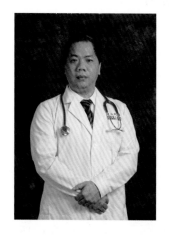

江志鹏

医学博士，副主任医师，硕士研究生导师

　　就职于中山大学附属第六医院胃肠、疝和腹壁外科。任中国医师协会外科医师分会疝和腹壁外科学组委员、中华医学会中华疝与腹壁外科学院特聘讲师、大中华腔镜疝外科学院特聘讲师、中国人体健康促进会疝与腹壁外科专业委员会副主任委员、全国卫企协疝和腹壁外科分会腹腔镜与微创学组副组长、中华消化外科菁英荟疝和腹壁外科学组委员、中国医促会临床实用技术分会造口旁疝修复学组委员、海峡两岸医药卫生交流协会消化道外科专业委员会委员、广东省医师协会疝和腹壁外科医师分会青年学组组长、广东省医师协会疝和腹壁外科医师分会委员兼秘书、广东省医师协会胃肠外科分会委员。

　　作为多年从事腹壁疾病与疝病学基础研究及临床实践的医者，我收到由李亮、谢肖俊、严聪和江志鹏等医生编写的《实用腹股沟疝外科学》（第3版）书稿，心中颇为感慨，不禁为这批中青年专家的不懈努力与坚持感到由衷欣慰。医学，特别是外科学，正是因每一位医者坚持不懈的努力才得以传承和发展。

　　本书从第1版到第3版，花费10年时间，也就是说这批年轻的医生平均每5年将此书再版1次。读完第3版书稿，可以看出这本专著的再版并非为单纯的文字编撰和重新编排。从第1版到第3版，每版不但有内容的增删，而且还有理念的更新，除纠正前两版概念的偏差或错误之外，这一版书稿突出了3个特点：①在前两版的基础上从基础理论方面进行突破，力求做到将腹股沟疝外科学的相关知识体系化，并用统一的理念将各种手术操作联系起来，例如以Stoppa手术理念为基础，并对Kugel手术、完全腹膜外腹腔镜腹股沟疝修补术（TEP）、经腹腹腔镜腹股沟疝腹膜前修补术（TAPP）等进行讨论，从而做到理念的统一。②仍然延续了以往的传统，以解剖学和手术技术为核心。但不同的是，此版将解剖学与手术结合得更加紧密，更加鲜明地体现了腹股沟疝外科学的特点。③增加了与腹股沟疝诊疗有关的非典型但颇具讨论价值的问题，体现了多学科的特点，使此专著更有学术意义。腹股沟疝手术后的慢性疼痛是复杂的问题，不仅受生物学因素的影响，还与心理学和社会学因素有关。此专著非常重视生物—心理—社会医学模式在腹股沟疝外科学中的意义，内容丰富，有血有肉，而非单纯的外科学技术专著，并且图文并茂，可读性很强。因此，特别向广大读者推荐。

对外科医生而言，容易的是在技术上深入钻研，甚至达到近似狂热地步；难得的是能够花时间静下心来思考，并提出问题，这也是中国文化中讲的"悟"。这些年轻而且优秀的医生坚持不断地学习，形成了颇为深厚的沉淀，在腹股沟疝外科学这个"不起眼"的领域里，一心钻研，著书立说，实为难得的坚持，这种精神值得肯定和提倡。

最后，预祝这本专著发行成功，并乐以此为序。

2023 年春于广州

前 言

　　腹股沟疝（包括股疝）是常见病和多发病，并且为广大非专业人士所熟悉，因此，大家都觉得此病的治疗很简单。但实际上腹股沟疝及相关医学知识并不比任何"大病"少，由于腹股沟区解剖的复杂性，腹股沟疝具有其他疾病所不具备的特点，笔者萌发了撰写一本腹股沟疝外科学专著的想法。

　　2008 年，笔者认真阅读了中山大学附属第六医院陈双教授编写的《腹股沟疝外科学》一书，深受启发。2012 年，笔者根据临床体会，结合当时搜集到的所有腹股沟疝外科学资料，历时 2 年，编写了《实用腹股沟疝外科学》一书，于 2014 年出版。当时国内疝与腹壁外科学专著比较缺乏，这本书总结了国内外前沿知识，并融入了笔者的临床体会和经验，内容丰富，深受读者欢迎，笔者及各位编者也深受鼓舞。但由于当时学科发展水平及编者水平的限制，第 1 版存在一些不足或错误之处。笔者在全面总结和梳理之后，2018 年进行改版，并于 2020 年出版。第 2 版在内容上进行深化，纠正了第 1 版的错误，并补充了临床常见问题，内容更加丰富。前两版的成功给编者带来了很大的鼓励，也促进了大家进一步学习的决心。如何进一步将腹股沟疝外科学知识体系转化为我们下一步探索的目标。为此，笔者于 2022 年组织了第 3 版编委会，在总结以前成绩的基础上，用较为完整的理论将碎片化的知识联系起来，完成了第 3 版的编写。

　　十年磨一剑，2012 年至 2022 年十年间，编者通过不断学习和总结，最终编写完成的《实用腹股沟疝外科学》（第 3 版），是大家共同努力的结果，也是笔者较为满意的版本。第 3 版与之前的版本相比，做了较为丰富的补充。

1. 解剖学与手术学

解剖学是腹股沟疝外科学的基础知识，只有正确认识腹股沟区的解剖结构，才能真正认识腹股沟疝和股疝的病理学、病理生理学机制与手术原理，从而正确选择手术方式，实施治疗。本书最大的特色之一是对腹股沟区的解剖进行了全面和详尽的论述，纠正了上一版中的错误，同时将解剖学与手术结合起来讨论，在目前腹股沟疝组织修补术开展较少的情况下，更有利于读者深入理解。本书另一个创新点是将解剖学与腹股沟疝的病理结合，使读者可以更好地理解腹股沟疝的本质问题。

2. 从手术理念的角度讨论手术问题

腹股沟疝术式众多，腹股沟疝的疝修补网片种类繁多，许多医生的手术知识局限于手术技巧和疝修补网片的种类，对手术的本质问题关注不多，并且容易受商业推广的影响，难以把握本质问题，甚至对腹股沟疝的某些术式存在误解。本书手术学部分以手术理念为基础，探讨手术的本质及相关问题，使读者可以从根本上去认识手术，从而选择合适的手术方式。

3. 从女性胚胎发育的角度讨论女性腹股沟疝的治疗

女性腹股沟区的解剖特点与男性不同，并且女性腹股沟区和生殖系统的发育也与男性有很大的不同，因此，女性腹股沟疝的特点与男性差异很大，临床医生不能机械地借鉴男性腹股沟疝的治疗原则。本书从女性胚胎发育的角度探讨女性腹股沟疝的病因、病理解剖问题，有利于临床医生理解女性腹股沟疝的相关问题，选择正确的治疗方式。

4. 增加了新内容

随着疝与腹壁外科的发展，一些罕见病例也逐渐被发现，为此，本书增加了相应内容，以供读者学习和参考，主要包括腹股沟巨大阴囊疝、腹股沟膀胱疝、腹股沟输尿管疝、低位半月线疝、膀胱上外疝、遗传与发育相关的腹股沟疝、运动员腹股沟区疼痛的诊治等。近年来，国外腹股沟疝日间手术逐渐推广，本书对此也专门进行了论述。

5. 注重生物—心理—社会医学理念

现代医学是生物—心理—社会模式，腹股沟疝虽然为典型的外科疾病，但也不可避免地涉及心理学等问题，本书特邀心理治疗师参与，可以从更专业的角度探讨相关心理问题。此外，本书还对医患沟通进行了初步探讨。

本书在前两版基础上，进一步丰富了相关内容，提供了一些罕见病例的治疗建议，基本涵盖了目前腹股沟疝外科临床的所有问题，是一本内容非常完整的专病专著。本书以解剖学、胚胎发育及手术理念为线索，形成了较为完整、统一的腹股沟疝外科学理论体系。本书的编写也存在不足之处：由于经费有限，本书解剖图片由编者手绘，或电脑结合手绘简单制作，虽然不够精美，但力求较好地呈现解剖学知识；在编写过程中，笔者曾考虑增加扫码看视频功能，但由于视频制作周期较长而没有实施。由于编者水平有限，难免存在不足之处，请广大读者不吝赐教，以促进我们不断学习、提高。

本书的编者都是工作在临床一线的专业医生，日常工作十分繁忙，但他们仍在工作之余牺牲休息时间编写稿件，为本书的出版做出了巨大贡献，最后对他们的辛苦付出表示衷心的感谢！

经过 10 年的发展，《实用腹股沟疝外科学》即将出版第 3 版。期待随着学科的发展和医疗技术的进步，本书可以不断更新和改版，为读者呈现最新、最全面的腹股沟疝外科学知识。

2023 年春于深圳

郑重声明

医学是不断更新和拓展的学科，因此，相关实践操作、治疗方法及药物应用都有可能改变，希望读者仔细审查书中提供的信息资料及相关手术的适应证和禁忌证。作者、编辑、出版者或经销商不对书中的错误或疏漏以及应用其中信息产生的任何后果负责，关于出版物的内容不作任何明确或暗示性保证。作者、编辑、出版者和经销商不就由本出版物所造成的人身或财产损害承担任何责任。

目 录　Contents

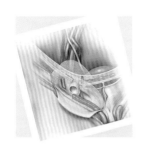

第1章

腹股沟疝外科学理念的发展

腹股沟疝是一种古老的疾病。单纯从外科技术角度看，腹股沟疝是一个相对简单的问题，通过植入疝修补网片就可以治愈，效果好，并发症低，但这个认识有其片面性。从人类医学的发展史来看，腹股沟疝外科学与医学领域的其他学科发展一样，也经历了由愚昧到科学，从点滴积累到跃升，然后才发展到现在的"理想"阶段。腹股沟疝外科学经历了漫长的发展历程，人类真正治愈腹股沟疝的历史并不长。在腹股沟疝治疗的发展过程中，技术发展固然重要，但从现代医学角度看，腹股沟疝修补术的理念起到核心的作用，因此，理解腹股沟疝外科学理念的发展对研究腹股沟疝外科学有重要的意义。

一、15 世纪以前东西方的腹股沟疝外科学

腹股沟疝是人类古老的疾病，一直以来，先哲们都在努力探索治疗方法。东西方的历史都有关于腹股沟疝的记录：公元前 1500 年，古埃及就有腹股沟疝的记载；在中国，《黄帝内经·灵枢·五色》也有关于腹股沟疝的相关记载；在考古中发现的一些雕塑、画像也能找到腹股沟疝的描述。公元前 6 世纪，Aetius 用石膏和绷带治疗腹股沟疝，要求患者长时间卧床以达到腹股沟区愈合的目的。公元 1 世纪的古希腊就已经出现了腹股沟疝手术。早期的手术通常通过各种方法辅助治疗，包括切除阴囊或采用切断阴囊和烙烧的办法，以及腹股沟区的愈合来治疗腹股沟疝，因此，早期的手术治疗并非建立在解剖学的基础上。疝气带的应用在东西方历史中均有发现，人们发现早在公元前 900 年的一尊腓尼基的雕像中出现疝气带[1]。在古代的各种疗法中，疝气带可能是唯一有效控制病情的方法，也可能促进一部分小儿腹股沟疝的愈合。当时医生最担心的外科疾病之一为肠梗阻，肠梗阻也常与腹股沟疝有关，因无有效的治疗方法，常常发展为死亡。肠梗阻的原因可能为肠粘连、肿瘤或肠扭转，也可能是腹股沟疝或脐疝引起肠管嵌顿导致的。肠梗阻往往以是否合并腹外疝进行分类。肠梗阻治疗的方法包括让患者倒立、放血、水银灌肠等，如果是由腹股沟疝引起的肠梗阻，有些激进的医生往往用刀

切开疝囊和肠管，形成肠外瘘而使肠梗阻缓解，多数患者往往并发腹腔感染，经痛苦的并发症折磨而死亡。这个时期手术是痛苦、危险和疗效不确定的疗法，除非迫不得已，一般不会选择手术治疗。

二、15世纪及以后腹股沟疝外科学理念的发展

中世纪后期及文艺复兴时期的欧洲是现代医学快速发展的时期，15世纪，列奥纳多·达·芬奇开始系统细致的解剖学研究，以尸体解剖为基础，绘制了精美的解剖学图谱（图1.1），其准确度和精美程度与现代解剖学图谱相比毫不逊色，从此，以解剖学为基础的手术逐渐发展。18世纪，人类已经积累了丰富的解剖学知识，这个时期的疾病谱与现在差异很大。膀胱结石是当时常见的外科疾病，外科手术主要应用于取出膀胱结石。在完善的外科技术出现之前，由于缺乏麻醉技术，当时强调快速进行手术，以减少患者的痛苦，无法从容

操作成为这个时期手术操作的最突出特点。之后无菌术和麻醉技术的出现促进了现代外科学的发展，这个时期也是现代疝外科学的开端[2]。

（一）腹股沟疝组织修补术的两种理念

腹股疝的组织修补术是第一类治愈腹股沟疝的手术方式，这类手术方式的诞生基于漫长的解剖学研究过程，以科学的腹股沟解剖为基础。从手术入路看，最初的术式有两种理念。

1. 后入路的组织修补术

对解剖学的科学认识是腹股沟疝外科的疗效保证，腹股沟疝修补术的研究与两个重要的间隙发现有关。为寻找结扎腹腔血管的路径，Bogros博士发现并于1823年发表了以他名字命名的Bogros间隙，Retzius于1858年发现了Retzius间隙，这是后入路手术利用的组织间隙。腹膜前间隙、Bogros间隙和Retzius间隙在腹股沟疝后入路手术有重要的意义，1886年英国的Annandale提出了后入路的腹膜前组织修补术，经腹

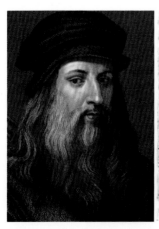
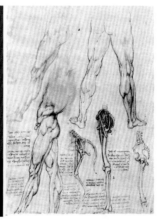
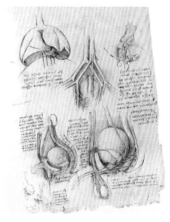

图1.1 列奥纳多·达·芬奇及其解剖学研究素描手稿

膜前间隙将腹内斜肌下缘、腹横肌的下缘与腹股沟韧带缝合，达到修补的目的。

2. 前入路的腹股沟疝组织修补术

相对于后入路手术，前入路的腹股沟疝手术从腹股沟区做切口，逐层切开皮肤及各层腹壁组织进行修补手术。1881 年，法国外科医生 Just Lucas-Championniere 提出以疝囊高位结扎术理念治疗腹股沟疝，开创了现代手术治疗腹股沟疝的新理念。1884 年，意大利外科医生 Edoardo Bassini 开展了第 1 例基于三层重建的腹股沟管修补术 [1]，即将腹内斜肌、腹横肌、腹横筋膜的三层结构与腹股沟韧带等结构缝合以修补腹股沟管后壁，这是第 1 例基于现代解剖学的腹股沟疝修补术 [3]。Bassini 手术在成人和儿童中都得到巨大的成功，1899年 Ferguson 提出疝囊高位结扎即可治愈儿童腹股沟疝 [1] 的观点，成为现代儿童腹股沟疝治疗的基本理念。

1）Bassini 手术的原理及改进

Bassini 手术的主要原理是将腹内斜肌、腹横肌及腹横筋膜的三层结构缝合到腹股沟韧带上，从而加强腹股沟管的后壁，同时纠正了腹股沟管变宽变短的病理生理问题，因此可以取得非常好的效果。该手术于 1884—1887 年被 Edoardo Bassini（图 1.2）不断完善，Edoardo Bassini 于 1889 年发表了短篇手术论著 "A new operative method to treat inguinal hernias"，后世将这种手术方法称为 Bassini 法或 Bassini 手术。Edoardo Bassini 对腹股沟解剖的专注研究与其自身的经历有关，年轻的 Edoardo Bassini 参加反对教皇的人

民解放军，并在战斗中被刺伤腹股沟，形成经久不愈的肠外瘘，后来 Edoardo Bassini 在帕多瓦大学学习解剖学和病理学，对腹股沟区解剖理论的发展做出了卓越的贡献。该手术方法的提出正是基于 Edoardo Bassini 对腹股沟区解剖科学认识基础上的结果，在腹股沟疝的治疗历史上具有重要的意义，可以说开创了一个新的时代，是腹股沟疝外科学发展的里程碑。由于 Bassini 手术操作简便且具有良好的效果，因此很快被推广开来。Bassini 手术逐渐成组织修补术的主流式式，引领腹股沟疝外科学发展 100 多年，Edoardo Bassini 由于杰出的贡献而被称为现代腹股沟疝外科的先驱。之后，由于不同的医生对腹股沟疝手术有不同的认识，他们分别从各自的认识角度对 Bassini 手术进行改进，这些改进并没有理念上的进步，有些术式还曲解了 Bassini 手术的理念，因此都无法超越经典的 Bassini 手术，无法得到广泛的推广。Lotheissen 将首先联合腱缝合到 Cooper 韧带（乳房悬韧带）上，使 Bassini 手术可以治疗股疝，但 1942 年出现了以 McVay 手术命名的 Bassini 手术。McVay 手术将腹内斜肌、腹横肌、腹横筋膜与 Cooper 韧带缝合，与 Lotheissen 的改进具有相同的内涵，但 McVay 手术更为现代外科医生所熟悉。Halsted 的改进是将提睾肌切除并将精索移位到皮下。1903 年，Halsted 又在腹直肌前鞘增加了减张切口，以便减少重建腹股沟管后壁组织间的张力。

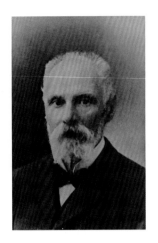

图 1.2 Edoardo Bassini

2）Shouldice 手术

1945 年，加拿大 Edward Earle Shouldice（图 1.3）描述了一种新的腹股沟疝组织修补术，称为 Shouldice 手术，同年成立了 Shouldice 医院。该手术的主要原理是将腹内斜肌、腹横肌及腹横筋膜与腹股沟韧带进行 4 层缝合，重建腹股沟管，从现在的疝和腹壁外科观点看，Shouldice 手术形成的 4 层结构，均匀地分担了张力，并经后来的数次改进，取得了组织修补术最好的效果，目前已成为最受推崇的腹股沟疝组织修补术，被认为是 Bassini 手术真正意义的改进，

因此又被称为 Bassini-Shouldice 手术或加拿大手术。从现代的角度而言，如果说 Bassini 手术是有张力的手术，Shouldice 手术便可称为"低张力的腹股沟疝修补术"，是目前腹股沟疝传统手术的金标准，也是腹股沟疝外科学发展的另一个里程碑。时至今日，在腹股沟疝无张力修补术盛行的时代，加拿大的 Shouldice 医院仍然坚持以 Shouldice 为主要的术式，成为疝和腹壁外科界一个独特的闪光点。

Bassini 手术被称为前入路手术，与 Bassini 手术同时代被发明的还有后入路手术。这两种手术都是基于对解剖学的研究而创造出来，但后入路手术的应用不多。一般的观点认为：由于 Bassini 手术的巨大成就，后入路手术的一直难以推广。从 Bassini 手术到 Shouldice 手术，虽然各种改进层出不穷，但都无法成为主流的术式，其原因并非技术问题，而是这些改进所依托的理念问题。组织修补术始终具有一定的复发率而无法从根本上解决此问题，虽然组织修补术在各个细节上逐渐完善，但是疗效的瓶颈

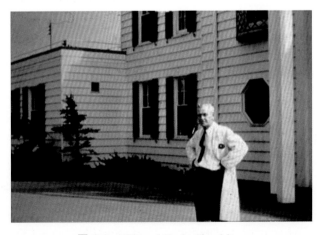

图 1.3 Edward Earle Shouldice

仍然难以突破。

（二）腹股沟疝无张力修补术

腹股沟疝组织修补术的固有缺陷无法通过手术细节的完善来解决，新理念的手术方式才是解决问题的办法，使用人造材料进行修补手术可能是解决问题的方法之一，并被广泛研究和尝试。早在1919年就有使用假体进行手术的记录，但是当时使用的金属假体或软木塞假体，无法满足手术的要求，二战以后，随着实用的疝修补网片的出现，使用各种疝修补网片的无张力修补术已成为应用最广泛的腹股沟疝修补术。经过30多年的应用，证明人造网片在腹股沟手术中的应用总体是安全有效的，但是不可否认也带来一些特殊的问题。

1. 腹股沟疝无张力修补术的理念

随着现代材料学的发展，疝手术的转折点是1935年，Carothers发现了合成聚合物，使用人工合成的高分子聚合物材料进行腹股沟疝修补成为腹股沟疝外科学发展的新里程碑，这种手术称为腹股沟疝无张力修补术。无张力修补术也有两种理念。

1）Lichtenstein手术

1972年第1例使用疝修补网片的腹股沟疝无张力修补术出现，1987年美国医生Lichtenstein提出了无张力疝修补理念，以聚丙烯为材料的编织网片为修补材料的腹股沟疝修补术，使腹股沟疝的外科治疗有了质的飞跃，这种手术被称为Lichtenstein手术，在腹股沟疝外科学领域是一项可以与Bassini手术成就相提并论的进步，可以说是腹股沟疝外科学另一划时代的进步。一般认为Bassini手术将组织强行缝合在一起，组织有分离的倾向，容易裂开从而复发，Lichtenstein手术是使用人造的网片桥接于腹内斜肌与腹横肌形成的联合腱（肌）与腹股沟韧带之间，目的是避免这两个组织之间的分离趋势，也就是避免张力，因此被称为无张力修补术，使腹股沟疝的复发率大为降低。需要强调的是，现在的Lichtenstein手术的内涵已经发生了比较大的变化，目前的手术是使用一张足够大的网片覆盖腹股沟管后壁，范围至少在头侧超过腹内斜肌上2cm，下侧与腹股沟韧带缝合，内侧覆盖耻骨结节2cm，外侧至髂前上棘，因此目前的Lichtenstein手术是一种假体替代的疝成形术，即用假体替代薄弱的腹横筋膜，本质上是以腹股沟的筋膜解剖理论为基础。

2）腹股沟疝网塞修补术

另一种使用人造材料的修补方式是将疝修补网片做成网塞，堵塞于腹股沟区的缺损处，以达到修补的目的，1968年Lichtenstein开展了第1例Marlex mesh plug手术，1984年Gilbert用伞状的网塞进行腹股沟疝修补术。这种手术开始应用于复发的腹股沟疝，其理念为：腹股沟疝手术后，腹股沟区为瘢痕组织覆盖，这些瘢痕组织较为坚韧，因此只需要用网塞将瘢痕间的缺损堵塞，即可达到修补的目的。腹股沟疝网塞修补术的特点是只需在缺损部位进行最低限度的游离，以放置网塞，无需进行广泛的游离和缝合（免缝合理念），其目的是避免缝合瘢痕化组织产生的张力，避免缝合后的裂开，因此，该术式本质上仍然是腹股沟疝无张力修补术。此后，人们在网塞的基础上增加一个平片覆盖腹股沟管后壁，形成网塞联合平片的术式，以扩大适应证，适用于非复发的病例。

2. 腹股沟疝无张力修补术的发展

在这两种使用人造材料的手术中，Lichtenstein 手术较为符合腹股沟疝外科学的筋膜替代理论，在 21 世纪仍然是主流的术式之一[4]，而使用网塞进行"堵漏"的方式进行修补，显然不太符合实际的解剖情况。后来的实践也可以证明，Lichtenstein 手术仍然是目前腹股沟疝手术的金标准，而网塞手术或网塞联合平片的手术目前虽然仍然有较为广泛的应用，但应用已经逐渐减少。以上腹股沟疝组织修补术和无张力修补术理念是腹股沟疝外科的技术基础，现代腹股沟疝外科基本建立在此基础上。

（三）全肌耻骨孔修补的腹股沟疝腹膜前无张力修补术

1956 年，法 国 的 Fruchaud 医 生（图 1.4）提出了肌耻骨孔的概念，奠定了腹股沟疝腹膜前修补术的解剖学基础。1989 年，Stoppa R.E 报道了一种使用大面积的网片加强髂腹股沟区的内脏囊的腹股沟疝手术，此术式的理论基础是拉普拉斯定律，虽然也含有无张力修补术的内涵，但并不完全等同，被称为 Stoppa 手术，是疑难和复杂腹股沟疝的理想手术方式。由于现代腹股沟疝治疗及时、效果好，疑难腹股沟疝病例少，在实际医疗中 Stoppa 手术应用少，成为一种被"遗忘"的技术[5]。现代的后入路无张力修补术重视的是肌耻骨孔的解剖，强调网片需要覆盖肌耻骨孔及其以外一定的范围，可以阻止腹股沟斜疝、腹股沟直疝和股疝的疝出。本质上是建立在 Stoppa 理念基础上的筋膜替代疝成形术，主要的代表术式是 Kugel 手术及 Stoppa 手术。前入路与后入路结合的手术，如 Gilbert 手术以及 Modified Kugel 手术，起主要作用的是腹膜前的疝修补网片，因此本质上也是一种 Stoppa 理念的腹膜前修补术。

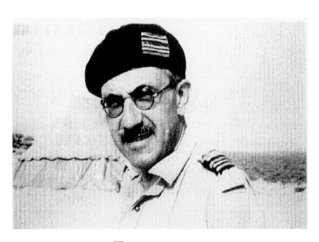

图 1.4 Fruchaud

（四）腹腔镜技术在腹股沟疝中的应用

腹腔镜技术在腹股沟疝外科中的应用从借鉴开放手术的经验开始。最初的腹腔镜腹股沟疝修补术从缝合内环开始，在探索阶段甚至有将网塞植入疝囊内的情况，但是在腹股沟疝外科理念已经成熟的基础上，这些探索过程的弯路问题很少，腹腔镜技术很快就发展成熟。早在 1979 年就已出现尝试使用腹腔镜技术进行腹股沟疝修补的手术，1991 年 Arregui 提出了经腹腹腔镜腹股沟疝腹膜前修补术（TAPP），1993 年第 1 例完全腹膜外腹腔镜腹股沟疝修补术（TEP）实施，而人们对单孔 TEP 手术也很早就开始了探索。TAPP 和 TEP 属于腹膜前的腹股沟疝修补术，其手术原理与开放手术相同。另外一种腹腔镜下的腹股沟疝修补术是在腹腔内放置网片以阻止腹腔脏器的疝出，这种手术对网片有特殊的要求，需要使用防粘连网片。在机器人手术（或者机械臂手术）逐渐推广的情况下，也有学者开始使用机器人（或者机械臂）进行腹股沟疝手术。无论是腹腔镜手术腹股沟疝无张力修补术，还是机器人手术（机械臂手术）腹股沟疝无张力修补术，都建立在 Stoppa 手术理念的基础上，与开放手术相比，腹腔镜手术的优势为可以更精细地进行筋膜解剖。在现代科技的发展趋势下，新的手术器械和系统将被不断开发出来，也将不断在腹股沟疝外科中应用。人们在丰富腹股疝外科手术方式的同时，也可能创造出新的治疗模式。

（五）新材料的开发

疝和腹壁外科不可避免地涉及植入材料的问题，目前使用的疝修补网片主要由聚丙烯和聚酯材料制作而成，聚四氟乙烯也是常用的材料之一，这些网片有其难以克服的缺点，主要是对脏器的侵蚀和引起慢性疼痛等。现在疝和腹壁外科使用的生物补片，实际上是一种脱细胞的细胞外基质支架，可以为干细胞的迁入、再生形成新的组织提供条件，属于再生医学的范畴，与组织修补术和合成疝修补网片的修补术具有不同的理念。但是患者的新生组织可能是一种病理性的组织，因而也存在容易导致腹股沟疝发生的缺陷，仍然有其局限性，例如胶原蛋白代谢异常等。新材料的开发是目前科学研究的热门领域，各种类型的疝修补网片也不断被开发出来，随着科技的发展，未来新材料的性能将更加符合临床的需求。

三、腹股沟疝外科学发展的特点

现代腹股沟疝外科学建立在对腹股沟解剖深刻理解的基础上，尤其是在组织修补术中，对腹股沟区解剖和各解剖成分功能的深刻理解，是取得手术疗效的基础。在采用假体材料的腹股沟疝手术中，对修补理念的研究也并非直线发展，网塞手术虽然也有较好的疗效，但在理念上并不完美。腹腔镜在腹股沟疝中的应用，从借鉴开放手术开始，也并非直线发展。因此，各种治疗方式都经历了曲折的发展过程，最终走向科学和规范，但是从组织修补术到开放无张力修补术，再到现代的腹腔镜技术，发展速度越来越快。虽然采用假体的手术从复发的角度而言疗效非常理想，但也可能带来与植入假体有关的并发症，例如慢性疼痛、感染等。为了解决人工合成疝修补网片的问题而采用脱细胞支架补片，以再生的筋膜替代原来薄弱的筋膜是否符合腹股沟疝的病理生理改变，是目前正在探索的问题。此外，由于目前疝修补网片的广泛应用，组织修补术被忽略，有些适合组织修补术的病例，由于担心复发问题也采用了疝修补网片手术。在这些病例中，组织修补术与无张力修补术的适应证如何界定，仍然难以回答。对于儿童腹股沟疝，采用疝囊高位结扎术治疗毫无争议，但在成人腹股沟疝治疗中众多术式并存，此外，青年人是否适用疝囊高位结扎术仍有争议，在这种情况下要解决这些问题，仍然需要回归到腹股沟疝外科学的基本理念去寻找答案。

（一）组织修补术

组织修补术是建立在解剖学原理的基础上，利用手术的方式，重建各解剖成分的功能。手术的难点是组织的质量问题，病理组织明显容易裂开，而不适合手术。

（二）合成疝修补网片的筋膜替代术

在体内植入假体，替代腹股沟区薄弱的腹横筋膜，达到阻止腹腔盆腔脏器疝出的目的是这类手术的原理，但在体内植入异物并非十分理想，也可能带来相应的并发症。组织修补术采用自体组织修补腹股沟区的缺陷，属于真正的修补术，而采用人工合成网片的手术，其

原理属于疝成形术[6]，本质上为替代术，两者具有不同的技术原理。

（三）再生医学技术

再生医学技术利用脱细胞支架和干细胞的原理，再生出新的组织，达到修复薄弱的腹横筋膜的目的，从而治愈腹股沟疝。从治疗原理上讲，再生医学是理想的技术，但是腹股沟疝患者的干细胞再生出健康的组织，还是再生出与原来一样的病理性的组织，还需要更多的研究和实践去证实。

由于腹股沟疝术式多样，是否可以用几种安全、有效和卫生经济学价值高的术式作为治疗标准，目前尚难以回答，但回顾腹股沟解剖和腹股沟疝外科发展的历史[7]，可以更加深刻地认识腹股沟疝外科学的理念问题。笔者认为组织修补术、合成疝修补网片的筋膜替代术和再生医学技术构成了现代腹股沟疝外科学的理论框架[8]，对学科发展具有指导作用，但是这个理论框架的边界还不清晰，仍需要更多的研究和实践去丰富其内涵，进一步厘清其理论的边界，以达到更精准的治疗。

四、小 结

腹股沟疝外科学历史与外科学的历史一样悠久，除了腹股沟疝外科学自身的理念发展外，外科学发展历程中的各种理念和技术都渗透到腹股沟疝外科学中来，例如现代解剖学、无菌术、植入材料、腹腔镜技术等。可以预测未来腹股沟疝外科学的发展历程也会像以往的历史一样，体现外科学历史的发展脉络，

一直保持持续发展和更新。虽然现代腹股沟疝外科发展迅速，治疗效果好，但并非理想，原有的理论、技术和材料都并非完美，腹股沟疝外科学仍在发展中，虽然手术治疗方式丰富，但各种方式并非完美，因此仍然需要持续探索。

（李　亮，谢肖俊，刘　铮）

参考文献

[1]　Marte A, Caldamone AA, Aguiar LM. The history of the pediatric inguinal hernia Repair [J]. J Pediatr Urol, 2021, 17(4):485-491.

[2]　Legutko J, Pach R, Solecki R,et al. Rys historyczny leczenia chirurgicznego Przepuklin.The history of treatment of groin hernia. [J]. Folia Med Cracov, 2008, 49(1/2):57–74.

[3]　Negro P, Gossetti F, Ceci F, et al. Made in Italy for hernia: the Italian history of groin hernia repair [J]. Ann Ital Chir, 2016, 87:118–128.

[4]　Read RC. Herniology: past, present, and future [J]. Hernia, 2009, 13(6):577–580.

[5]　Ratajczak A, Lange-Ratajczak M, Zastawna K. Stoppa method - forgotten surgery [J]. Pol Przegl Chir, 2017, 89(5):43–47.

[6]　Tomohide Hori, Daiki Yasukawa. Fascinating history of groin hernias: Comprehensive recognition of anatomy, classic considerations for herniorrhaphy, and current controversies in hernioplasty [J]. World J Methodol, 2021, 11(4): 160–186.

[7]　McClusky DA 3rd, Mirilas P, Zoras O, et al. Groin hernia: anatomical and surgical History [J]. Arch Surg, 2006, 141(10):1035–1042.

[8]　李亮，洪楚原，李明哲，等 . 腹股沟疝外科的理论框架及其对临床实践及学科发展的意义 [J]. 中华疝和腹壁外科杂志（电子版），2018，12（5）：327–330.

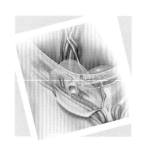

第 2 章

腹股沟疝的流行病学

腹股沟疝是常见病和多发病，多种因素与腹股沟疝的发病有关，但尚缺乏大规模的调查报告。目前国内外可以检索到的流行病学数据均为部分地区的数据。

一、腹股沟疝的患病率

关于腹股沟疝的流行病学调查可以追溯到比较早的时期，各个时期的调查数据没有本质上的差异，近 10 余年，国内外关于腹股沟疝患病率的调查情况如下。

（一）国内腹股沟疝的患病率

目前无全国性的腹股沟疝流行病学数据，学者们对局部地区的调查结果可以作为参考，由此可窥见国内腹股沟疝的患病情况。在南方地区，周义生等根据体检资料调查发现杭州萧山地区成人腹股沟疝的患病率为 5.5‰[1]，陈伦宽等对浙江永嘉地区的调查发现腹股沟疝的患病率为 3.86%[2]，可见在一省之内，调查结果所示的腹股沟疝的患病率差异达 10 倍以上。在北方地区，梁森等对山西偏关县采用随机抽样面访问卷的形式调查发现[3]：成人腹股沟疝的患病率

为 5.33‰，其中男性为 8.74‰，女性为 0.48‰。而同为北方地区，陈健民等对河南省太康县转楼乡（平原地区、农村）自然人群进行面访问卷调查，共调查 60 683 人，结果显示[4]：患病率为 0.7%，男性患病率为 1.1%，女性患病率为 0.2%，男女患病率之比为 5.5：1；腹股沟疝发病人群集中在 0~3 岁和 70~79 岁阶段，患病率分别为 3.3% 和 1.3%，20~29 岁、30~39 岁及 40~49 岁阶段腹股沟疝患者较少，患病率分别为 0.2%、0.2% 和 0.3%。可见在北方地区，不同的调查显示腹股沟疝的患病率差异也在 10 倍以上。克力木·阿不都热依木等对新疆维吾尔族群体的腹股沟疝患病率进行了较为全面的调查，发现腹股沟疝患病率较汉族人群高。采用整体抽样法对新疆地区 4~14 岁的儿童进行调查发现[5]：男患病率为 6.57%，女性患病率为 0.91%，平均患病率为 3.79%。对新疆和田地区维吾尔族农民的调查发现[6]：腹股沟疝患病率约为 3.30%，男性患病率为 5.35%，女性患病率为 0.71%。而一些特殊的人群，例如喜欢歌唱的新疆木卡姆艺人，患病率高达 10.73%[7]。从

以上资料可以粗略看出各地的腹股沟疝患病率的概况，国内缺乏高质量的腹股沟疝患病率的数据，需要高质量的大规模调查数据进一步明确其流行病学特点。

（二）国外腹股沟疝的患病率

国外关于腹股沟疝患病率的研究也不多，数据情况与国内类似，也以局部地区的数据为主。在非洲东部，乌干达东部的患病率为 9.4%[8]，坦桑尼亚成人腹股沟疝患病率为 5.36%[9]，其中男性为 12.09%[9]。非洲西部的加纳一般人群腹股沟疝的患病率为 3.15%[10]。沙特阿拉伯北部地区腹外疝的患病率为 11.7%[11]，其中腹股沟疝占 27.3%[11]，可以计算出腹股沟疝的患病率为 3.19%。欧美地区，美国男性腹股沟疝患病率为 13.9%[12]，女性为 2.1%[12]；意大利根据手术例数统计，平均每年 10 000 居民中有 34 人接受腹股沟疝手术[13]，相当于 3.4‰。可见国外的统计数据差异也很大，数据之间的差异也在 10 倍左右，在不同年龄阶段，腹股沟疝的患病率与国内类似。

从以上国内外的患病情况看，各地区的调查结果差异很大，这与调查方法有直接的关系，但腹股沟疝毫无疑问是常见病和多发病，总体而言，男性患病风险为 27%~43%[14]，女性患病风险为 3%~6%[14]，如果需要准确了解腹股沟疝的患病情况，仍然需要科学的、大规模的调查数据。

二、与腹股沟疝发病有关的因素

虽然腹股沟疝是常见病、多发病，

除发育异常外，腹股沟疝的其他发病因素的具体机制尚不明确，但从流行病学资料中，可以对其进行概括性的了解。

（一）先天发育异常

腹股沟管的发育异常与腹股沟疝的关系比较明确，例如睾丸鞘膜未闭、隐睾等，也是公认的腹股沟疝的病因之一，这种类型的腹股沟疝一般在出生时即存在。此外，其他发育异常因素也与腹股沟疝有关，例如：先天性腹部缺损是腹股沟疝的危险因素之一[15]，出生体重低于 2500g 也是腹股沟疝一个重要的危险因素[16]。

（二）胶原代谢异常

胶原代谢异常是人们较早从代谢角度提出的腹股沟疝病因理论之一，人体坚韧的 I 型胶原纤维被坚韧度较差Ⅲ型胶原代替，导致组织薄弱，从而导致腹股沟疝。一些患者伴有与胶原代谢异常有关的疾病，其腹股沟疝患病率增高，例如：马方综合征患者具有较正常人高的腹股沟疝患病率，主动脉瘤患者也具有较高的腹股沟疝患病率[17]。现代的腹股沟疝无张力修补术治疗原理是使用人工合成疝修补网片替代薄弱的腹横筋膜，以治疗腹股沟疝，这正是建立在胶原代谢理论的基础上。

（三）腹内压升高

腹内压升高，尤其是慢性腹内压升高，是目前较为认可的腹股沟疝病因理论之一，例如慢性便秘、前列腺增生、慢性咳嗽等引起慢性腹内压升高的患者腹股沟疝患病率较高。妊娠期间，原发性腹股沟疝患病率增加[18]，其原因也与妊娠引起的腹内压增高有关，但是女性妊娠期间的新发腹股沟疝一般为腹股沟斜疝，有的可以在妊娠后消失，与腹内压降低及女性腹股沟管较完美的关闭机制有关。

（四）腹　水

肝硬化腹水可导致腹内压增高，引起各种腹外疝，例如脐疝和腹股沟疝。肝硬化腹水与腹内压明显增高有关，但是腹膜透析使用的液体量不足以引起腹内压明显升高，这类患者也存在较高的腹股沟疝患病率。此外，脑室腹腔分流术也是腹股沟疝的危险因素之一[19]，有此手术史的患者腹股沟疝患病率较高，说明腹水也可能是腹股沟疝的独立病因之一。

（五）肌肉减少症与营养

流行病学调查发现肌肉减少症与各种腹外疝的发病有关，包括腹股沟疝，其原因为肌肉减少症引起肌肉质量和力量的降低，导致抵抗腹内压的作用降低，从而出现腹股沟疝。人在中年以后，肌肉逐渐减少，老年人可出现明显的肌肉减少症，而中老年人也是腹股沟疝的高发人群，因此腹股沟疝的患病与肌肉减少症同步出现，也可以作为腹股沟疝病因的依据之一。营养与饮食有关，营养物质的摄入与腹股沟疝也有关，病例对照研究证明[20]：少吃肉，多吃蔬菜，可以减少腹股沟疝的发生。但是这种饮食结构可以降低便秘患病率，从而使慢性腹内压升高的概率降低，因此不能有力说明是营养的直接作用。

以上这些与腹股沟疝患病有关的因素中，有的比较明确，有的尚难以证明其确切的病因关系，需要更多的流行病学资料和研究去证实。

三、小　结

从以上分析看出，腹股沟疝的患病率在全球各地大致相同，有些特殊的人群可能具有较高的患病率。从年龄段患病率的角度看，儿童和中老年人患病率高，患病率呈现"两头大、中间小"的哑铃型规律。从流行病学的角度看，腹股沟疝的病因多样，不同的患者可能具有不同的病因和病理生理问题，可作为腹股沟疝个体化治疗方案选择的依据之一。

（严　聪，李　亮，陈树标）

参考文献

[1] 周义生，丁焱，朱承新，等. 杭州市萧山区成人腹股沟疝流行病学调查及对策[J]. 中华疝和腹壁外科杂志（电子版），2016，10（5）：385–386.

[2] 陈伦宽，周凌阳，陈侃松，等. 永嘉地区腹股沟疝患病率及无张力修补术后慢性疼痛的流行病学调查 [J]. 中国现代医生，2013，（35）：1–4.

[3] 梁森，赵乾焜，申素纲，等. 山西省偏关县成人腹股沟疝患病率初步调查及危险因素分析[J]. 中华疝和腹壁外科杂志，2015，9（6）：544–546.

[4] 陈健民，蒋亚男，王殿琛，等. 河南省太康县腹股沟疝发病状况调查研究 [J]. 中华疝和腹壁外科杂志，2104，8（5）：421–423.

[5] 皮尔地瓦斯，克力木，艾克拜尔，等. 新疆维吾尔族儿童腹股沟疝流行病学调查与手术干预 [J]. 中华疝喝腹壁外科杂

志（电子版），2017，11（1）：55–57.

[6] 皮尔地瓦斯，凯赛尔，克力木，等. 新疆和田地区维吾尔族腹股沟疝患病率初步调查 [J]. 中华疝和腹壁外科杂志（电子版），2012,6（4）：929–931.

[7] 克力木·阿不都热依木，皮尔地瓦斯，阿力木江，等. 新疆木卡姆艺人腹股沟疝患病率调查 [J]. 中华普通外科杂志，2013,28（8）：628–629.

[8] L?fgren J, Makumbi F, Galiwango E, et al. Prevalence of treated and untreated groin hernia in eastern Uganda [J]. Br J Surg, 2014, 101(6):728–734.

[9] Beard JH, Oresanya LB, Akoko L, et al. An estimation of inguinal hernia epidemiology adjusted for population age structure in Tanzania [J]. Hernia, 2014, 18(2):289–295.

[10] Beard JH, Oresanya LB, Ohene-Yeboah M, et al. Characterizing the global burden of surgical disease: a method to estimate inguinal hernia epidemiology in Ghana [J]. World J Surg, 2013, 37(3):498–503.

[11] AhmedAlenazi A, Alsharif MM, Hussain MA, et al. Prevalence, risk factors and character of abdominal hernia in Arar City, Northern Saudi Arabia in 2017 [J]. Electron Physician, 2017, 9(7):4806–4811.

[12] Ruhl CE, Everhart JE. Risk factors for inguinal hernia among adults in the US Population [J]. Am J Epidemiol, 2007, 165(10):1154–1161.

[13] Ansaloni L, Coccolini F, Fortuna D, et al. Assessment of 126,913 inguinal hernia repairs in the Emilia-Romagna region of Italy: analysis of 10 years [J]. Hernia,

2014, 18(2):261–267.

[14] Köckerling F, Simons MP. Current Concepts of Inguinal Hernia Repair [J]. Visc Med, 2018, 34(2):145–150.

[15] Raitio A, Kalliokoski N, Syvänen J, et al. High incidence of inguinal hernias among patients with congenital abdominal wall defects: a population-based case-control study [J]. Eur J Pediatr, 2021, 180(8):2693–2698.

[16] Fu YW, Pan ML, Hsu YJ, et al. A nationwide survey of incidence rates and risk factors of inguinal hernia in preterm children [J]. Pediatr Surg Int, 2018, 34(1):91–95.

[17] Megalopoulos A, Ioannidis O, Varnalidis I, et al. High prevalence of abdominal aortic aneurysm in patients with inguinal hernia [J]. Biomed Pap Med Fac Univ Palacky Olomouc Czech Repub, 2019, 163(3):247–252.

[18] Oma E, Bay-Nielsen M, Jensen KK, et al. Primary ventral or groin hernia in pregnancy: a cohort study of 20,714 women [J]. Hernia, 2017, 21(3):335–339.

[19] Ferreira Furtado LM, Da Costa Val Filho JA, Moreira Faleiro R, et al. Abdominal Complications Related to Ventriculoperitoneal Shunt Placement: A Comprehensive Review of Literature [J]. Cureus, 2021, 13(2):e13230.

[20] Idiz C, Cakir C. Nutritional status and constipation scoring of inguinal hernia patients: a case-control study [J]. Hernia, 2020, 24(5):1107–1112.

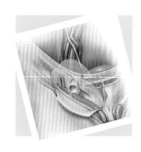

第 3 章

腹股沟区与股三角的局部解剖

腹股沟区（inguinal region）为下腹部两侧的三角形区域、腹前外侧壁的最下分，内侧界为腹直肌外侧缘，上界为髂前上棘至腹直肌外侧缘的连线，下界为腹股沟韧带。股三角（femoral sheath）为大腿前内侧上部，为尖端朝下的三角区，其底部为腹股沟韧带，内侧界为长收肌内侧缘，外侧界为缝匠肌内侧缘，前壁为阔筋膜，后壁自内侧向外侧分别为长收肌、耻骨肌和髂腰肌。腹股沟区和股三角是躯干和下肢的结合部位，存在较多的筋肉筋膜间隙，也是下肢血管神经的通道，容易出现与运动或解剖有关的疾病，例如腹股沟斜疝、腹股沟直疝、股疝和运动员腹股沟区疼痛等。

第一节　腹股沟三角局部解剖及相关解剖学概念

腹壁是一个多层次的分层结构，下腹部（包括腹股沟区）从皮肤开始到腹膜习惯上分为 10 层（图 3.1），分别是：①皮肤；② Camper 筋膜；③ Scarpa 筋膜；④腹外斜肌筋膜（obliquus externus abdominis fascia），又称无名筋膜（Gallaudet 筋膜）；⑤腹外斜肌（obliquus externus abdominis）及腹外斜肌腱膜（aponeurosis of obliquus externus abdominis）；⑥腹内斜肌（obliquus internus abdominis）；⑦腹横肌（transversus abdominis）；⑧腹横筋膜（transverse fascia）；⑨腹膜外脂肪或腹膜外筋膜（extraperitoneal fascia）；⑩腹膜（parietal peritoneum）。以上部分组织又有各自的衍生结构。

熟悉以上解剖结构是腹股沟疝外科学的基础，但是上述分层因有些解剖结构临床意义很有限而被忽略，因而其描述并非这一区域的全部解剖细节。有学者将腹股沟区各腹壁成分进行归类，并将精索也作为一层，腹股沟区腹壁的解剖也分为 10 层，分别是[1]：①皮肤；②皮下组织或浅筋膜（包括 Camper 筋膜和 Scarpa 筋膜）；③无名筋膜；④腹外斜肌及腹外斜肌腱膜（包括腹股沟韧带、耻骨梳韧带、腔隙韧带、反转韧带）；⑤男性的精索或女性的子宫圆韧带；⑥腹内斜肌、腹横肌（包括腹股沟镰或联合腱）；⑦腹横筋膜及相关结构（如髂耻束等）；⑧腹膜前组织；⑨腹膜；⑩腹股沟浅环和腹股沟深环。因此不同的专著对腹股沟区腹壁的解剖描述有差异，与不同的论述角度及作者的观点不同有关。

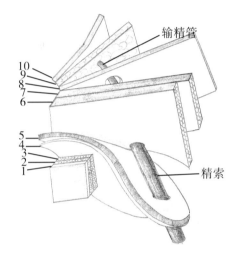

图 3.1　腹股沟区腹壁层次模式图。1~10 依次为：皮肤、Camper 筋膜、Scarpa 筋膜、腹外斜肌筋膜、腹外斜肌腱膜、腹内斜肌、腹横肌、腹横筋膜、腹膜外脂肪（或腹膜外筋膜）、腹膜

一、皮　肤

与其他部位的皮肤相比，髂腹股沟区皮肤较薄，并且较柔软，是腹部皮肤移动性较小的区域，部分阴毛发达的患者腹股沟区内侧有阴毛分布。

二、Camper 筋膜和 Scarpa 筋膜

浅筋膜在腹股沟区分为 2 层，靠近

体表的为 Camper 筋膜，其下为 Scarpa 筋膜。Camper 筋膜的特点是含有较多的脂肪组织，其上与腹壁的脂肪层连续，向下与阴茎、阴囊及大腿等皮肤相连续。Scarpa 筋膜的特点是含有较多的弹性纤维组织，内侧附着于腹白线，外侧附着于髂嵴，向下在腹股沟韧带下约 1 横指处止于大腿的阔筋膜，至内下侧在耻骨结节处变薄，与会阴浅筋膜相融合，男性还移行于阴囊肉膜和阴茎浅筋膜。Camper 筋膜与 Scarpa 筋膜除了组织成分不同外，另一不同点是，在精索穿出的外环口处，Scarpa 筋膜"缺损"，形成类似外环口的结构。Scarpa 筋膜的"缺损"可能是与 Camper 筋膜移行和融合的结果，而并非真正的缺损。Scarpa 筋膜局限于脐以下及腹股沟韧带下 1 横指以上的区域，Scarpa 筋膜在成分上更似腱膜，因此又称为膜层。Camper 筋膜与 Scarpa 筋膜似乎有不同的来源，在腹股沟管区域的浅筋膜内有 3 组腹壁浅血管分布，从外向内分别是旋髂浅血管、腹壁浅血管和阴部外浅血管。这三组血管中，每组血管可有多根动脉和静脉，在前入路手术时经常可以看到，在手术中观察，这些动静脉似乎位于 Camper 筋膜和 Scarpa 筋膜之间，实际上这些腹壁浅血管位于 Camper 筋膜内。两层筋膜在髂腹股沟区下部融合后形成会阴区的浅阴茎筋膜、阴囊肉膜和会阴浅筋膜（Colles 筋膜），它们在阴囊根部的移行处呈环状，称为第三腹股沟环。

腹股沟皮瓣是临床重要的皮瓣之一，该皮瓣是由旋髂浅动脉为主要血供的一种皮瓣，该血管多发自腹股沟韧带

下方 1~4cm 股动脉的外侧壁，也可发自旋髂深动脉、旋股外侧动脉、股深动脉或旋股内侧动脉。平均长约 1.5cm，外径平均为 1.5mm（单干）或者 2.1mm（共干），主干发出后行于阔筋膜的深面，即分为深浅两支，两支走行基本一致。浅支的外径平均为 0.8cm，在阔筋膜深面走行 5cm 后穿阔筋膜至皮下，供血的区域包括腹股沟韧带下 2cm 至髂前上棘，内侧可达脐部。深支外径约 1.0cm，在深筋膜下走行，在阔筋膜与缝匠肌之间，主要供应股外侧的上部，在髂前上棘附近向外下，供应臀区。皮瓣一般有两套静脉，分别为伴行静脉和同名静脉，伴行静脉口径细小，难以吻合，无临床意义；同名静脉即旋髂浅静脉分布不太恒定，有时与 1 支动脉伴行，有时走行于两支动脉之间，平均外径 2.1mm，汇入大隐静脉，需要作为回流静脉予吻合，提高皮瓣的成活率。髂腹股沟皮瓣主要用于手部外伤后软组织的缺损，特别是骨或者肌腱外露的情况，也可以用于手部由于瘢痕挛缩所引起的畸形，由于其临近阴囊及阴茎，也可以作为旋转皮瓣用于阴囊及阴茎皮肤缺损的修补。

三、腹外斜肌筋膜、腹外斜肌与腹外斜肌腱膜

腹外斜肌是腹壁肌的最外层，在腹股沟区移行为腱膜结构，即腹外斜肌腱膜，而腹外斜肌筋膜（又称无名筋膜）是覆盖在腹外斜肌表面的 1 层深筋膜，但并不总是可以辨认，没有太大的临床意义。腹外斜肌起自第 8 肋的后部，肌纤维走向为外上内下方向，在髂前上棘与脐连线处移行为银白色的腱膜，腱膜纤维的走向与肌纤维相同。腹外斜肌腱膜在髂前上棘与耻骨结节之间附着并向后上方反折增厚并形成腹股沟韧带（inguinal ligament）或 Poupart 韧带，其内侧一部分纤维继续向下向后，并向外侧转折形成陷窝韧带（又称腔隙韧带、Gimbernat 韧带），陷窝韧带继续向外侧延伸附着于耻骨疏形成耻骨疏韧带（或 Cooper 韧带）（图 3.2）。

腹外斜肌腱膜在耻骨结节处形成三角形的裂隙，为外环口，或称浅环或皮下环（superficial inguinal ring），腹外斜肌腱膜裂隙的内侧部分称为内侧角，附着于耻骨联合，外侧部分附着于耻骨结节，称为外侧脚。在两脚之间有斜行的弓状纤维，称为脚间纤维，有防止两脚裂开的作用，脚间纤维也可能缺如。内侧脚的纤维有时可以越过中线，插入到对侧内侧脚的后面，外侧脚大部分由腹股沟韧带的内侧端组成，所以内侧脚的内侧端保持腹股沟韧带的凹面形态，绕到精索的后面，部分纤维继续向内侧延伸，经耻骨脊表面和外环口内侧脚之后，通过腹股沟镰（联合腱）浅面，加入腹直肌鞘，这部分韧带称为反转韧带（reflected ligament）。反转韧带质地薄，呈三角形，有时与对侧反转韧带相连而在白线处交错，有时反转韧带缺如，在手术中见到反转韧带的情况较少。反转韧带有时也是腹股沟管的内侧下壁的一部分，在一定的程度上对腹股沟管有保护作用。在外环口两脚之间有来自腹外

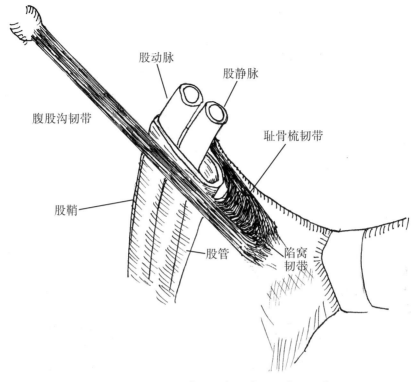

图 3.2　腹股沟韧带、陷窝韧带及耻骨梳韧带

斜肌筋膜的薄层纤维结缔组织覆盖。腹外斜肌腱膜及其筋膜，向下延伸形成薄层的纤维覆盖于精索的外面，形成精索外筋膜（external spermatic fascia）。腹外斜肌腱膜常有多处裂开，因此除了外环口的裂隙外，腹股沟区的腹外斜肌腱膜也可见到其他长短不一的裂隙。

四、腹内斜肌、腹横肌及联合腱（联合肌）

腹内斜肌位于腹外斜肌的深面，起自胸腰筋膜、髂嵴的前 2/3，和腹股沟韧带的外 2/3 融合，后部纤维起自胸腰肌筋膜，纤维为外下向内上走向，附于胸廓外面，但其中下部纤维横行，在腹直肌外缘移行为腱膜，分成前后 2 层，

构成腹直肌前后鞘，并在中线融合形成腹白线。腹内斜肌部分位于内环的前方，对内环有一定的遮蔽作用。腹横肌位于腹内斜肌深面，上方起自下 6 对肋的内面，后部起自胸腰肌筋膜，下部附于髂嵴，和腹股沟韧带外 1/3 融合，肌纤维为横行，在腹直肌外侧缘移行为腱膜，参与构成腹直肌的后鞘和腹白线。

（一）腹内斜肌、腹横肌的附着点

肌肉的起点和止点均为骨性结构，腹壁的 3 层扁肌的下缘均附着于髂嵴，其最内侧的附着点为髂前上棘，腹外斜肌和腹内斜肌下缘内侧还附着于耻骨结节，腹股沟韧带即从髂前上棘至耻骨结节。髂前上棘也是缝匠肌附着点，髂前上棘下面为髂前下棘，为股直肌的附着

17

部位，腹股沟韧带下方为股直肌和髂腰肌占据，因此在髂前上棘和髂前下棘之间已无足够的空间提供腹壁的扁肌附着，一些解剖学文献关于腹内斜肌及腹横肌部分起自腹股沟韧带的描述容易导致误解。腹壁肌在腹股沟区属于游离的边缘，腹外斜肌、腹内斜肌、腹横肌在这个部位有一定程度的融合，融合主要表现在腹股沟韧带外侧部分（图 3.3），与腹壁的扁肌在近脊柱部位融合成胸腰筋膜，和在半月线部位的融合原理相同。腹壁扁肌在腹股沟韧带融合的部位长短存在个体差异，一般占腹股沟韧带的外 1/3~1/2，腹股沟区的内侧腹壁扁肌或其腱膜的下缘不融合，存在肌肉间隙（图 3.4），因此成为潜在的腹壁薄弱点，这是腹外疝的解剖学原因。

（二）腹股沟镰、联合腱与联合肌

腹内斜肌下缘由肌性结构逐渐过渡到腱性结构，腱性部分为腹股沟镰（inguinal falx）（图 3.5）。腹股沟镰是指腹内斜肌跨越精索向下附着于耻骨嵴和耻骨梳的内侧份，也有人认为腹横

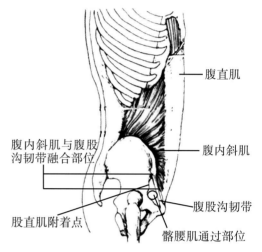

图 3.3 腹横肌与腹股沟韧带的融合部位并非肌肉的起点

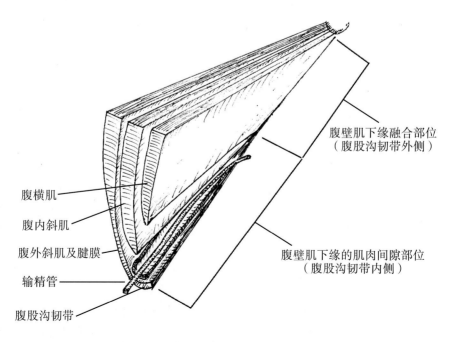

图 3.4 腹壁肌下缘的融合肌肌肉间隙部位

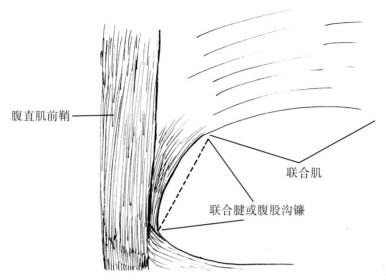

腹直肌前鞘

联合肌

联合腱或腹股沟镰

图 3.5　联合腱（腹股沟镰）和联合肌是不同的概念，联合腱为腱性结构，存在个体差异，有时缺如

肌最下缘止于耻骨上支的部位延伸至腹直肌鞘外缘的部位称为腹股沟镰，总之，腹股沟镰指的是腹内斜肌、腹横肌下缘的腱性结构。腹股沟镰存在个体差异，不同的研究有不同的结果，有的研究认为人群中出现的比例低于5%[2]。腹股沟镰又称为联合腱，腹内斜肌、腹横肌等其余肌性结构称为联合肌。联合腱和联合肌是两个不同的概念，它们为同一解剖结构的移行关系，两种成分的移行比例变异较大，少数情况下，整个腹内斜肌和腹横肌的下缘均为腱性结构的联合腱，部分情况下，没有形成腹股沟镰或联合腱的腱性结构，或被腹直肌的肌鞘向外侧延伸取代。理解联合肌、联合腱、腹股沟镰的概念有利于理解组织修补术的相关问题。

（三）提睾肌

在内环口位置由于睾丸下移，引出部分腹内斜肌形成提睾肌。提睾肌并不完全包绕精索，而是呈半包绕结构附着于精索内筋膜的表面，肌束疏松，肌束之间借疏松结缔组织相连。提睾肌是相对独立的肌肉，由许多疏松排列的小肌束组成，肌束间的结缔组织为提睾肌筋膜。提睾肌起自腹内斜肌深面的肌纤维，其中有一腱性结构从腹股沟韧带中点部位延伸至髂前上棘部位[3]，因此提睾肌的起点为髂前上棘（图 3.6）。一般认为提睾肌由腹内斜肌、腹横肌的纤维组成，也有观点认为只由腹内斜肌的肌纤维组成，在近腹内斜肌下缘穿出，沿腹股沟管后壁走行。腹股沟管内的提睾肌的肌束间较为疏松，但在外环口以下的水平，肌肉纤维较为密集。

（四）直疝三角与腹股沟区的肌肉筋膜间隙

直疝三角又称 Hesselbach 三角（图

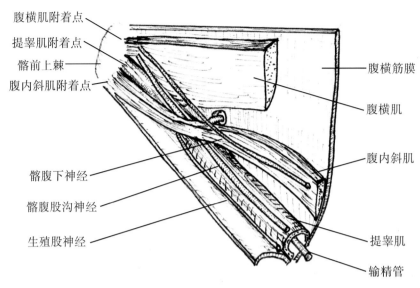

图 3.6　提睾肌的附着点

3.7），在基础解剖学中称为腹股沟三角，由腹壁下动脉、腹直肌外侧缘及腹股沟韧带围成的三角形区域，传统上认为在此区域内无肌肉覆盖，是腹股沟管的薄弱区域，该部位形成的腹外疝称为腹股沟直疝。

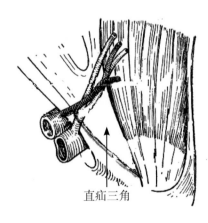

图 3.7　箭头所指区域为直疝三角

腹横肌在内环口上缘水平呈水平方向向腹直肌走行，因此可以认为在内环口至水平线以下，腹直肌外侧缘、腹股沟韧带之间的区域，没有腹横肌覆盖，

这个区域为腹内斜肌和提睾肌（提睾肌实质为腹内斜肌）所覆盖（图 3.8）。由于腹内斜肌与腹横肌的下缘并不全部重叠，并且腹横肌在腹直肌外侧的结合位置越高，腹横肌越远离腹股沟韧带。在最靠近腹股沟韧带的部位，可能只有腹内斜肌下缘覆盖，腹内斜肌与腹股沟韧带之间的间隙，可能只有疏松的提睾肌覆盖于腹横筋膜上，因此从上述关于腹内斜肌的解剖学描述可以看出，在活体的情况下，腹内斜肌包括其形成的提睾肌实际上共同完全覆盖直疝三角。女性由于没有精索的影响，腹股沟区肌肉间隙不明显，因此甚少出现腹股沟直疝。这种解剖学关系也可被手术中的所见证实。在手术中可以发现精索与腹内斜肌下缘部分重叠，精索的下缘由具有凹面的腹股沟韧带支持，组织间隙由疏松的结缔组织相连，由于坚韧的腹股沟韧带的支持作用，这个部位较为坚固，腹股沟直疝往往从精索的上方与腹内斜肌之

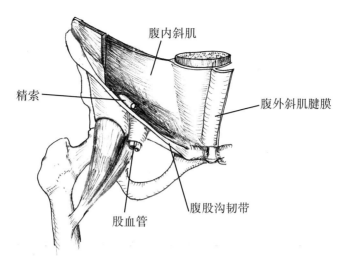

腹内斜肌

精索

股血管

腹外斜肌腱膜

腹股沟韧带

图 3.8　活体情况下，腹内斜肌下缘可能部分或全部覆盖腹股沟管后壁

间的间隙疝出。从腹横肌下缘、腹内斜肌下缘、提睾肌及它们之间的肌肉筋膜间隙特点，可以理解腹股沟区薄弱区的解剖特点，这个解剖学特点也是高位联合腱（即相应耻骨弓高度）增加这个间隙的宽度和肌耻骨孔的面积的原因[4]，从而增加腹股沟疝的发病率。

五、腹横筋膜

腹横筋膜位于腹横肌的深面，从手术解剖的角度看，一般认为腹横筋膜分为 2 层（图 3.9）。腹横筋膜的下部内侧与腹股沟韧带相连，外侧与耻骨疏韧带相连，向后附着于髂筋膜。腹横筋膜在腹股沟区增厚，在平行于腹股沟韧带的部位，腹横筋膜增厚，形成一个筋膜束样结构，称为髂耻束（图 3.10），也称为 Thomson 髂耻韧带，是腹股沟管区重要的结构之一。在内环口位置，腹横筋膜随精索发育，将其包绕，形成精索内筋膜，在内环口周围形成包绕内环口的筋膜皱襞，称为腹横筋膜悬带，或称

凹间韧带（图 3.11）。在腹腔内的压力下，凹间韧带由于其本身较为坚韧，可以保持内环口向外的角度，是抵抗腹腔内压力的括约机制之一。腹横筋膜还随股动静脉一起走行，成为股鞘的成分。

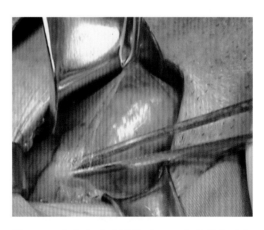

图 3.9　手术中的腹横筋膜，可见腹横筋膜分为两层，镊子伸入两层之间

六、腹壁下动脉和腹壁下静脉

腹壁下动脉起源于髂外动脉，少数情况下起源于股动脉，相对于腹股沟韧带而言，一般位于腹股沟韧带的中点，

21

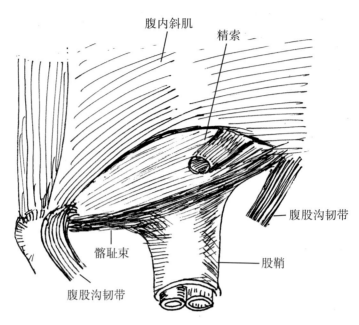

图 3.10　髂耻束位于腹股沟韧带的深面，图中示切断腹股沟韧带后增厚腹横筋膜形成的髂耻束

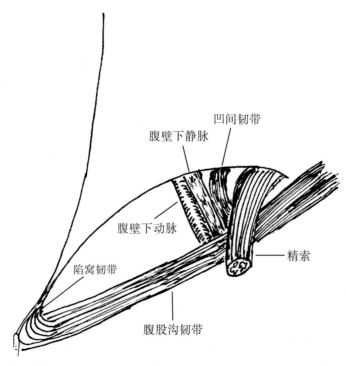

图 3.11　凹间韧带，半包绕内环口

但变异较大，可以偏腹股沟韧带中点的外侧及内侧。腹壁下动脉发出后，向内上侧走行，最后进入腹直肌与腹直肌后鞘之间，分支供应腹直肌及腹直肌前鞘。腹壁下静脉与腹壁下动脉伴行，伴行静脉一般为 1~2 条。腹壁下动静脉位置比较固定，是重要的解剖标志之一，在手术解剖学上有重要的意义，在腹股沟疝手术中，无论是前入路手术，还是后入路手术，都是指导手术的重要标志，但在罕见的情况下也可缺如[5]。利用腹壁下动脉血供的腹直肌肌皮瓣在整形外科修复缺损中是重要的自体材料之一，也可以用于腹股沟区缺损的修补[6]，但可参考的资料和报道不多。

七、腹膜外组织和腹膜

腹膜为腹壁的最内层，在腹膜和腹横筋膜之间为潜在的组织间隙，为脂肪组织填充，称为腹膜外筋膜或腹膜下筋膜。需要指出的是基础解剖学的腹横筋膜定义为腹横肌的深层深筋膜，而疝和腹壁外科所指的腹横筋膜通常还包括腹膜外筋膜，因此存在概念上的混乱。腹膜是形成疝囊的组织，通常疝囊内为肠管、大网膜，但是腹腔内的器官都可能进入疝囊。

八、腹直肌和亨勒韧带

腹直肌虽然不属于腹股沟区的解剖结构，但与腹股沟疝手术有密切的关系，腹直肌的后鞘与腹直肌之间为潜在的解剖间隙，是腹腔镜腹股沟疝手术的重要入路之一，腹直肌后鞘的弓状下缘是重要的解剖学标志，在手术上也是重要的

标志之一。腹直肌以 3 个肌间附着于耻骨结节，从内向外分别为内侧肌腱、外侧肌腱和亨勒韧带（图 3.12）。亨勒韧带是指腹直肌附着于耻骨联合部位外侧缘的韧带，构成耻骨结节筋膜的一部分，耻骨结节筋膜是腹股沟疝无张力修补术中网片缝合固定的解剖结构。

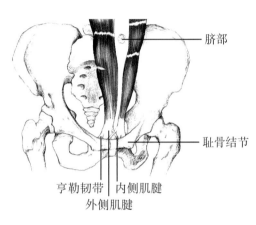

图 3.12　亨勒韧带

九、腹股沟管

腹股沟管的解剖本质是腹壁肌肉筋膜的间隙，并非实际的管道，是为了理解和方便叙述而假想出来的管道结构。腹股沟管由腹股沟韧带及腹壁肌肉组成，位于腹股沟韧带内侧半的上方，在人直立状态下为斜行的管道，由外上至内下，由深部向浅部走行，内有男性的精索或女性的子宫圆韧带走行（图 3.13）。成人腹股沟管长 4~5cm，有 4 个壁及内外 2 个口，前壁为腹外斜肌腱膜，在前壁的外 1/3 处为腹内斜肌起始部，后壁为腹横筋膜及其深面的腹膜，上壁为腹内斜肌及腹横肌组成的弓状下缘，呈弧形斜跨精索的上方，下壁为腹股沟韧带及陷窝韧带。内口或内环口又

称腹环或腹股沟深环，位于腹股沟韧带中点上方1.5cm，由腹横筋膜形成。外口或外环口又称皮下环，是腹外斜肌腱膜的三角形裂隙，外环口有复杂的肌腱、腱膜或韧带存在（图3.14），包括腹股沟韧带、腹外斜肌腱膜、陷窝韧带、反转韧带、亨勒韧带、腹内斜肌的肌腱等，

对加固外环口起到一定的作用，但有些解剖结构常缺如。虽然腹股沟管是经典的解剖学概念，但笔者认为根据腹股沟管的思维去理解腹股沟区的解剖问题，容易进入误区，因此应客观地看待腹股沟管的概念问题。

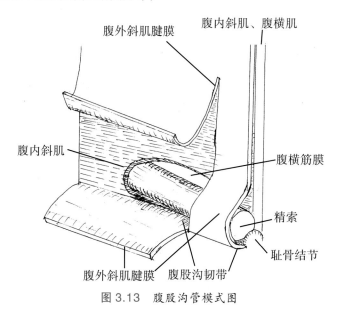

图3.13　腹股沟管模式图

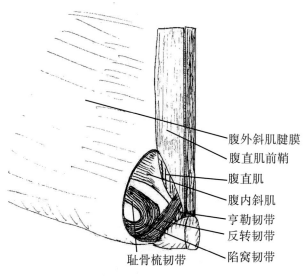

图3.14　外环口的复杂肌腱、韧带和腱膜关系图，包括腹股沟韧带、腹外斜肌腱膜、陷窝韧带、反转韧带、亨勒韧带、腹内斜肌的肌腱等

第二节　股三角与肌耻骨孔的解剖

腹股沟三角与股三角毗邻，两者构成了躯干和下肢的过渡区域，这种解剖学的特殊性，导致这个部位成为人体的薄弱点之一，也是腹股沟疝、股疝的发病原因之一。

一、股　管

股管（femoral canal）（图 3.15）是腹股沟韧带后侧、内下方的一个漏斗状间隙，长 1~2cm，股管的上口即股环（femoral ring），其长径为 1.25cm，前界为腹股沟韧带，后界为耻骨疏韧带，内侧为陷窝韧带，外侧与股静脉之间有纤维间隔。股管内有脂肪组织填充，有数条淋巴管和 1~2 个淋巴结，股管的下方对着阔筋膜形成卵圆窝。腹腔内容物经股环、股管和卵圆窝疝出，即形成股疝。

二、肌耻骨孔

1956 年，法国 Fruchaud 医生首次提出了肌耻骨孔理论，肌耻骨孔（myopectineal orifice）曾经翻译为耻骨肌孔，但为了避免耻骨肌对此解剖名称的误导，现在一般称为肌耻骨孔。肌耻骨孔是一个卵圆形的裂隙（图 3.16），其上界为腹内斜肌及腹横肌形成的弓状缘，下界为耻骨支和耻骨梳韧带，内侧为腹直肌外缘，外侧为髂腰肌。解剖学研究发现我国人群肌耻骨孔左右两侧无统计学差异，耻骨肌孔的大小与骨盆的大小无关（具体内容可参阅本书第 12 章）。肌耻骨孔被腹股沟韧带分成两部分，其上方为精索或子宫圆韧带的通道，下方为股神经、股动脉、股静脉及股管的通道，肌耻骨孔实际是生殖器及下肢大血管的通道。在男性和女性中，腹股沟韧带对肌耻骨孔的划分是不一样的，男性为上多下少，腹股沟韧带以上的部分占的比例较多，腹股沟管以下的部分相对较少；而女性与男性具有相反的特点，因此，对于男性和女性腹股沟疝治疗，应该有不同的考虑。肌耻骨孔的深面由腹横筋膜覆盖，腹横筋膜包绕在穿过此区域的输精管、睾丸动脉、睾丸静脉、股动脉、股静脉等，形成精索内筋膜或血管鞘。

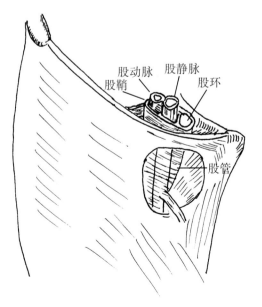

图 3.15　图中所示的股管为一般解剖学理解的股管，但是可能与实际情况不符

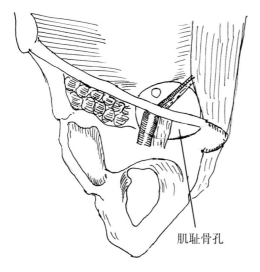

肌耻骨孔

图3.16　腹股沟韧带将肌耻骨孔分成两部分，其上有内环口及直疝三角，其下为股环及股动静脉

三、Bogros 间隙和耻骨后间隙

Bogros 间隙是 Bogros 博士为寻腹部动脉结扎途径而发现的，是整个腹膜壁间隙的一部分。在疝和腹壁外科，一般认为腹横筋膜分为两层，后层为不规则增厚的纤维束和脂肪组织构成，易和腹膜分离，附着于耻骨支，前层紧贴腹横肌及其筋膜的后面，壁层腹膜和腹横筋膜前层之间的区域即为 Bogros 间隙。在这一间隙容易将腹膜与腹壁分开，是腹股沟疝后入路手术的操作空间，如 TEP 及经腹腹腔镜腹股沟疝腹膜前修补术（TAPP）。耻骨后间隙（Retzius 间隙），即耻骨后间隙或膀胱前间隙，是膀胱与耻骨之间的潜在间隙。关于 Bogros 间隙与耻骨后间隙的定义以及它们之间的关系，有不同的观点，Bogros 间隙实质是腹膜前间隙的一部分，有人把腹膜前间

隙也称为耻骨后间隙，因此 Bogros 间隙是 Retzius 向侧方的延伸，也有人认为是不同层次的间隙，它们的定义及解剖关系在后面第四章有详细的论述。

四、肌耻骨孔视角的解剖问题

从腹腔分离腹膜后，可以游离出腹膜前间隙（Bogros 间隙和耻骨后间隙），在这个角度，可以较好地显露出肌耻骨孔的解剖，透过腹横筋膜可以看到腹壁下动脉及静脉，去腹膜化的输精管和生殖血管（睾丸动脉及静脉），同时还可以看到以下与手术有关的重要结构。

（1）Cooper 韧带，即耻骨梳韧带（图3.17），在腹腔镜手术后容易看到，组织坚韧，呈白色，是常用的网片固定部位。

（2）髂耻束为腹横筋膜增厚所形成，在腹股沟韧带深面，髂前上棘与耻骨结节之间，髂耻束跨过股血管前方形成深环的下界。

（3）股动脉与股静脉，是髂外动脉与静脉的延续，在腹腔镜手术时需要避免损伤。

（4）死亡冠又称死冠，指的是腹壁下动脉的耻骨支与闭孔动脉形成的吻合支（图3.18），损伤时造成出血的止血困难，有时也可能造成严重的并发症。死亡冠变异较大，部分患者腹壁下动脉的耻骨支与闭孔动脉没有形成吻合，还有闭孔动脉起源于腹壁下动脉，而没有起源于髂外动脉。

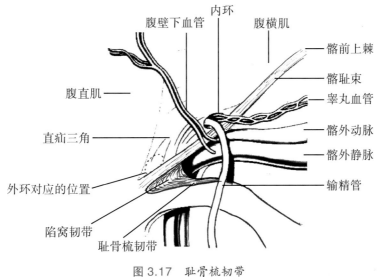

图 3.17　耻骨梳韧带

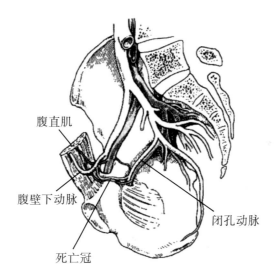

图 3.18　腹壁下动脉的耻骨支与闭孔动脉形成的吻合支——死亡冠

第三节　腹股沟三角、股三角的神经解剖

腹股沟区、股三角的躯体神经分布有其特殊性，对手术有重要的意义，在局部麻醉（简称局麻）和术后慢性疼痛的诊治方面也有重要的意义，此外，输精管和睾丸由于其解剖位置位于腹壁，其内脏神经常容易被忽略。

一、躯体神经

腹股沟的主要神经包括髂腹下神经、髂腹股沟神经、生殖股神经、股外

侧皮神经及股神经，5支神经来自腰丛
（图3.19）。

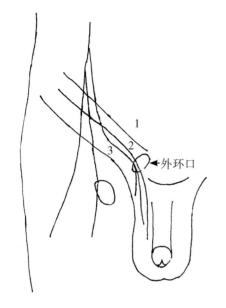

图3.19　图中1为髂腹下神经，2为髂腹股沟神经，3为生殖股神经生殖支

　　髂腹下神经主要来自 T_{12} 及 L_1 神经的前支，穿出椎间孔后，其神经纤维在腰大肌上部外侧缘穿出，在肾的下方腰方肌表面向下行，至髂嵴前上方穿过腹横肌进入腹内斜肌与腹横肌之间的腹横肌平面，分支支配此二肌，髂腹下神经在髂嵴上方分为外侧皮支和前侧皮支，外侧皮支在髂嵴的上方穿过腹内斜肌和腹外斜肌进入皮下，支配臀部外侧皮肤。髂腹下神经前侧皮支在髂前上棘内侧 2.5~4cm 处穿出腹内斜肌，在腹内斜肌与腹外斜肌或其腱膜之间，腹股沟韧带上方约 2.5cm 继续向前内下方走行，之后在腹股沟管皮下环上方分布于耻骨联合以上的皮肤。

　　髂腹股沟神经主要来自 L_1 神经的前支，在腰大肌外侧缘髂腹下神经下方

穿出，向下斜行越过腰方肌和髂肌，在髂嵴的前部穿过腹横肌，在腹横肌与腹内斜肌之间的腹横肌平面走行，在该平面内髂腹下神经的前侧皮支位于其上方，两支神经距离约为 10mm，并共同在该平面向内下方走行相当一段距离，这是神经阻滞麻醉的解剖学基础。髂腹股沟神经在髂嵴内侧穿过腹内斜肌（并不穿过内环）与精索或子宫圆韧带伴行并一起穿过腹股沟皮下环，神经分布于腹股沟管、大腿内侧皮肤、男性阴茎背部及阴囊上部皮肤及女性阴阜及大阴唇皮肤。部分人髂腹下神经与髂腹股沟神经合并为一支。

　　生殖股神经来自 L_1 和 L_2 前支，穿过腰大肌，沿其前面下降，在髂总动脉的外侧、输尿管的后侧，分为股支和生殖支。股支沿髂外动脉下降，经腹股沟韧带深面，在股血管鞘内，沿股动脉外侧至股部，在腹股沟韧带稍下方，穿股鞘和和阔筋膜，成为皮神经，分布于大腿内侧和股三角的皮肤。生殖支是感觉和运动的混合神经，于髂外动脉的外侧下降，发出分支支配腰大肌，主干继续下降，在腹壁下动脉的外侧，经内环口，进入腹股沟管，与精索（女性为子宫圆韧带）伴行，分布于睾丸引带、提睾肌、睾丸鞘膜、阴囊或大阴唇的皮肤。生殖支的走行路径有较大的变异，主要有 3 种情况：Ⅰ型生殖支跨过髂外动脉，于腹壁下动脉外侧，经深环进入腹股沟管，行于腹股沟韧带上方，为主要的类型；Ⅱ型生殖股神经行于腹股沟韧带下方，从大腿侧发出生殖支穿腹股沟韧带进入腹股沟管；Ⅲ型生殖支于腹壁下动

脉外侧平均约 2.0cm 处，穿入腹横肌与腹内斜肌间，行向前在稍低水平穿腹内斜肌进入腹股沟管，并与髂腹股沟神经吻合。根据以上的生殖股神经生殖支走行情况，处理疝囊时，在精索的内侧切开提睾肌较为安全。在精索内，生殖股神经生殖支位于输精管的外侧，睾丸动脉及静脉的后方。

股外侧皮神经发自 L_2 和 L_3 神经的背支，并穿出腰大肌外侧部，横过髂肌斜至髂前上棘，在髂窝支配腹膜腔。右侧神经穿后外侧至髋臼，被髂筋膜与腹膜分开。左侧支至髂前上棘，于髂前上棘内侧穿腹股沟韧带的外侧深面，平均离髂前上棘 1.9cm，继经缝匠股的深面，分布于股外侧部及臀外侧下部的一小部分皮肤。这根神经在腹股沟疝的腹腔镜无张力修补术中有重要的意义，手术中损伤可以导致术后的顽固性疼痛。

股神经发自 $L_2 \sim L_4$ 腹侧支的后股，是腰丛的最大分支，下行穿过腰大肌，在该肌的外侧缘穿出，在髂凹内行走于腰大肌与髂腰肌之间，发出肌支至该两肌，通过腹股沟韧带后和股鞘的外侧进入股部，到大腿后分为下列各终支并支配其分布区的肌肉及皮肤。

二、自主神经

由于生殖股神经的名称的原因，有人习惯性地认为生殖股神经支配输精管，而输精管的实际神经支配往往被忽略，输精管、附睾、睾丸本质上属于内脏，由内脏神经支配，与腹壁肌肉的神经支配具有本质的差异。睾丸的神经来自精索丛的上部，起源于脊髓第 10~12

胸节的肾丛及腹主动脉丛，伴睾丸动脉下降形成精索上神经，也可称为精索内神经。神经纤维直接进入睾丸，来源于肾丛和腹主动脉丛的是交感神经成分，使睾丸内的平滑肌收缩。副交感成分来自下腹下丛，属于输精管神经的分支，使睾丸的血管舒张。输精管的神经来自精索丛下部的精索中神经，起源于脊髓第 12 胸节和第 1~3 腰节的上腹下丛的神经纤维，以交感神经分配占优势，向尾侧延伸，经腹股沟管内环到达精索，主要分布于输精管，少量纤维向下分布于附睾。精囊腺由输精管神经丛的分支形成精囊腺神经丛。附睾的神经来自精索丛下部的精索下神经，起源于脊髓的第 11~12 胸节和第 1~3 腰节的下腹下丛的纤维与来自膀胱丛的纤维形成精索下神经，沿输精管下降，除发出少数至输精管外，大部分神经纤维进入附睾。阴囊的神经有睾丸和附睾神经分支分布，参与阴囊肉膜的舒张和收缩，从而参与睾丸温度的调节。

精索上神经伴睾丸动脉走行，而精索中神经和精索下神经沿输精管走行，输精管动脉发自髂内动脉或膀胱上动脉，而内脏有神经与血管伴行的特点，因此，可以认为输精管中神经与输精管动脉伴行，这是我们理解睾丸、输精管的神经支配模式的基础。睾丸从腹腔逐渐下移至阴囊内，如果将睾丸上提到腹腔原来的位置，可以看到睾丸动脉在上、输精管动脉在下的平行关系，也就是其伴行的神经也有类似神经血管伴行的解剖关系。在内环口位置，两组神经丛会合并共同组成精索的一部分，睾丸的交感神经丛与输精管的交感神经丛相吻合，形成神经支配下的完整功能。支配附睾和输精管的神经参与了射精活动，刺激上腹下丛时出现射精，切除或破坏该神经丛即不能射精，这种情况多见于直肠癌或乙状结肠癌的根治术。

支配睾丸、输精管、附睾的神经属于自主神经系统，其副交感神经功能对血管平滑肌起调节作用，可使阴茎或阴蒂海绵体充血，刺激生殖腺的分泌。交感神经对泌尿生殖器的功能包括：①对肾、肾盂和输尿管的功能还不十分明确；②对膀胱和近侧尿道的功能是抑制逼尿肌收缩和促进膀胱底部、近侧尿道的平滑肌收缩，即有贮尿和在射精时防止逆行射精（如膀胱）的功能；③对附睾、输精管、精囊和前列腺的功能是促进精液的分泌和排放；④对睾丸或卵巢的功

能除对血管的作用外，还有其他的功能。

很长时间里，腹股沟疝手术以前入路组织修补术或加强腹股沟管后壁的无张力修补术为主，但随着腹股沟疝后入路手术，特别是腹腔镜下手术的开展，一些与泌尿和生殖器官有关的并发症开始出现，如逆行射精和性功能障碍，这些问题一般是偶发的、与手术无关的并发症，但是从泌尿生殖器官的自主神经支配的角度分析，这些并发症有解剖学的基础。腹膜前手术破坏了输精管等自主神经的支配，引起相应的功能紊乱，可以引起逆行射精的发生。虽然阴茎的勃起主要是盆丛发出的海绵体神经支配，但是下腹下丛经输精管的精索神经丛的副交感神经成分也有一定的作用，从解剖学的角度分析不能完全排除手术引起男性勃起功能障碍的可能性。

第四节　腹股沟淋巴结

腹股沟淋巴结位于腹股沟韧带下方，大腿根部的前方，在解剖上位于股三角区内，而不是位于腹股沟区。腹股沟淋巴结以阔筋膜为界分为两组，即腹股沟浅淋巴结和腹股沟深淋巴结。腹股沟浅淋巴结位于阔筋膜浅侧的皮下组织内，体表容易触及。腹股沟浅淋巴结是人体体积最大的淋巴结，收集范围：下肢浅层集合淋巴管，腹下部、臀部、外阴部及会阴区浅层的集合淋巴管。腹股沟浅淋巴结的输出淋巴管注入腹股沟深

淋巴结，或直接注入髂外淋巴结。腹股沟深淋巴结位于髂耻窝内，在阔筋膜的深面，主要沿股动脉、股静脉的内侧面及前方分布，一部分沿外侧面及后方分布。Cloquet淋巴结（股环淋巴结）位于股环的下方，紧贴股静脉内侧，存在较为恒定，是较为重要的淋巴结。下肢及外阴部的淋巴结在注入髂外淋巴结之前多经过该淋巴结，是淋巴网络的重要桥梁，在恶性肿瘤患者中常转移至前哨淋巴结，所以在外阴部或下肢的恶性肿

瘤根治手术中应该清除该淋巴结。腹股沟深淋巴结收集的范围包括下肢深部及外阴深部淋巴结。腹股沟深淋巴结的输出淋巴管注入髂外淋巴结。

第五节　腹腔内角度的腹股沟区解剖

随着腹腔镜手术的应用，腹腔镜下的腹股沟区解剖引起了人们的重视，因此从腹腔内角度理解腹股沟区解剖越来越重要。

一、壁腹膜及其形成的结构

壁腹膜覆盖于腹腔的内侧面，在下腹部，由下腹部的韧带和血管形成 5 条腹膜皱襞。脐正中襞（median umbilical fold）为腹膜覆盖脐正中韧带形成，为单一一条，并且较明显；脐内侧襞（medial umbilical fold）为腹膜覆盖脐内侧韧带形成，位于脐正中韧带外侧，左右各一条；脐外侧襞（lateral umbilical fold）

为腹膜覆盖腹壁下动脉形成，因此也称腹壁动脉皱襞，位于脐内侧襞的外侧，左右各一条。上述 5 条腹膜皱襞与耻骨联合及腹股沟韧带形成 3 对隐窝。脐内侧襞和脐正中襞与膀胱上方形成膀胱上窝（supravesical fossa）；脐内侧襞和脐外侧襞与腹股沟韧带上方形成腹股沟内侧窝（medial inguinal fossa），是腹股沟直疝疝出的部位；脐外侧襞与腹股沟韧带之间形成腹股沟外侧窝（lateral inguinal fossa），其深面及为腹股沟的内环口，是腹股沟斜疝的疝出部位（图3.20）。此外还可以看到股环部位的腹膜轻微的凹陷，称为股凹。

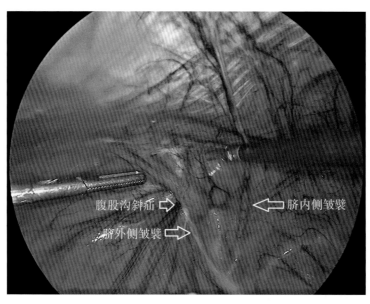

图 3.20　腹腔镜探查下所见的腹股沟斜疝

二、腹腔内的表面解剖

除腹膜皱襞及隐窝外，在腹腔内还可以清晰辨认以下结构（图3.21）。

1. 腹壁下动脉及静脉

腹壁下动脉起源于髂外动脉，极少数情况下起源于股动脉，斜向内上走行，经过内环口的内侧，在腹直肌内与腹壁上动脉吻合。一般有两条伴行静脉，即腹壁下静脉，透过腹膜可以辨认，有时可见动脉搏动。

2. 输精管

输精管起自附睾尾部，经精索从内环口进入盆腔，沿膀胱侧壁向后下走行，越过输尿管前方，到达膀胱底部后面，扩大为壶腹，位于精囊腺的外侧，并与精囊腺的排泄管汇合成射精管。但是从疝外科医生的角度描述，输精管是从膀胱的底部开始向外上走行，跨越 Cooper 韧带，经内环口进入精索，这是基础解剖学与手术解剖学在描述习惯上的差异。

3. 生殖血管

男性生殖血管为睾丸动脉及其静脉，女性生殖血管为卵巢动脉及其静脉，左右各一支。在肾动脉稍下方，于睾丸动脉平 L_2 椎体处发自腹主动脉前壁，动脉细而长，在腹膜后向外下方走行，跨越腰大肌前方，至腹股沟区附近，跨过生殖股神经、输尿管和髂总动脉前方，由内环口进入腹股沟管，参与精索的组成，随精索出皮下环，进入阴囊，分布至睾丸和附睾。卵巢动脉与睾丸动脉后腹膜走行相同，但在进入盆腔后经卵巢悬韧带进入子宫阔韧带，向内侧走行，在输卵管上方与子宫动脉的卵巢支吻合成动脉弓，分布到卵巢、子宫和子宫圆韧带。睾丸静脉为由多支血管组成的蔓状静脉丛，又称精索内静脉，起自睾丸

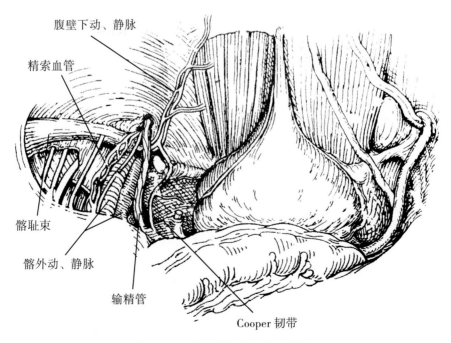

图 3.21　腹腔内角度的腹股沟区

背侧，随输精管参与精索组成，经腹股沟管后，在内环口与输精管分开，继续随同名动脉走行，右侧呈锐角注入下腔静脉，左侧呈直角注入左肾静脉。卵巢静脉相当于男性的精索静脉，起于卵巢和子宫颈管旁阔韧带内的静脉丛，与子宫阴道静脉丛有广泛的交通吻合，与同名动脉伴行，行程与睾丸动脉类似。

4. 髂外血管

髂外血管包括髂外动脉和髂外静脉，髂外动脉由髂总动脉延续而来，向外下走行，在腹股沟韧带下延续为股动脉，髂外静脉与同名动脉伴行。

5. 鞘突或内环口

内环口又称腹股沟管深环，正常情况下无法看到内环口，大部分人可见到浅凹陷，为腹膜形成的鞘突。女性对应的结构称为 Nuck 管。后天性腹股沟斜疝的疝囊由壁腹膜形成，并非由未闭合的腹膜鞘突形成，也就是说形成疝囊的腹膜并不是鞘突部分的腹膜，所以鞘突并非一定就是内环口扩张所致的腹股沟隐匿性斜疝，两者不能等同。在明显的腹股沟斜疝患者可见到内环口扩大，其大小和形态随腹股沟斜疝病情不同而不同。

6. 危险三角

输精管和精索血管（或生殖血管）之间的区域为髂外动、静脉及股动、静脉通过的区域，在此区域内操作有造成这些血管损伤的危险。

7. 疼痛三角

疼痛三角在精索血管的外侧、髂耻束或腹股沟韧带的下方区域，为生殖股神经的生殖支和股支、股神经、股外侧皮神经走行。腹股沟疝手术时，在这个部位钉合固定网片有损伤神经的风险，会引起手术后腹股沟区和下肢疼痛，所以这个部位被称为疼痛三角。

（李　亮，谢肖俊，严　聪）

参考文献

[1] Hope WW, Cobb WS. Textbook of hernia [M]. Switzerland: Springer Nature, 2017:30.

[2] 唐健雄，黄磊 . 疝外科学 [M]. 上海：上海科学技术出版社，2020：23–26.

[3] 李国新，邓雪飞，杨晓飞，等 . 普通外科临床解剖学（第 2 版）[M]. 济南：山东科学技术出版社，2021：31.

[4] Giampiero Campanelli. The art of hernia surgery:A step-by-step guide [M]. Switzerland: Springer Nature, 2018:164.

[5] 王启明，何璐，李亨然，等 . 腹壁下动脉确如伴腹股沟斜疝 1 例 [J]. 中国临床解剖学杂志，2019，37（6）：618.

[6] 赵鹏亮，郭振，屠海霞，等 . 腹直肌肌皮瓣应用于腹股沟区深度损伤创面的修复 [J]. 感染、炎症、修复，2018，19（4）：240–241.

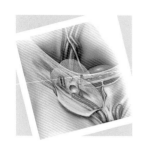

第 4 章

腹股沟区与股三角的精细解剖

目前，腹横筋膜理论在腹股沟疝外科中的重要性越来越突出，但传统的观点是一种直观的局部解剖学观察结果，不反映解剖学的本质，对理解腹股沟疝的本质问题无法提供合理的理论基础，因而也不能指导以筋膜解剖为基础的精细的腹股沟疝手术，因此需要从问题的本质角度对腹横筋膜及相关的解剖学问题进行分析。

第一节　腹横筋膜与腹膜下筋膜

在解剖学的发展过程中，不同的研究者从不同的角度观察，得出了不同的结论，导致对同一解剖学结构有不同的定义和命名，这些名称有时在同一时期同时使用，导致了定义和名称的紊乱，这方面的问题在腹横筋膜的研究中尤其明显，也是导致目前对腹横筋膜解剖理解多样的原因之一。由于临床或外科解剖学的解剖名称的多样性，难以达到概念的统一，本章的解剖学命名以基础解剖学的名称为基础，以便可以对问题有统一的定义和解释。

一、基础解剖学的相关解剖学定义

基础解剖学概念上与筋膜有关的组织有多种，其定义如下：

结缔组织：由细胞间物质（细胞外基质）组成的组织，主要由结缔组织细胞分泌，主要成分为纤维蛋白和相对无定形的基质，主要起机械支持等作用。

筋膜：指大块的结缔组织，组织足够大不用辅助手段就能看到，筋膜结构差异很大，筋膜中的纤维往往呈编织样排列。筋膜分为浅筋膜、深筋膜。

浅筋膜：指具有不同厚度的疏松结缔组织，与真皮深部融合，通常为脂肪组织，临床医生常说的皮下脂肪属于浅筋膜。

深筋膜：又称固有筋膜，由胶原性纤维成分组成，纤维排列致密，深筋膜主要包裹肌群、肌层或单块肌肉。肌肉的各个层面均有深筋膜包裹，其作用是约束肌肉的位置，保护肌肉免受摩擦或附着在骨性结构。深筋膜还可以包裹血管神经，形成神经血管鞘。

腱膜：扁肌的肌腱为腱膜。

腹横筋膜：腹横肌的深层深筋膜。

腹膜下筋膜：腹膜与腹横筋膜之间的脂肪结缔组织。

间隙：筋膜与筋膜、筋膜与腹膜、筋膜与腱膜之间的空间或潜在空间。筋膜间形成的间隔可以限制液体、气体的流动或恶性疾病的扩张。

融合筋膜：胚胎肠系膜与胚胎腹膜后融合形成腹膜后筋膜。

二、腹横筋膜和相关间隙的紊乱解剖学定义

解剖学或外科学研究的历史中，关于腹横筋膜的解剖形成很多观点，代表性的观点为[1]：① 1804 年 Cooper 定义腹横筋膜为腹横肌及其腱膜表面的筋膜，1807 年 Cooper 将腹横筋膜定义为拓展双层结构，Lampe 把腹横筋膜的范围拓展到整个腹壁肌肉表面，只是不同的部位有不同的名称。② 1921 年 Braus 定义的腹横筋膜为腹横肌与腹膜间的所有组织。上述第一个观点最符合现在基础解剖学上的腹横筋膜定义，而第二种观点更符合疝与腹壁外科对腹横筋膜的通常认识。传统观点认为：腹股沟区的腹横筋膜增厚，是人类因直立行走而需要抵抗腹腔内压力的产物。腹横筋膜包含两层，前层由不规则增厚的纤维束和脂肪组织形成，而后层主要是脂肪组织；

从腹腔内面切开腹膜，腹膜与腹横筋膜前层之间容易分开，这个空间即为腹膜前间隙，传统的腹膜前间隙是壁腹膜与腹横筋膜前层之间的间隙。19 世纪，Bogros 为了寻找结扎腹壁血管而避免进入腹腔的手术路径，发现了 Bogros 间隙。Bogros 间隙是腹膜前间隙的一部分，加之耻骨后间隙，从腹膜到腹横肌之间下间隙的定义问题，也存在明显的紊乱。这些紊乱都缘于定义的紊乱。需要对定义进行规范，使其具有理论上的合理性。而解剖学理论的合理性需要胚胎学方面的合理分析[2]。

三、腹横筋膜的解剖学定义

腹横筋膜的解剖描述为：位于腹横肌的深面，为腹膜外脂肪间的一层薄结缔组织，是腹膜和腹壁之间的普通筋膜组成部分之一，腹横筋膜向后与胸腰筋膜的浅层融合，向上与膈下表面筋膜融合，向下与髂筋膜和盆筋膜向连续。在腹横肌和髂肌的起点附于髂嵴的全长，在髂前上棘与股鞘之间附于腹股沟韧带的后缘，腹横筋膜向股三角方向延伸，形成股血管的血管鞘，腹横筋膜还延续为精索内筋膜。从以上关于腹横筋膜的解剖描述可以得出结论，现代基础解剖学的腹横筋膜为腹横肌的深层（解剖学上体腔里面为深层，靠近体表为浅层）深筋膜。在此基础上，如果厘清腹膜与腹横筋膜之间的脂肪组织，即腹膜外筋膜的层次问题，就可以厘清相关的间隙问题。

四、从胚胎学的角度理解膜外筋膜的解剖

人体由单细胞的受精卵发育而来，在早期阶段，我们可以把胚胎理解成一个圆筒结构，圆筒的壁就是体壁。该"圆筒壁"分为3层（图4.1），以肌肉为中间层，内层及外层各分为3层，3层之间被两层坚韧的筋膜分隔，外层为皮下组织，由皮肤（包括真皮）、浅筋膜及深筋膜组成。外层与中层之间为腹壁浅筋膜。内层也分为3层，从内向外分别为腹膜、腹膜外筋膜深层、腹膜外筋膜浅层。内层和中层之间为腹横筋膜。注意这里提到的三层结构与内胚层、中胚层、外胚层是不同的概念。肾脏及其筋膜是最典型的脏器结构模式，即双侧筋膜包绕脏器的结构，肾脏前后的肾前筋膜及肾后筋膜相当于腹膜外筋膜的深层及浅层，事实上腹腔的器官，如胃、肠管、主动脉、髂总动脉等，都包含在这两层筋膜之间，只是由于胚胎的发育，使以上器官扭曲、移位、融合，而在视觉上显得复杂。随着腹壁的发育，这两层筋膜结构也延续到腹前壁（包括腹股沟区）。由此，可以得出结论：腹膜前筋膜分为两层，分别是腹膜外筋膜深层和浅层，在其间是各种脏器，在腹股沟区主要是膀胱、输精管和生殖血管。

五、精确的腹膜前间隙、Bogros间隙和耻骨后间隙问题

通过以上的分析，从腹横筋膜到腹膜之间，存在腹膜外筋膜浅层和深层，因腹膜外间隙是一个无脏器无血管的间隙，将腹膜和腹横筋膜深层之间的间隙定义为腹膜前间隙是合理的，耻骨后间

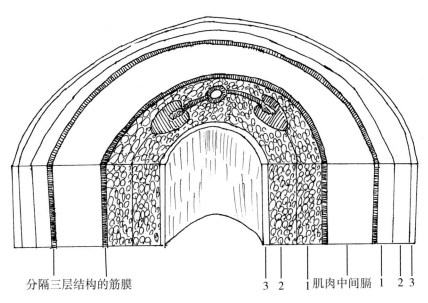

分隔三层结构的筋膜　　　　　3 2　1 肌肉中间膈 1　2 3

图4.1　胚胎的圆筒状三层结构模式。内层的第1层及第2层发育成为腹膜外脂肪，即腹膜下筋膜的深层及浅层，两层之间为各种器官，包括肾脏、主动脉、输精管等，在肾脏部位成为肾后筋膜及肾前筋膜。内层与中间层之间的筋膜为腹横筋膜

隙定义为腹横筋膜与腹膜外筋膜浅层之间的间隙理论上也具有合理性，但也不存在争议。争议较多的是 Bogros 间隙的筋膜定义问题。Bogros 博士最早是为了寻找结扎血管的路径而发现并命名该间隙，但当时并不考虑筋膜解剖的问题，腹膜外筋膜被当作无固定结构的脂肪组织。但是用发展的观点看，从现代筋膜学角度去重新审视 Bogros 间隙，依据髂外血管也位于腹膜下筋膜浅层和深层之间，将 Bogros 间隙定义为腹膜外筋膜浅层和深层之间的间隙具有理论上的合理性，但实际上很难游离出独立的 Bogros 间隙，尤其是在尸体解剖中，Bogros 间隙往往与耻骨后间隙难以区分。因此，从胚胎学和基础解剖学角度看，从腹横筋膜到腹膜之间，存在 3 个间隙，即耻骨后间隙、Bogros 间隙和腹膜前间隙（图 4.2）。

六、腹横筋膜的层次问题

　　腹股沟区属于腹壁肌肉的边缘，腹股沟有些区域没有腹横肌和腹内斜肌的覆盖，腹股沟区又是腹外疝的易发部位，腹横筋膜的层次和解剖问题变得突出，因此有观点认为腹股沟区腹横筋膜增厚

是人类直立行走进化的结果，以抵抗腹腔的压力，避免腹股沟疝的形成。由于腹壁的三层扁肌实际上是一个解剖和功能整体，腹壁三层扁肌中间的深筋膜意义不大，因此在计算腹壁深筋膜时只计算最外层的腹外斜肌的深筋膜与最里面的腹横肌的深筋膜，共两层，这种观点在腹股沟区以外的区域不会引起关注，但为腹股沟区带来腹横筋膜的层次问题在疝和腹壁外科一直存在争议。如果从严格定义筋膜理论的角度考虑，腹横筋膜为腹横肌的深层筋膜，因此腹横筋膜只有 1 层，但腹壁肌的两面都有深筋膜覆盖，腹内斜肌、腹横肌共有 4 层深筋膜，这些筋膜都延续到腹股沟区。由于这些筋膜通常融合在一起（图 4.3），没有明显的层次问题，直观观察时，可能只有 1 层，这可能是腹股沟区腹横筋膜增厚的合理解释。不排除存在特殊个体的问题，有些个体腹内斜肌、腹横肌的深筋膜在腹股沟区融合不充分而存在分层的现象，因此，通常说腹横筋膜（区别于严格定义的腹横筋膜）在腹股沟区分为 1~4 层，这是可能存在的，但这些分层并不具备多少实际的临床意义，但可以在理论上理解问题，在实际手术中

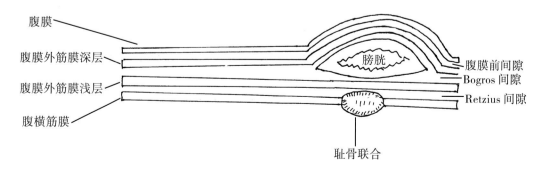

图 4.2　从筋膜构造理论理解 Bogros 间隙，与 Bogros 博士的理解有不同的角度

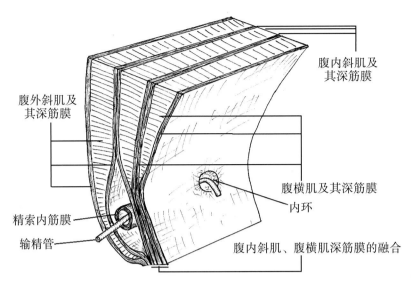

腹外斜肌及
其深筋膜

腹内斜肌及
其深筋膜

腹横肌及其深筋膜

内环

精索内筋膜

输精管

腹内斜肌、腹横肌深筋膜的融合

图4.3　腹股沟区腹壁肌及其深筋膜结构关系图

辨认和解释相关的问题，从而更精细地指导手术。对于腹股沟区的深筋膜是否存在融合的问题，有的观点表示质疑，但从精索外环口以下的筋膜解剖结构来看，可以为筋膜延续提供佐证。在外环口以下，精索的筋膜包括：精索外筋膜（腹外斜肌及其深筋膜），提睾肌筋膜（腹内斜肌深筋膜），提睾肌（腹内斜肌，或腹内斜肌、腹横肌），精索内筋膜（腹横筋膜）。以上精索的各层筋膜，可以对应到腹壁肌的各层筋膜或融合筋膜。

七、腹壁下动脉所在的层次问题

因在腹腔镜腹股沟疝手术中可见到腹壁下动脉，因此常由观点认为腹壁下动脉与输精管和生殖血管一样位于腹膜外筋膜内，但这种观点是在忽略了筋膜解剖的前提下的局部解剖学观点。腹壁下动脉起源于髂内动脉或股动脉，最后进入腹直肌与腹直肌后鞘支间，属于腹壁肌层的供应血管，因此其必然走行于

腹壁肌及其深筋膜的层次内，所以腹壁下动脉必然处于腹横筋膜之上（图4.4），不可能处于腹膜外筋膜之间。腹腔镜手术时，如果见到松弛的腹壁下血管，说明层次过浅，进入了肌层的层面

八、腹横筋膜及相关间隙对精细手术的指导意义

在腹腔镜完全腹膜前腹股沟疝修补术中，一部分术者采用气囊扩张来游离腹膜前空前，因此无须对这个部位筋膜解剖进行深入细致的认识，但现在的腹腔镜手术已经发展到以筋膜解剖为基础的精细手术，细致的解剖学知识是做好手术的基础。在手术时，当腹膜外筋膜有一定厚度时，手术中仍可以发现分层现象，腹腔镜完全腹膜外腹股沟疝无张力修补术时，手术入路时可见腹膜外筋膜深层和浅层之间为白色的类似棉花样的疏松结缔组织（图4.5），为腹膜外筋膜深层与浅层的融合部位，类似于大

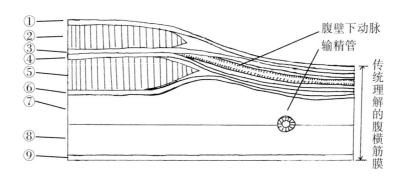

①腹内斜肌深筋膜浅层，②腹内斜肌，③腹内斜肌深筋膜深层，④腹横肌深筋膜浅层，⑤腹横肌，⑥腹横肌深筋膜深层，⑦腹膜外筋膜浅层，⑧腹膜外筋膜深层，⑨腹膜

图 4.4　腹横筋膜解剖示意图。在胚胎学上，腹膜下筋膜深层及浅层，以及其间的输精管属于间介中胚层；而腹内斜肌、腹横肌及其深筋膜，以及腹部下动脉属于侧板中胚层的结构；图中左侧结构为根据筋膜构造理论理解的腹横筋膜，右侧结构为传统理解中的腹横筋膜

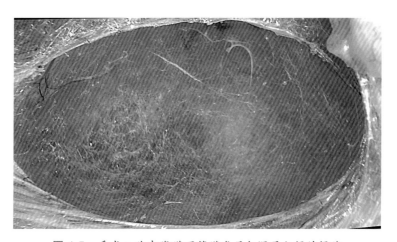

图 4.5　手术入路中腹膜下筋膜浅层与深层之间的间隙

肠癌手术中的 Toldz 筋膜，两层之间为输精管。腹壁下血管即紧贴于腹壁肌层，这腹横筋膜与浅层深筋膜之间的层面，不是手术的层面，进入层次过浅容易损伤腹壁下血管。进入腹膜外筋膜两层之间后，需要剪开其下层的腹膜外筋膜深层，进入腹膜外腱膜深层与腹膜之间的间隙，是无血管的间隙，是最理想的疝修补网片放置间隙。在腹股沟区的内侧由于膀胱的存在，疝修补网片放置在这

个间隙可能出现膀胱被压迫的问题，因此在这个部位，需要游离耻骨后间隙，因此在膀胱的外侧，需要切开腹膜外腱膜的浅层，进入到腹膜下筋膜浅层与腹横筋膜之间的间隙，Yasukawa D 等将由腹膜前间隙到耻骨后间隙称为层面转换（switch layer）[3]。以上理想的情况在现实手术中并非都能实现，由于脂肪组织强度差，不像深筋膜那样致密，当手术操作不够精细时，容易被手术破坏，

因而个体差异也大，有时离理想情况很远，手术中多显示不出其间的层次。因此笔者建议，为方便对解剖和手术的准确理解，清晰和准确的解剖学定义有利于手术思维的建立，避免紊乱，更有利于指导精细手术。

第二节　精索的精细解剖

由于阴囊和精索的形成，使腹横筋膜发生了很大的变化，腹横筋膜形成了精索的内筋膜，包绕其中的血管、输精管和神经，同时阴囊的形成也导致了凹间韧带的形成，成为关闭内环口的机制之一。

一、腹横筋膜与凹间韧带的形成原理推测

目前普遍认为凹间韧带与阴囊的发育有关，首先是阴囊从腹壁憩室状突起，然后睾丸沿阴囊壁下移，腹腔内的睾丸位于腹下筋膜深层与浅层之间，睾丸下降时也在这两层之间移动（图 4.6）。腹膜鞘突随阴囊的憩室状突起，在睾丸之前首先进入腹股沟管，因此腹膜鞘突和睾丸是在不同的层面进入阴囊的，并非睾丸顶托腹膜穿过腹壁进入阴囊，最后近腹壁部分的阴囊收缩，然后鞘膜逐渐消失形成精索的鞘突剩件（vestige of vaginal process），成为一结缔组织索，与周围组织较难分辨。在输精管的内侧，腹环（内环）缩小的过程中，鞘膜下的腹横筋膜与腹壁的腹横筋膜逐渐融合或

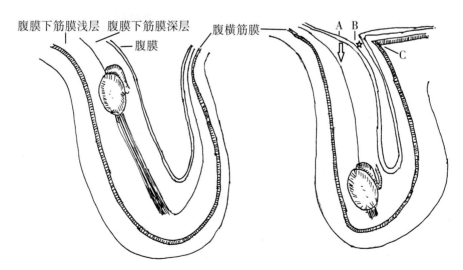

图 4.6　阴囊形成及睾丸下降过程示意图。从筋膜理论的角度讨论睾丸的下移以及腹股沟管解剖的形成，A 为腹膜外脂肪下移形成的精索脂肪瘤带动腹膜下移形成疝囊的起始部位，箭头为精索脂肪瘤下移方向，B 星号表示腹膜闭合后形成的鞘突部位，两者并非完全等同，说明鞘状突并不等同于腹股沟隐匿性斜疝。C 为鞘突形成精索剩余件过程中导致的腹横筋膜折叠形成凹间韧带

重叠，这可能是凹间韧带形成的原因。最后形成了成体的腹股沟区和阴囊，由于这种胚胎学上的解剖关系，也可以解释提睾肌对精索其实是半包埋的，精索的后壁缺少提睾肌纤维。睾丸在阴囊内与小肠一样，覆盖睾丸的腹膜为脏层，覆盖阴囊的腹膜为壁层。在解剖学上凹间韧带被描述为腹横筋膜增厚而成，其纤维束从腹横肌下缘绕输精管内侧而连于耻骨上支，由于凹间韧带本质上为腹横筋膜，即腹横肌的深筋膜，在形成阴囊的折叠过程中，可能带有部分腹横肌，从而更有效地发挥关闭内环的功能。凹间韧带的形态个体差异大，有的可以完全没有凹间韧带的结构，这与腹横筋膜折叠或融合的方式和程度不同有关。

二、精索的精细筋膜解剖

精索内筋膜是腹横筋膜的延续，但是在精索内部，仍然存在不同的筋膜问题。从腹腔内看，可以看到睾丸血管（生殖血管）与输精管在不同的角度进入内环口，因此它们的来源是不同的，睾丸血管有自己的筋膜包裹，输精管及其供应血管成为另一个解剖单位，也有自己的筋膜包裹并进入精索[4]，因此在精索内筋膜内存在两套筋膜包裹的解剖单位[5]（图 4.7）。不难理解，在睾丸血管和输精管各自的筋膜包裹下，疝囊无法进入它们的筋膜包裹范围内，在精索形成过程中，腹腔闭锁形成的精索剩余件为纤维组织，疝囊也无法突破，因此后天性形成的疝囊只能在它们之间的间隙疝出（图 4.8）。

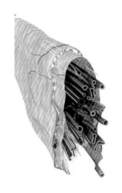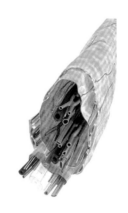

图 4.7 精索的精细筋膜结构。引自 Yang Y, Wu X, Leng Q, et al. Microstructures of the spermatic cord with three-dimensional reconstruction of sections of the cord and application to varicocele [J]. Syst Biol Reprod Med, 2020, 66(3):216-222

三、精索的筋膜解剖与隐匿性腹股沟斜疝

在开放的后天性腹股沟疝手术中游离疝囊，当疝囊将要接近内环口部位时，可以看到疝囊与输精管粘连，有时粘连较为紧密，组织学研究表明这个部位含有少量的平滑肌纤维[6]。如果是先天性腹股沟斜疝，这个部位是光滑的，因此这个光滑部位可能就是原来的鞘状突部位的腹膜。也可以说明，其远端的疝囊不是从原来的鞘状突部位发展而来。因此，在腹腔镜手术时看到的稍微凹陷的腹膜，可能是正常的鞘状突，不能贸然等同于隐匿性腹股沟斜疝（图 4.5），除非出现明显的病理性鞘状突。在疝囊的前面，往往可以看到类似脂肪瘤的脂肪组织，疝和腹壁外科称之为精索脂肪瘤，但并非真正的肿瘤。人类长期站立，在重力及其他因素的作用下（如腹内压增高等），内环口逐渐增大，腹膜外筋

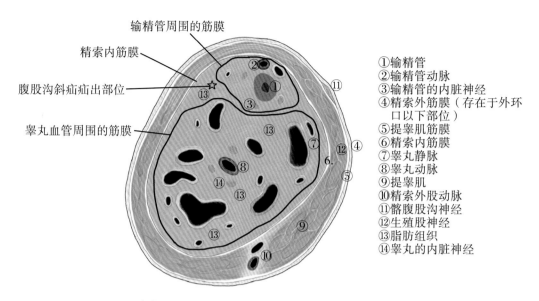

图 4.8　精索的横断面结构示意图。星号表示腹股沟斜疝的常见疝出部位

膜的脂肪组织逐渐下移，形成精索脂肪瘤。精索脂肪瘤可以带动腹膜的下移形成腹股沟斜疝，这就是脂肪下移假说。腹膜外脂肪下移形成的精索脂肪瘤，对内环口产生的影响是腹股沟斜疝发病的始发因素之一。由于精索剩余件为纤维组织，其对应部位的鞘状突腹膜不易移动，精索脂肪瘤带动对应部位的腹膜下移形成疝囊，因此不是鞘膜或鞘突部位形成最初的疝囊。虽然理论分析有清晰的定义界定，但目前没有可靠的依据来鉴别鞘状突与隐匿性腹股沟斜疝。

四、第二内环口

第二内环口的概念于 1945 年由 Lytle 提出，并由 Fowler 于 1975 年进行定义[7]，其形成原理也可以用筋膜解剖来解释。腹横筋膜形成的内环口是真正的内环，在腹横筋膜的深面为腹膜外筋膜的浅层和深层，输精管和睾丸血管分别与其腹膜外筋膜深层和浅层共同进入精索内。在进入精索之前，腹膜外筋膜的浅层在腹横筋膜的深面也形成环状，腹膜下筋膜与腹横筋膜的融合筋膜形成了第二内环口（图 4.9）。第二内环的概念在疝与腹壁外科的文献中较少提及，是否真正的解剖单位或恒定出现的解剖结构尚缺乏足够的资料去证实，但从筋膜解剖的角度看，形成这一结构具有理论上的合理性，可以从筋膜解剖的角度进行解释。在腹腔镜腹股沟疝手术中，常有术者提出腹膜前环的解剖结构（图 4.10），腹膜前环的位置与第二内环相当，但是否属于同一解剖尚无文献论述，还需要更多的研究。

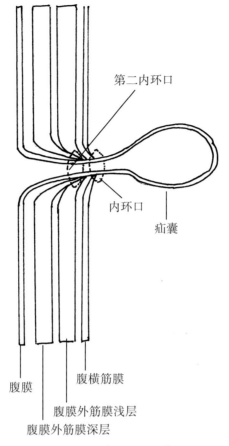

第二内环口

内环口

疝囊

腹膜

腹横筋膜

腹膜外筋膜浅层

腹膜外筋膜深层

图 4.9　第二内环示意图

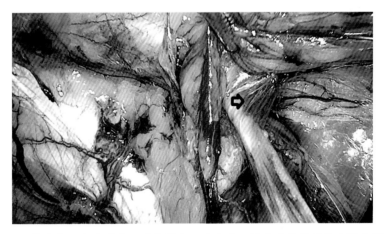

图 4.10　箭头所示为腹膜前环（本图由汕头市中心医院普外科谢德金医生提供）

五、精索精细筋膜解剖的意义

理解精索的精细膜解剖可以加深对腹股沟斜疝的理解，从而避免将所有的鞘状突都当作隐匿性腹股沟斜疝的错误观念。在手术中，无论是开放性手术，还是腹腔镜手术，都可以更加细致地理解筋膜问题，有利于术中的判断和决策。

第三节　筋膜解剖与股管的解剖学本质问题

股三角的解剖和腹股沟区很相似。腹股沟管有腹外斜肌腱膜形成的外环口，外面覆盖腹外斜肌筋膜，即无名筋膜。在股三角有与腹外斜肌腱膜同源的阔筋膜形成的卵圆窝，有与腹膜下筋膜（无名筋膜）同源的深筋膜覆盖，该筋膜在卵圆窝处称为筛筋膜。股三角与腹股沟区的结构如此相似，仿佛与腹股沟管形成镜面关系，但两者的解剖学本质确有较大的差异。双下肢的形成是以出芽的方式在胚胎中发生的，即下肢芽，发生于人类胚胎第 4 周末，下肢芽的实质是前文提到的胚胎圆筒状三层结构的中层和外层，由中胚层和外胚层构成。由于下肢的形成，这一区域形成了 3 个与股疝有关的结构，分别是股鞘、股管和股环。

一、股三角的筋膜解剖

随着下肢芽逐渐发育成为下肢，同样套用前面的圆筒状三层结构来理解，中层和内层之间就是腹横筋膜，股动脉也随下肢芽的生长而变化，股动脉带出腹横筋膜，形成股鞘。股鞘在本质上是腹横筋膜，下端与血管外膜融合。因此股动脉与髂外动脉一样，也包裹在腹膜外筋膜深层与浅层之间，股动脉外侧依次是腹膜外筋膜、腹横筋膜（即股鞘），但在实际的解剖中，腹膜外筋膜已经基本完全退化，在股鞘内看不到这些脂肪组织。解剖学关于股鞘的描述是：腹股沟韧带深面的腹横筋膜在股血管之前随之向下延伸达 3~4cm，它即构成股鞘的前壁；而紧贴于血管后壁的髂腰肌筋膜向下延续构成股鞘的后壁，实际上股鞘后壁尚有耻骨肌筋膜参与，故有"股鞘的后壁由髂耻筋膜构成"的说法。股鞘成扁三角形，底端朝上，尖端向下，在底部股鞘的股动脉外侧与股静脉内侧融合，股动静脉之间的腹横筋膜也融合，分别容纳股动静脉，股鞘内还有结缔组织和淋巴结。

二、股管的解剖学问题

传统观点认为股管是三角锥形的盲管样结构，长 1~2cm，底端向上，尖端朝下。股管的上端即股环，股环的上方由腹横筋膜覆盖，称为股隔。腹横筋膜之下是股环，前界是腹股沟韧带，内侧界是陷窝韧带，后界是耻骨梳韧带，外侧界是股鞘的内侧面，实际上陷窝韧带与耻骨梳韧带都是由腹股沟韧带延伸形成的。股环对应的腹膜微凹称为股窝。大多数观点是股鞘内包含股管结构，但是文献对股管的解剖学描述存在自相矛盾之处，手术中也没有见到股管结构，因此厘清股管的解剖学问题是正确理解股三角解剖问题的基础。

（一）矛盾之一：Cloquet 淋巴结

股管内为脂肪组织与淋巴结，最上端的淋巴结为 Cloquet 淋巴结，大多数文献认为股管内的脂肪组织是腹膜外脂肪，因此从这个角度看，Cloquet 淋巴结属于腹部的淋巴结。

腹股沟淋巴结分为浅群和深群，Cloquet 为腹股沟深淋巴结，属于股深淋巴结的上群，是外阴癌等的前哨淋巴结，属于下肢的淋巴结。

如果 Cloquet 淋巴结是股管的最上端，股管的底部是腹部的结构还是下肢的结构？此为矛盾之一。

（二）股管的生理意义

股管在股血管的内侧，为人类所特有，它的存在使股静脉有扩张的余地，并在直立时使股静脉不至于同陷窝韧带锐利的外缘相抵触。对于股管的功能，这里强调的是股管的运动意义，实际强调的是属于下肢的结构，以这个理论为指导，行网塞充填式无张力修补术时，不能让网塞对股血管产生压迫。但如果股管的意义是防止股静脉运动时受到的压迫，股管这种筋膜结构不是理想的进化结构，理想的防止压迫的结构是脂肪垫，而不是坚韧的筋膜。从另一个角度看，如果股管位于坚韧的股鞘内，在疝内容物进入股管而股鞘没有裂开，形成临床可见的股疝之前，股鞘内的内容物对血管的压迫必定影响下肢功能，但是临床尚未观察到股疝影响下肢血运的问题。此为矛盾之二。

（三）股疝手术中的解剖体会

手术中，股疝的最外层是脂肪组织，与正常组织之间的边界就像脂肪瘤一样，但是与斜疝的精索脂肪瘤不同，它包裹整个疝囊，实际上是疝推压股管内的脂肪造成，然后是一层膜状结构，即腹横筋膜。切开腹横筋膜可见一层脂肪组织，这一层就是腹膜外脂肪，最后才是由腹膜形成的疝囊。笔者在术中未见到典型的股管结构。

可以看出，人们对股管解剖的理解存在很大的争议。其一是在躯体与下肢的结合部，股管到底属于腹部（或者盆部）的结构还是下肢的结构；其二是股管在人类进化的过程中到底有何意义。

三、从胚胎学、筋膜的解剖和人类直立行走的角度理解股管的解剖

上文论述下肢形成时提到，胚胎时期下肢是以出芽的方式形成，最初是下肢芽基部的脐动脉发出的坐骨动脉伸入下肢芽，其远端形成足丛，髂外动脉形成股动脉，并与足丛相连，形成下肢的动脉网，而股动脉是下肢的轴心动脉。

（一）下肢的形成与腹横筋膜的延伸

髂外动脉及主动脉在胚胎学角度的层次是一样的，股动脉为髂外动脉的延续，因为下肢的体积庞大，所以供应血管粗大，但其本质与腹壁下动脉一样，属于肌肉等的供应血管。因此在髂外动脉延续为股动脉处，腹横筋膜与股动脉外膜融合，股鞘实际上就是腹横筋膜，这个理论是正确的，这是理解此问题的根本。股鞘内股动静脉之间由完整的隔膜分开，除容纳淋巴管通过的狭窄管道（股管）外，股鞘全程通过筋膜包裹着股血管。这种解剖学的理解是符合筋膜解剖理论的，其中心思想是股管是非常狭窄的，只有淋巴管通过，没有淋巴结，因此，这里的股管与通常意义的股管是不同的。

（二）进化引起股三角的变化

从进化的角度看，直立行走导致骨盆变宽变扁，骨盆的左右径增加，前后径变短，也就是说骨盆冠状面的空间相对增加，股骨相对于骨盆的位置更加靠后，下肢肌腱的附着位置也向后移动

（参见第6章）。骨盆与下肢及其肌腱的相对位置的改变，导致大腿根部内侧出现多余的空间，为脂肪组织所填充，Cloquet淋巴结就位于其间，形成了通常意义上的股管。股管其实是这种骨盆变化的结果，是进化形成的下肢内侧多余空间（图4.11），而并非筋膜形成的管状结构。

因此，在《格氏解剖学：临床实践的解剖学基础》（第41版）中，对股管的描述为[8]：股鞘分为3个格，外侧格为股动脉，中间格为股静脉，内侧格最小，为股管。可见股管是股静脉旁一个较小的间隙，这个间隙的外侧Cloquet淋巴结并非真正管状结构的股管，而是股静脉与股鞘间的筋膜间隙。要正确理解解剖学的关系，必须从胚胎学的角度进行分析，从筋膜理论和人类直立行走进化导致的下肢形态的改变角度正确理解股管的解剖结构。股鞘在腹股沟韧带下3~4cm与股血管融合，股管的本质是股鞘的内侧与股静脉之间存在潜在间隙，但很难形成解剖学图谱中所描述的与股静脉直径相同，甚至更大的管道结

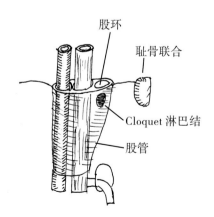
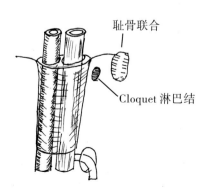

图4.11　左图为传统理解中的股管结构，右图为从胚胎学和人类进化角度理解的股管结构，右图符合进化解剖学和筋膜理论

构。如果真正股管是个潜在的间隙，真正的股环也不明显，理论上股疝可以从股环疝出，但"经真正股管"的股疝很罕见。股疝多数从股鞘与腹股沟韧带、陷窝韧带、耻骨梳韧带之间疝出，而这部分并非真正的股环。因此，常见的股疝应定义为脏器从松弛的腹股沟韧带及其衍生组织围成部位疝出更加合适。

四、理解真正股管解剖的临床意义

股疝常见于多次妊娠生产的女性患者，多次妊娠引起的骨盆腹壁韧带筋膜松弛可导致股环的围成结构扩张，其疝出途径并非股鞘内的股管，而是下肢内侧的肌肉间隙，并非筋膜包裹围成的股管。从真正的股管疝出的股疝非常罕见，多数股管只是潜在的间隙，而非明显的间隙或管状结构。真正从股管疝出的股疝非常罕见，常见的股疝及血管前疝和血管后疝，都没有进入股管，而是从股鞘外的不同方位疝出。此外，股疝多见于老年女性，与股三角后侧肌肉（主要为髂腰肌）发生肌肉减少症，使肌肉体积减少，从而导致腹股沟韧带及其衍生组织围成结构的空间增大有关。

（谢肖俊，严　聪，李　亮）

参考文献

[1] 林谋斌，张忠涛，李健文，等．基于现代精细解剖的腹盆腔外科指导：膜解剖的求源与思辨 [M]．北京：人民卫生出版社，2019：10.

[2] Shadbolt CL, Heinze SB, Dietrich RB. Imaging of groin masses: inguinal anatomy and pathologic conditions revisited [J]. Radiographics, 2001, 21 Spec No:S261–271.

[3] Yasukawa D, Aisu Y, Hori T. Cruciala- natomy and technical cues for laparoscopic transabdominal preperitoneal repair: Advanced manipulation for groin hernias in adults [J]. World J Gastrointest Surg, 2020, 12(7):307–325.

[4] 邱健，苏军龙，阎立昆，等．男性泌尿生殖层的层面解剖及其临床意义研究 [J]．中国实用外科杂志，2021，41（1）：107–113.

[5] Yang Y, Wu X, Leng Q, et al. Micro- structures of the spermatic cord with three- dimensional reconstruction of sections of the cord and application to varicocele [J]. Syst Biol Reprod Med, 2020, 66(3):216–222.

[6] Jiang ZP, Yang B, Wen LQ, et al. The etiology of indirect inguinal hernia in adults: congenital or acquired?[J]. Hernia, 2015, 19(5):697–701.

[7] Lee J. Skandalakis. Surgical Anatomy and Technique: A Pocket Manual (5th ed.) [M]. Switzerland: This Springe, 2021: 131–132.

[8] 丁自海，刘树伟，张琳，等．格氏解剖学：临床实践的解剖学基础 [M]．41 版．济南：山东科学技术出版社，2017：1338.

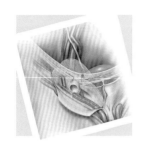

第 5 章

腹股沟区躯体神经解剖的特点及相关临床问题

在腹股沟疝外科中，无论是组织修补术还是无张力修补术，腹股沟区的神经处理都是热门话题，存在不少的争议，目前，组织修补术，如 Bassini 手术强调对神经的保护，以避免肌肉由于失神经支配而萎缩。前入路无张力修补术的修补效果更好，因此，人们对其复发的关注程度大为减少，但是对其神经的处理反而有很多争议，主要的争议集中在是否切除髂腹下神经上。因此，准确把握腹股沟区的神经性质和解剖结构对腹股沟疝外科有重要的意义。与腹股沟疝外科关系密切的还有输精管、睾丸等自主神经，这部分内容在第 3 章有详细的阐述。

一、从肋间神经的解剖特点分析腹股沟区神经的解剖特点

肋间神经为胸神经的前支，在其走行过程中分出外侧皮支，称为肋间神经外侧皮支，其继续走行于肋间肌之间，然后在胸骨附近穿出肌肉形成前皮支，称为肋间神经内侧皮支。肋间神经的特点是（图 5.1）：前后分出两支皮支，两皮支之间的神经走行于肋间肌之间。

肋间神经的最后 1 支在肋弓下，又称肋下神经。肋下神经之下分别为髂腹下神经、髂腹股沟神经、生殖股神经、股神经、股外侧皮神经，均与肋间神经的来源相同，即来源于脊神经的前支，属于感觉和运动的混合神经，其具体的走行路径在第 3 章有详细的阐述。比较髂腹下神经、髂腹股沟神经、生殖股神经、股外侧皮神经、股神经与肋间神经的特点，可以发现它们之间的规律（图 5.2），从而理解这些神经的特点。

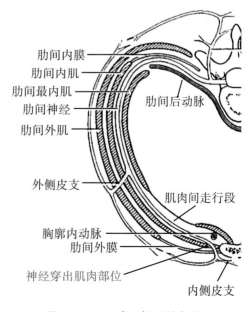

图 5.1　肋间神经解剖模式图

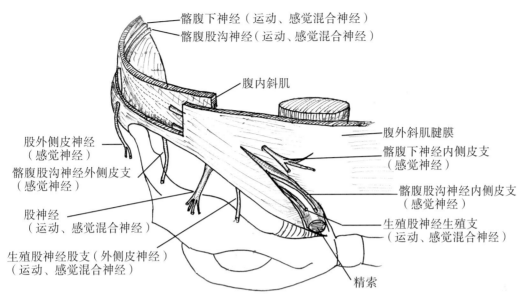

图 5.2 腹股沟区神经的性质

（一）髂腹下神经

髂腹下神经在髂嵴上方进入腹内斜肌和腹横肌之间分出皮支，在此层面走行致内环口附近，穿过腹内斜肌进入腹股沟管，然后在外环口的上方穿腹外斜肌腱膜至皮下，其外侧皮支支配臀外侧部，内侧皮质支配腹股沟区皮肤，肌支支配腹横肌和腹内斜肌，这个特点与肋间神经的特点一样。髂腹下神经的内侧皮支虽然走行于腹内斜肌表面，但内有分支支配腹内斜肌，结合肋间神经的结构模式，可以很明确得出结论，髂腹下神经的腹股沟管段属于单纯的感觉神经。

（二）髂腹股沟神经

髂腹股沟神经与髂腹下神经一样，分出外侧皮支，然后在腹内斜肌与腹横肌之间有一段共同层面走行，发出肌支支配腹内斜肌和腹横肌，然后穿出腹内斜肌，沿精索的浅面走行，成为皮支，

在外环口出腹股沟管，支配腹股沟区及阴囊或大阴唇、大腿根部的皮肤。男性髂腹股沟神经与髂腹股下神经的不同点是，髂腹股沟神经沿提睾肌走行，但是并未发出分支支配提睾肌，提睾肌由生殖股神经的生殖支支配。女性由于没有精索，其髂腹股沟神经在子宫圆韧带之下，与子宫圆韧带呈平行关系走行，由此可见髂腹股沟神经的腹股沟管分支并不支配提睾肌。

（三）生殖股神经

生殖股神经分为股支和生殖支，股支支配下肢的皮肤，类似于肋间神经的外侧皮支，生殖支随精索下行支配提睾肌，并且分出皮支支配相应的皮肤，支配提睾肌部分可以理解为相当于肋间神经的肋间肌走行的部分，而支配阴囊和股内侧的皮支，即相当于肋间神经的内侧皮支。这里可见髂腹股沟神经和生殖股神经的生殖支是在不同的平面走行

的，髂腹股沟神经走行于提睾肌的表面，而生殖股神经生殖支走行于提睾肌之间，生殖股神经与提睾反射有关，充分说明生殖股神经的生殖支发出肌支支配提睾肌。由于女性患者没有形成阴囊的结构，生殖股神经与女性的髂腹股沟神经一样，在髂腹股沟神经之下呈平行关系，走行于腹股沟管后壁的表面。

（四）股外侧皮神经与股神经

股外侧皮神经（$L_2 \sim L_3$）自腰大肌外缘走出，斜越髂肌表面，达髂前上棘内侧，经腹股沟韧带深面至大腿外侧部的皮肤。股神经（$L_2 \sim L_4$）是腰丛中最大的神经，发出后，先在腰大肌与髂肌之间下行，在腹股沟中点稍外侧。经腹股沟韧带深面、股动脉外侧到达股三角，随即分为数支：①肌支，支配耻骨肌、股四头肌和缝匠肌；②皮支，有数条较短的前皮支，分布于大腿和膝关节前侧的皮肤；③最长的皮支为隐神经，是股神经的终支，伴随股动脉入收肌管下行，至膝关节内侧浅出至皮下后，伴随大隐静脉沿小腿内侧面下降至足内侧缘，分布于髌下、小腿内侧面和足内侧缘的皮肤。股神经损伤后，屈髋无力，坐位时，不能伸小腿，行走困难，股四头肌萎缩，髌骨突出，膝反射消失，大腿前方和小腿内侧面皮肤感觉障碍。股外侧皮神经有时单独发出，有时从股神经发出，股外侧皮神经来源于 $L_2 \sim L_3$，股神经来源于 $L_2 \sim L_4$，股外侧皮神经的来源与股神经是相同的，所以股外侧皮神经相当于股神经的外侧皮支，股神经即继续分支配肌肉和相当于肋间神经的内侧皮支。

从以上腹股沟区的神经解剖特点可以看出，如果与肋间神经进行对比分析，可见其内侧皮支穿出肋间肌或腹内斜肌的部位，由头端向脚端，逐渐向躯体的外侧移动，在腹外斜肌腱膜或其腱膜下行走的距离逐渐增加，而外侧皮支穿出部位基本不变，在腋后线附近穿出。这种解剖特点与人类直立行走、腹部和盆部变化引起的形态改变有关，其中以盆部变化最大。骨盆的变化可引起腹壁的肌肉变化，进化的结果是腹部和盆部逐渐变扁，在冠状面上增宽，所以内侧皮支的传出肋间肌或腹内斜肌部位逐渐外移（图 5.3）。但生殖股神经的内侧皮支却在阴囊穿出，与阴囊在胚胎时期是腹壁的憩室状突出，而后逐渐收缩有关。原来的肌肉形成提睾肌，但是肌肉、筋膜和神经的位置关系仍然保留，而没有发生改变。

二、腹股沟区躯体神经的特点在腹股沟疝手术中的意义

在腹股沟疝手术中，手关注最多的是髂腹下神经和股外侧皮神经，其中以是否切除髂腹下神经腹股沟管段的争议最多。

（一）是否切除髂腹下神经腹股沟管段

髂腹下神经支配臀外侧部皮肤的部分相当于肋间神经的外侧皮支，属于感觉神经，走行于腹内斜肌和腹横肌的部分支配肌肉属于感觉与运动的混合神经，这部分神经的性质没有争议。套用前面的肋间神经的解剖模式特点，髂腹

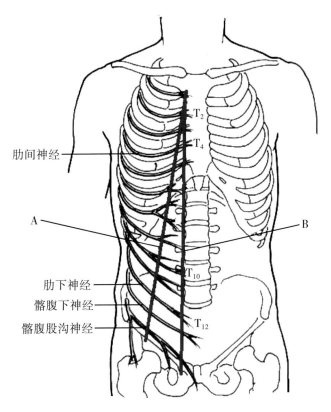

图 5.3　A 线为神经穿出肋间肌或腹内斜肌的位置，B 线为神经进入皮下的位置，在 A 线与 B 线之间是神经的内侧皮支，即单纯的感觉神经

下神经穿出腹内斜肌后，成为单纯的感觉神经，即内侧皮支。虽然在肌肉表面走行较长的距离，但在手术中没有见到该段神经有分支支配肌肉，更加说明其性质上属于感觉神经，因此，这段神经为感觉神经在解剖学上没有争议。切除髂腹下神经的腹股沟管内部分，不会造成腹内斜肌和腹横肌的失神经支配而萎缩，因此无论是腹股沟疝的组织修补术，还是使用网片的无张力修补术，都仅可引起其相应皮肤支配区域出现麻木感，而不会影响手术的效果。经过多年实践，目前多数观点认为切除髂腹下神经可以带来更舒适的术后感受[1]，可以放心切除。但切除神经造成的损伤可能导致神

经瘤的形成，从而导致术后顽固性腹股沟区疼痛，因此必须整段切除，将神经断端包埋在腹内斜肌内，避免神经瘤的形成。

（二）髂腹下神经、髂腹股沟神经在神经阻滞麻醉中的意义

髂腹下神经与髂腹股沟神经在髂前上棘的上方共同走行于腹内斜肌和腹横肌之间，这种关系比较固定，就像走行于肋间肌之间的肋间神经一样，可以像肋间神经阻滞那样阻滞髂腹下神经及髂腹股沟神经。在超声引导下，将药物注射于腹内斜肌和腹横肌之间，即可达到神经阻滞的目的，旋髂深动脉与这两根神经同在腹内斜肌和腹横肌的间隙，如

果肌肉之间的间隙不清，可以使用彩色多普勒技术，找到旋髂深血管，即可准确判定界面，注射麻醉药物。髂腹下神经、髂腹股沟神经以及生殖股神经的阻滞，可以基本阻滞腹股沟区的神经传导，结合皮下局麻可以为腹股沟疝手术提供理想的麻醉效果，同时对全身各系统影响轻微或无影响。如果使用长效麻醉药，手术后神经的传导可以长时间被阻断，因此也是理想的术后止痛措施，结合口服止痛药物的多模式疼痛管理，可以达到完善的疼痛管理目的。

（三）髂腹下神经损伤与腹股沟疝

髂腹下神经、髂腹股沟神经走行于腹内斜肌、腹横肌之间的部分发出分支支配肌肉，但遮盖内环口部分的腹内斜肌只有髂腹下神经支配[2]，并且这个部位的腹内斜肌为神经支配密集区[3]，可能与其关闭腹股沟管内环的机制有关，髂腹下神经距麦氏切口的下端0.2~6.1cm，在阑尾切除术中可能损伤走行于肌层间的髂腹下神经，引起腹内斜肌和腹横肌的下缘萎缩，导致腹股沟疝的发生。

三、腹股沟区躯体神经与腹股沟区疼痛

疼痛包括：创伤引起的伤害性疼痛，即急性疼痛；慢性疼痛；神经病理性疼痛。与神经解剖特点关系密切的是慢性疼痛和神经病理性疼痛。

（一）腹股沟区、会阴的慢性疼痛

由于慢性病因持续性刺激引起的疼痛称为慢性疼痛，如椎间盘突出症引起的腰痛及沿其神经支配区域的下肢疼痛，胸神经根受压迫及瘢痕的压迫均可引起肋间神经疼痛，其皮支穿出部位的压迫，可以引起相应的感觉异常。髂腹下神经/髂腹股沟神经受慢性刺激可引起类似的疼痛。髂腹下神经来源于T_{12}和L_1，髂腹股沟神经来源于L_1，相应的神经受到压迫，可以引起类似椎间盘突出症的临床表现，出现腹股沟区的疼痛。如果仔细询问，这种疼痛有明显的神经节段性分布特点。原发性腹股沟疝也可以引起腹股沟区神经的损伤[4]，引起慢性疼痛。女性的外环口狭小，髂腹股沟神经可能受到压迫，从而引起阴蒂、大阴唇区域的疼痛。生殖股神经也常引起慢性疼痛，髂腹股沟神经痛、生殖股神经痛是常见的疼痛综合征之一，与其局部解剖因素有直接关系[5]。

（二）腹股沟区术后慢性疼痛

多种手术因素可损伤或刺激腹股沟区的躯体神经，造成术后慢性疼痛，主要包括：①腹股沟疝无张力修补术中网片对于髂腹下神经的压迫；②手术中缝合结扎或钉合固定损伤神经；③其他手术，例如阑尾切除术、剖宫产手术、骨科手术等，损伤到髂腹下神经。这些疼痛的治疗也可通过肋间神经阻滞类似的技术治疗，有的病例需要切除神经或手术松解被压迫的神经。

（三）腹股沟区神经病理性疼痛

神经病理性疼痛属于另外一种性质的疼痛，与神经解剖特点没有直接的关系，而与神经异常的电生理模式有关，同时常合并心理等因素，不是单纯的解

剖问题，单纯的神经阻滞等治疗常无明显的疗效，需要使用三环类抗抑郁药物等综合治疗措施。

四、小　结

人体由一个受精卵逐渐发育而来，各个器官和组织形成的解剖学关系有一定的规律。神经的分布也不例外，腹股沟区的神经，本质上和肋间神经、腹壁神经同为外周神经，其基本的结构模式也是一样的，对腹股沟区神经解剖和功能的理解可以参考肋间神经的模式，从而可以更深刻地认识髂腹股沟区神经的特点，对指导临床和手术有实际的意义。

（严　聪，谢肖俊，李　亮）

参考文献

[1] Baer A, Bohnert N, Goretzki PE, et al. Resection of ileoinguinal and ileohypogastric nerves combined with gluing in modified lichtenstein repair [J]. Surg Technol Int, 2015, 26:143–148.

[2] 陈金源，郝占国，赵若华，等 . 临床解剖学 10 讲 [M]. 北京：人民军医出版社，2011：75.

[3] 杨宪，赵宏明，杨圣波 . 腹前外侧肌群的肌内神经分布模式 [J]. 解剖学报，2019，50（1）：77–81.

[4] Wright R, Salisbury T, Landes J. Groin anatomy, preoperative pain, and compression neuropathy in primary inguinal hernia: What really matters [J]. Am J Surg, 2019, 217(5):873–877.

[5] 卢光，倪兵，舒伟，等 . 常见疼痛综合征 [M]. 北京：清华大学出版社，2019：233–237.

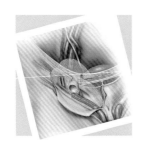

第 6 章

腹股沟疝的病理生理、病理与分型系统

腹股沟疝是一种"外科病"，其病理及病理生理问题与腹股沟区的解剖和功能关系异常密切。对于腹股沟疝外科

学，深入理解其解剖问题是掌握手术技巧的基础[1]。

第一节　人类直立行走进化引起的髂腹股沟区解剖改变及生理意义

单纯从髂腹股沟区的解剖层次理解腹股沟的解剖与功能，有时很难全面理解腹股沟疝的解剖问题，其原因与局部解剖为从平卧角度，并基于尸体解剖的资料，对解剖问题进行研究。因此，要全面理解髂腹股沟区的解剖和功能问题，首先需要理解直立位腹股沟管的解剖问题。

一、直立位腹股沟管的空间位置

人类与其他哺乳动物的最大不同是人类直立行走，直立行走使人的双手解放出来，是人类发展的重要转折点。我们的身体结构本来就是为四足行走设计的，直立行走使我们的身体开始变得不

适应，并带来了解剖学方面的代价，腹股沟疝是其重要体现之一。人类的腹股沟管在四足行走时处于身体高位，直立行走时却处于身体较低的位置（图 6.1），腹股沟区和盆底承受腹腔的压力，从而成为腹股沟疝的重要发病因素。

四足行走的哺乳动物腹股沟管处于腹腔较高的位置。腹腔的器官，如肠管等，其压力主要集中在以脐为中心的区域（图 6.2），腹股沟管实际承受的压力很小，腹股沟管只是精索通过的通道而已。但是人们在四足行走的哺乳动物中也发现了腹股沟疝病例，通常是先天发育因素引起的。

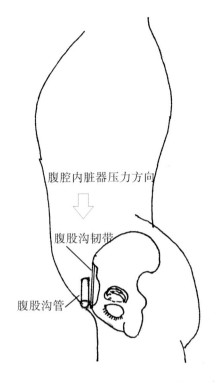

图 6.1　直立行走使人类的腹股沟管处于身体的低位，因此必须进化出更有效的腹股沟管保护机制

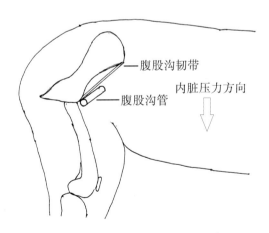

图 6.2　四足行走的哺乳动物腹股沟管位置示意图，可见其基本不承受腹腔内脏器的压力

二、直立行走对骨盆解剖的影响

由陆地转到树上生活，对灵长类动物产生了两个根本性的影响（图 6.3），一是动物在陆地上四足爬行，其活动是平行于地面的，在树上攀爬和跳跃，活动的形式相对而言是垂直于地面的，因此导致下肢和骨盆的形态发生改变。我们可以从比较解剖学中得出结论，从四足行走的动物到人类，其骨盆、腹壁、下肢的形态逐步改变，为直立行走奠定基础。二是树上很少出现大型的食肉动物，灵长类的天敌少，可以相对安全地进化，并且树上食物充足，为其体型向大型的哺乳动物进化奠定物质基础。正是由于树上长期进化奠定的基础，当森林消失时，原始类人猿在草原上才具备进一步进化的基础，逐渐直立行走，并向现代人类进化。

现代猿类骨盆长，耻骨不愈合，盆腔口开放，考古发现古猿化石与现代猿类没有太大的差异。在非洲发现的"露西"化石中骨盆已经出现了我们现代人类的特点，骨盆左右宽，前后短。人类的骨盆上部短而宽，下部耻骨愈合，骨盆腔呈盆形，盆口缩小。人类在逐渐直立行走的同时，腹股沟管也在进化，形态的改变主要是随着骨盆的变化而变化。从古猿到现代人类，我们的骨盆为适应直立行走，耻骨弓的高度降低（图 6.4），骨盆变宽变短，人类的腹部也由动物的前后径长左右径短，变成前后径短左右径长，因此骨盆变宽使腹股沟管变长，如果以腹前壁为参照平面，腹股沟管在更加接近腹壁的角度斜穿腹壁，并且在骨盆变短时，髂骨逐渐缩短，因此内环口位置随髂骨的变短逐渐降低，变化的结果是耻骨弓高度降低，腹股沟

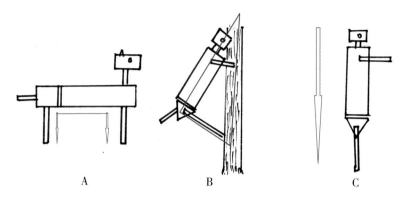

A   B   C

图6.3 A.四足行走的动物四肢与地面的力学关系类似于板凳,为一种矩形的力学关系,可以想象小肠是通过肠系膜悬吊于脊柱的。B.猩猩与树干的力学关系图,这种力学关系为三角形,也是一种稳定的力学结构,从四足行走到爬树,身体结构必须做出适应性的改变,骨盆的改变是其核心因素。C.人的直立行走,这时躯干与下肢在同一力学径线上,身体变化的核心因素是骨盆的改变以及相应的下肢的改变

管与水平面形成的角度更小(图6.5),因此腹腔内的压力与腹股沟管长轴的平面角度逐渐变得更加垂直。在压力作用于腹股沟管时,如果我们把力分解为垂直腹股沟管及平行于腹股沟管的两个分力,在垂直腹股沟管方向的分力更多,而平行于腹股沟管的分力越来越少。在现代人类,由于体型的差异而导致腹股沟疝发病率不同,也可归因于骨盆解剖的不同,如非洲男性的耻骨弓高度超

过7.5cm,而阿拉伯和欧洲地区男性为5~7.5,这可能是非洲男性腹股沟发生率比阿拉伯和欧洲地区男性高的原因之一。

三、骨盆解剖的改变对腹股沟区解剖的影响

人类直立行走的进化导致下肢形态和肌肉发生变化,下肢肌肉在骨盆附着点靠前,以有利于动物的四足奔跑,但

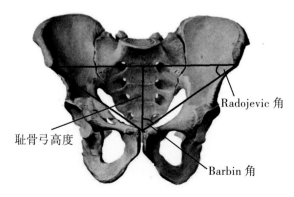

Radojevic 角

耻骨弓高度

Barbin 角

图6.4 耻骨弓高度是指从耻骨结节到两髂前上棘内侧之间连线的垂直距离,本图是男性的耻骨弓高度、Barbin 角及 Radojevic 角示意图

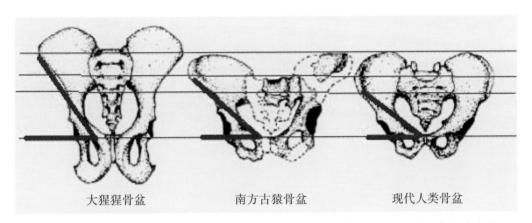

图 6.5　从大猩猩到现代人类，随着骨盆形态的改变，腹股沟管与水平面所成的角度越来越小，其耻骨弓高度逐渐降低，图中最低的平行线通过耻骨结节，上方 3 条平行线分别通过骨盆的髂前上棘

是直立行走后，身体的重量由两个下肢承担，肌肉的合力需要与下肢骨骼的方向一致，以保持直立行走的稳定。随着

骨盆的变化，进化的方向是髂前上棘后移，下肢肌肉随着骨盆的变化，导致靠前后的肌肉附着点变宽（图 6.6），附

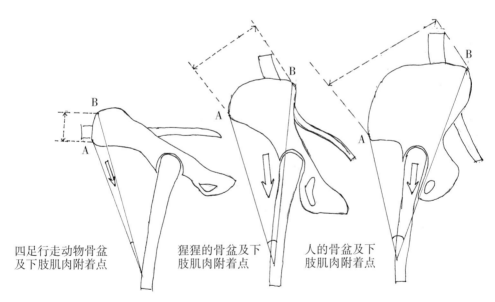

图 6.6　左图为四足行走动物的下肢肌肉附着模式，中图为猩猩的下肢肌肉附着模式，右图为人的下肢肌肉附着模式，可见其下肢肌肉在骨盆的附着点（A 点和 B 点）之间的距离逐渐加宽，导致肌肉间的距离加宽，结合骨盆变宽变扁的因素，肌肉间隙在耻骨结节附近的髂腹股沟区最明显。图中箭头为肌肉力量作于与下肢（后肢）的方向，四足行走的动物下肢（后肢）肌肉的力量方向与下肢成较大的角度，结合前肢的肌肉力量，使总的力量方向位于身体的中心。猩猩与四足行走的动物有较大的差别，力的作用与下肢之间的角度变小，结合上肢的力量，使上下肢与树干形成稳定的力学关系，并适应在树上攀爬跳跃的需要，而人类的肌肉力量与下肢的方向是平行的，这是直立行走的保证

着于耻骨结节和附着于髂前上棘、髂前下棘的肌肉之间的肌肉增大。对比解剖研究表明，牛和马的臀大肌在身体的两侧，而人类的臀大肌在身体的后方（图6.7）。肌肉相对位置的改变和骨盆形态的改变，使髂腹股沟区与耻骨结节附着的肌肉之间的角度增大且距离加宽（图6.8），形成大腿根部肌肉间的多余空间，这种变化导致肌肉间隙增宽，不可能导致股血管鞘增宽，这个空间对应股环的位置，并为脂肪所填充，成为股疝发病的解剖学基础（关于股管的解剖在第4

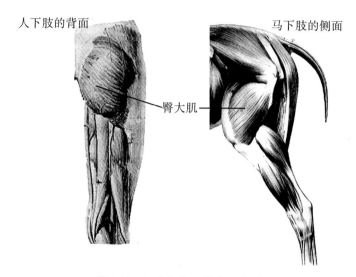

图 6.7　人类与马的臀大肌位置

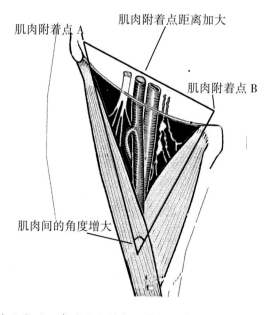

图 6.8　肌肉附着点的变化即股三角的面积增大，导致肌肉间隙增大，对应股环的位置，成为股疝发病的解剖学基础

章中有详细的论述）。

随着人类的进化，腹股沟区的各个解剖成分也出现形态及功能上的适应性变化，如腹股沟区的腹横筋膜增厚，与腹股沟管位置及功能的整体协调共同完成腹股沟管的保护机制。因此疝和腹壁外科医生应该把腹股沟管看作一个器官，腹股沟管疝实际是这个器官结构和功能整体性的改变的结果。人类直立行走也导致股三角发生解剖变化，以及由此带来股疝的风险。

四、腹股沟管的功能与解剖学角度的腹股沟疝病因分析

无论从解剖学、临床医学或者其他专业的角度来看，腹股沟区的解剖都以其复杂而著称。腹股沟区是一个有独特功能的解剖区域，为了便于理解，人们创造了腹股沟管的概念，从腹股沟管的概念出发去理解，其保护机制总结如下。

（一）进化引起腹股沟管空间位置的改变，加强了腹股沟的关闭机制

由于骨盆与垂直面成 60°，因此腹股沟管在站立时与平卧有很大的不同。Bassini 认识到人类的腹股沟疝是由腹股沟管变宽变短引起，因此 Bassini 手术的主要理念是纠正腹股沟管变宽变短这一解剖上的改变。在直立的状态下，腹股沟的侧面观呈背侧高，前面低的倾斜状；从前面观察，腹股沟管也是倾斜的，外侧高，内侧低。可将腹股沟管理解成从腹腔内斜穿过腹壁的管道，这个管道是有弹性的，腹腔内的压力可以将其压扁，从而防止腹腔内脏器疝出。从这个机制看，腹股沟管越长，在压力的作用下，腹股沟前后壁重叠的面积也就越大，因此抵抗压力的能力也就也大，这类似老式自行车的气门芯（图 6.9）。另外腹股沟倾斜度越大，承受压力的面积也就越大。如果内环口扩张，整个腹股沟管相对于腹壁而言，其倾斜度发生了改变，直观的改变就是腹股沟管变宽变短，抵抗腹腔内压力的能力也就降低，并且随着内环口越来越扩张，腹股沟管也就变得更宽更短（图 6.10）。需要指出的是：腹股沟管的本质是腹股沟区的筋肉筋膜间隙，真正的腹股沟管并不存在。提出腹股沟管的概念是为了更好地理解腹股沟区相关的解剖结构和腹股沟疝的相关问题，但不应局限在管道的概念上。如果被腹股沟管的管道形态思维限制，会妨碍进一步理解腹股沟区解剖的本质问题。

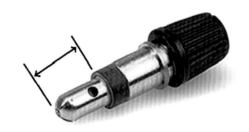

图 6.9　图中为自行车的气门芯，箭头所指的部位套上橡皮管，以防止漏气，其长度越长，橡皮套与气门芯重叠面积越大，也就越不易漏气

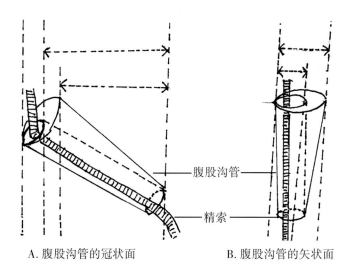

A.腹股沟管的冠状面   B.腹股沟管的矢状面

图6.10   A.腹股沟管的冠状面,内环口扩张,导致腹股沟管变短,受力面积变小,在相同的压力下,腹股沟管受到的压强更大,保护机制削弱。B.腹股沟管的矢状面,内环口扩大,腹股沟管变宽,腹腔内容物更易疝出

(二)腹股沟管各解剖成分及生理意义

1.腹横肌和腹横筋膜

腹横肌位于内环上缘,因此腹横肌并没有覆盖到腹股沟管的范围,但是腹横肌的内层深筋膜,腹横筋膜继续向下延续,覆盖腹股沟管后壁或肌耻骨孔。目前有一种观点认为腹股沟区的腹横筋膜增厚,可抵抗腹内压,避免腹股沟疝的发生。此外,腹横肌和腹横筋膜紧张,可以对内环口旁的凹间韧带产生影响,有利于内环口的关闭。在临床观察中也未发现明显增厚的腹横筋膜,因此这种理论仍然存在较大的争议。

2.腹内斜肌与精索

传统认为提睾肌由腹内斜肌与腹横肌来源的肌纤维组成,但目前解剖学普遍的观点是提睾肌由腹内斜肌的肌纤维组成,腹横肌没有参与提睾肌的形成,在《格氏解剖学》中也可以明确查证到

这种观点[2]。在局部解剖学中,常将腹内斜肌的下缘描述为弓状(图6.11),只有在肌肉松弛的情况下,腹内斜肌的下缘才可能形成弓状的下缘。在活体情况下,肌肉都是有张力的,不可能形成弓形的结构,因此在肌肉张力的情况下,腹内斜肌下缘应该是直线形状,腹股沟管后壁应该被处于张力状态的腹内斜肌覆盖,其边缘与腹股沟韧带之间有裂隙状的无肌肉区域[3](图6.12),并且耻骨弓高度越高,这个间隙越大。由于腹股沟韧带呈凹面朝上的弧形,活体情况下腹内斜肌下缘与腹股沟韧带之间的间隙可能很小或不明显(图6.13),并且这个区域被精索或提睾肌所覆盖,在手术时可以发现,提睾肌与腹内斜肌之间并非孤立,而是有疏松的结缔组织相连,类似肌肉间隙的结构。提睾肌对输精管及精索血管形成半包绕或大部分包绕结构,精索的后壁没有肌肉覆盖,因

此提睾肌与腹内斜肌的收缩功能共同起到抵抗腹内压的作用。在提睾肌的起始部，腹内斜肌与提睾肌收缩，遮蔽内环，提睾肌起到缩小内环的作用，腹内斜与提睾肌可发挥类似括约肌的作用（图6.14）。

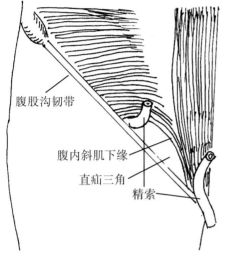

图 6.11 腹内斜肌的下缘的弓状下缘

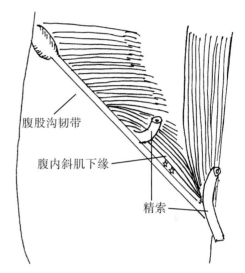

图 6.12 活体情况下，腹内斜肌弓形的结构在收缩时呈现直线形态，部分覆盖腹股沟区，而起保护作用，图中星号为腹内斜肌下缘与腹股沟韧带之间的间隙

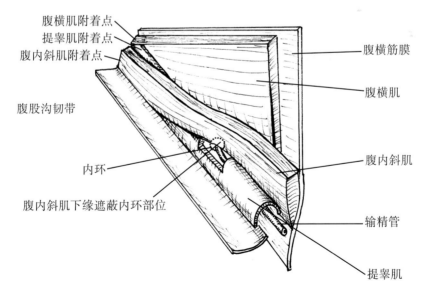

图 6.13 腹内斜肌、提睾肌、腹横肌与腹横筋膜的整体结构关系。在活体情况下，腹内斜肌以及提睾肌共同覆盖腹股沟管后壁，遮蔽内环口（图中虚线圆圈代表内环口），发挥类似括约肌的作用；在腹内斜和腹股沟韧带之间存在明显或不明显的间隙，间隙后为腹横筋，间隙前为提睾肌

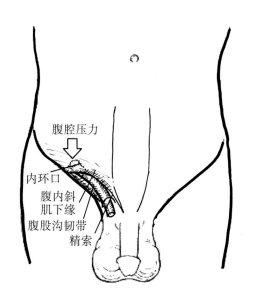

内环口

腹腔压力

腹内斜
肌下缘

腹股
沟韧带

精索

图 6.14　直立位腹内斜肌与提睾肌的联合括约肌作用示意图。腹内斜肌下缘遮蔽内环口，提睾肌的紧张性收缩可以缩小内环口，腹内斜肌与提睾肌密切合作，共同发挥内环口的括约肌作用

3. 腹外斜肌、腹外斜肌腱膜

传统上认为腹外斜肌腱膜在腹股沟的保护机制中不起作用，腹外斜肌腱膜其实是腹股沟管完整保护机制的重要组成部分，在腹腔内的压力下腹外斜肌紧张，腹外斜肌腱膜也随之紧张，使压向腹壁的其他腹壁结构有一个坚固的基座，同时外环口缩小。在实际的临床工作中女性的腹股沟直疝罕见，女性没有精索通过，腹外斜肌腱膜与腹内斜肌可以更完美地配合，发挥其保护作用，并且女性骨盆更宽，腹股沟管更长，内环口更窄，因此，女性的腹股沟区被完美地保护起来。

腹股沟区的各种解剖结构密切配合，完成防止腹腔内容物疝出的生理作用，其中对腹股沟斜疝和腹股沟直疝的发生起重要作用的是腹内斜肌、腹横筋膜和精索。

第二节　腹股沟疝的病理

腹内压升高作为腹股沟疝的病因之一已被公认，它是腹股沟疝的病理生理因素之一，但单纯的腹内压升高并非一定出现腹股沟疝，必须在病理生理与病理解剖因素异常的基础上，在综合作用下出现腹股沟疝。

一、腹股沟疝的病理生理

胶原代谢异常理论是腹股沟疝的病因学说之一，目前发现胶原纤维分为 5 型，分别为Ⅰ~Ⅴ型，腹股沟疝患者具有较高的Ⅲ型胶原纤维含量[4]，疝与腹壁外科认为胶原代谢异常是腹股沟疝的病因之一，Ⅰ型胶原纤维比Ⅲ型胶原纤维具有较高的抗张力强度。随着年龄的增长，Ⅰ型胶原蛋白数量减少，被Ⅲ型胶原蛋白代替，导致腹横筋膜强度降低而出现腹股沟疝。筋膜与肌肉纤维一起组成肌肉的整体结构，筋膜在一定程度上赋予了肌肉的形状并传递肌肉的力量，肌肉纤维间的结缔组织和筋膜的结缔组织均来自成纤维细胞的作用，并与细胞内骨架相连，肌肉通过作用于细胞内的骨架，牵拉细胞外的结缔组织而发生作用。研究证明肌肉减少症与腹外疝相关，腰大肌的横断面或体积常用于营养评估，尤其是肌肉减少症的评估，Otaki T 等发现[5]：腰大肌的体积与机器人前列腺术后腹股沟疝的发生有关，腰大肌体积小于 350cm^3 明显较大于 350cm^3 者腹股沟疝发生率高，因此腰大肌体积是腹股沟疝发生的一个独立危险因素。随着年龄的增长，肌肉开始减少，但新鲜尸体研究表明[6]：胶原纤维的总量并不减少，而是其中的Ⅰ型和Ⅲ型胶原纤维减少。随着年龄的增长，肌肉减少和胶原代谢的改变同时出现，因此可以认为：胶原代谢异常可能是同时伴随肌肉减少症的一种现象。从腹股沟的解剖，尤其是腹内斜肌、提睾肌和腹横筋膜的解剖和功能上看，肌肉减少症可能是腹股沟疝的关键病因之一。由于腹内斜肌和精索在腹股沟管关闭机制上的重要性，理论上其性能的减弱将导致腹股沟疝的出现。由于人类直立行走的原因，腹腔内脏器长期冲击压迫腹股沟区，造成腹股沟区精细肌肉结构的退行性改变[7]，容易形成腹外疝。

二、各种腹股沟疝的病理

病理问题在肿瘤学领域是一个根本性的问题，是治疗的基础，病理问题对于腹股沟疝外科也是重要的问题，但往往被忽略。与肿瘤病理关注肿瘤的大体形态和细胞学形态不同，腹股沟疝的病理问题是由于解剖异常，而引起这个病理结果的机制就是病理生理问题。

（一）腹股沟斜疝的病理

先天性的腹股沟斜疝的病理解剖问题容易理解，为腹腔内容物经未闭的鞘状突进入阴囊引起，但后天性的腹股沟斜疝的形成过程较为复杂，包括多种病理类型。

1.腹膜外脂肪下移引起的腹股沟斜疝

精索有 3 层筋膜，分别是精索外筋膜、中间层、精索内筋膜。精索外筋膜在腹股沟管中不存在，中间层为与腹膜外脂肪（即腹膜外筋膜）延续的层次[8]，女新子宫圆韧带的覆盖层次与精索相同[8]。由于精索内筋膜本质为腹横筋膜，因此在精索的起始部位，由于精索的形成，精索后的腹横筋膜缺乏腹内斜肌和提睾肌的保护，成为腹壁的薄弱点（图 6.15），因此内环内侧是最薄弱的部位。由于腹膜外筋膜与精索内筋膜内的脂肪组织也是同一层次，腹膜外脂肪可以沿内环口由精索的内侧疝出，并带动腹膜下移，从而导致腹股沟斜疝的出现，这是腹股沟斜疝脂肪下移学说的基础，因此腹股沟斜疝往往沿精索在提睾肌围成的结构内疝出（图 6.16），这就是临床上见的腹股沟斜疝疝囊多位于精索内上侧的解剖学基础。脂肪下移的动力与人类直立行走有关，直立行走使脂肪因重力而下移。此外，腹内斜肌、提睾肌对内环口的括约作用减弱，也可能是原因之一。考虑到后天性的腹股沟斜疝多见于中老年人，因此肌肉减少症可能是腹内斜肌、提睾肌括约功能减弱的原因之一。

腹腔

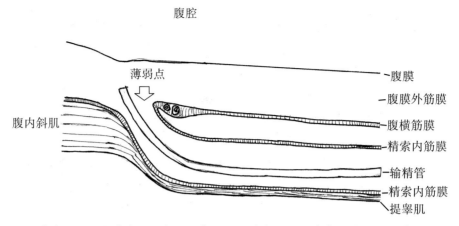

薄弱点

腹内斜肌

腹膜
腹膜外筋膜
腹横筋膜
精索内筋膜
输精管
精索内筋膜
提睾肌

图 6.15 沿精索方向的腹壁截面示意图。在人体，精索后面的精索内筋膜与腹横筋膜由疏松结缔组织形成类似粘连的解剖关系，腹横筋膜与精索内筋膜为同一性质的组织，在其转折处，缺乏肌肉和强韧筋膜的保护，容易出现腹膜外筋膜组织，即腹膜外脂肪疝出，形成精索脂肪瘤，最终形成腹股沟疝

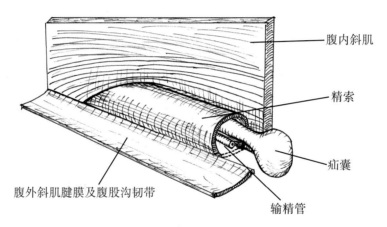

腹内斜肌

精索

疝囊

腹外斜肌腱膜及腹股沟韧带

输精管

图 6.16 腹股沟斜疝形成的病理示意图

2. 提睾肌损害引起腹股沟疝

Módena SF 等研究发现[9]：烟酒等因素影响提睾肌，导致提睾肌结构重塑和力量减弱，腹股沟支撑结构损害而容易出现腹股沟疝。此外，临床实践中也常见精索静脉曲张术后较高比例腹股沟疝发生的现象，可能与手术对提睾肌的破坏有关。

3. 腹内斜肌下缘对内环的遮蔽作用减弱

临床观察发现阑尾切除术后出现腹股沟斜疝的比例较高，由于现在腹腔镜阑尾切除术的普及，这种情况已经不多见。阑尾切除术患者较没有接受过阑尾切除术的人群相比，右侧腹股沟疝发病率是后者的 2 倍[10]。与经麦氏切口的阑尾切除术损伤髂腹下神经，引起腹内斜肌遮蔽内环口部位的肌肉萎缩，从而出现腹股沟斜疝，这种类型的腹股沟斜疝常从内环口的外侧疝出，可以作为区别于其他后天性腹股沟斜疝的病理特点。

腹股沟斜疝的出现与复杂的内环口与周围组织的解剖关系有关，深刻理解这些解剖成分的关系，是理解腹股沟斜疝的基础。虽然女性子宫圆韧带与精索具有类似的解剖位置，但腹横筋膜被腹壁肌肉完美覆盖，也没有精索内的脂肪与腹膜外脂肪连续的问题，因此没有由于腹膜外脂肪的脂肪下移学说形成腹股沟疝的前提，所以女性后天性的腹股沟斜疝罕见，女性腹股沟斜疝多数是由Nuck 管发育异常引起，先天性因素占主导地位。

（二）腹股沟直疝的病理

由于精索下方有坚韧的腹股沟韧带保护，外侧有腹外斜肌腱膜保护，因此腹股沟直疝往往从精索与腹内斜肌表面之间的间隙疝出。腹股沟直疝的疝出路径为：首先通过直疝三角的肌肉间隙，然后在精索与腹内斜之间疝出（图6.17），一般不经外环，经外环最后疝出的病例可形成进入阴囊的假象。腹股沟直疝进入阴囊的路径目前没有权威的报道，但可以从解剖学角度得到合理的解释。如果直疝的疝囊一直沿精索后壁向下移行，可能推移其前面的组织，沿精索后向阴囊方向进展，但此时的疝囊并非真正进入阴囊内[11]，而是顶托周围组织形成假象。

1. 腹内斜肌与提睾肌的间隙增大

从发病机制看，腹股沟直疝经提睾肌之间疝出罕见，这与腹内斜肌下缘的覆盖减弱有关。考虑到腹股沟直疝常见于中老年人，而中老年人也是肌肉减少症的常见年龄，因此可以合理推测，腹股沟直疝与腹内斜肌的肌肉减少症关系密切。

2. 耻骨弓高度

女性由于耻骨弓高度低、没有精索的影响，外环口细小，腹内斜肌、腹外斜肌腱膜及腹股沟的间隙不明显，各肌肉、腱膜或韧带完美配合，因此甚少出现腹股沟直疝。在男性患者中，耻骨弓高度较高者容易患腹股沟直疝也是同样的原理（图6.18）。

从以上腹股沟直疝的特点看，腹股沟直疝与腹股沟斜疝有其共同点，由于

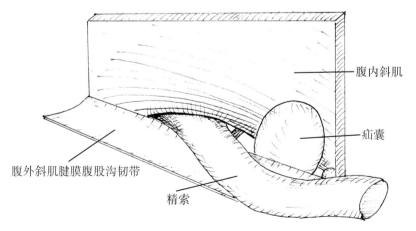

图 6.17　下方被坚韧的腹股沟韧带阻挡，疝囊难以疝出，因此直疝一般通过腹内斜肌与腹股沟韧带间的间隙，从精索与腹内斜肌之间的间隙疝出

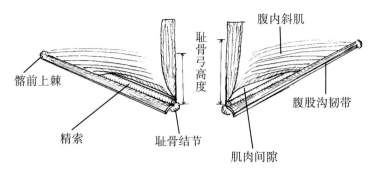

图 6.18　耻骨弓高度与腹股沟区的肌肉间隙

解剖的不同，也有不同的特点。虽然从解剖分析的角度可以厘清其大体发病机制，但其具体的分子机制仍然不清。

（三）股疝的病理

　　长期以来，人们采用腹横筋膜薄弱理论解释股疝的病因，但这种理论也有自相矛盾之处。多数中老年女性都存在胶原代谢改变引起的腹横筋膜薄弱，但其中只有少数人患腹股沟疝。从解剖学的角度去分析股疝的问题，可以得到较为清晰的思路。

1. 腹壁肌肉腱膜松弛

　　多次妊娠和生产可导致腹壁肌肉和腱膜松弛，其中也包括腹股沟韧带的松弛。股疝的形成与围成股环的腹股沟韧带及其衍生的结构松弛有关，因此多见于多次生产的女性。股环前界为腹股沟韧带，后界为耻骨疏韧带，内侧为陷窝韧带，外侧与股静脉之间有纤维间隔，此股管结构的松弛导致股环扩张，形成股疝（图 6.19）。在腹股沟斜疝或腹股沟直疝的组织修补术中，术后由于组织

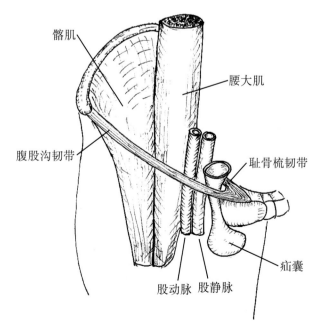

图 6.19　股疝的病理示意图

的牵拉，腹股沟韧带向头侧移位，也可引起股环扩张，形成股疝。

2. 髂腰肌的萎缩

腹股沟韧带的后面、股动脉的外侧为髂肌和腰大肌（图6.20），髂肌和腰大肌统称为髂腰肌。理论上髂腰肌的萎缩引起的肌肉体积缩小，可以使股动脉、股静脉周围的空间增大，导致股环扩大而引起股疝[12]，这个理论可以从闭孔疝的病因中得到印证。闭孔为闭孔动脉、闭孔静脉、闭孔神经通过的间隙，闭孔周围为骨性结构，空间固定。当闭孔内肌萎缩时，闭孔增宽，从而出现闭孔疝。闭孔疝多见于老年女性，为肌肉减少症或肌肉萎缩的年龄。闭孔疝的病因也得到比较广泛的认可，腹股沟韧带与骨盆之间的间隙与闭孔具有相似的解剖特点，因此从这个角度分析，髂腰肌的萎缩，可以导致股疝的出现。

股疝在病理上与腹股沟斜疝、腹股沟直疝具有不同的特点，有多次妊娠生产的特殊因素，但多见于中老年人，肌肉萎缩或肌肉减少症也起到一定的作用。

（四）腹水引起的腹股沟疝的病理

肝硬化腹水常引起男性腹股沟斜疝与脐疝，女性常出现股疝和脐疝，如果女性存在Nuck管残留，也可能出现腹股沟斜疝，与肝硬化腹水引起的腹内压升高有关。腹腔可视为一个密闭的空间，在这个密闭的空间里，充满腹水，根据帕斯卡定律，各个方向的压强是相同的，但是在相对薄弱的区域，在相同的压力下，该区域是最先发生改变的区域。在腹股沟区，内环口部位的鞘状突是腹壁上的小凹陷，腹水的压力长期作用于鞘状突，使鞘状突的腹膜沿腹股沟斜疝的疝出方向逐渐发展，最终形成腹股沟斜

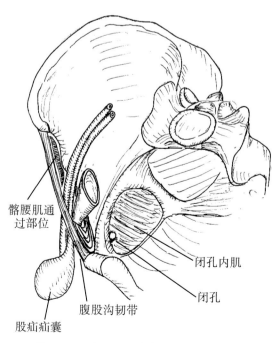

图6.20　髂腰肌通过部位、股疝与闭孔

疝，这种类型的斜疝与腹股沟斜疝相比有特殊的地方。临床上肝硬化腹水合并腹股沟斜疝，疝囊比较大，内环口通常比较小（图 6.21）。这是由于水为液体，根据帕斯卡定律，只需一个较小的通道，即可将压力传导出去，而无须宽的通道，与普通的腹股沟斜疝特点不同（图 6.22）。由于肝硬化腹水引起的腹内压升高因素难以解除，有时可同时出现双侧腹股沟疝，或一侧腹股沟疝治愈后出现另一侧的腹股沟疝。长期腹膜透析也常合并腹股沟疝，其病理特点与肝硬化腹水相同。

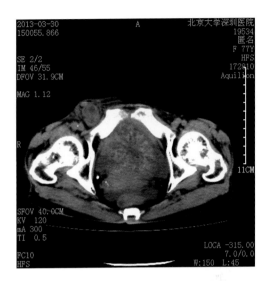

图 6.22　本病例与图 6.19 同为女性患者，为非肝硬化腹水情况下的腹股沟斜疝，即普通腹股沟疝，疝内容物为小肠，疝囊形态和疝囊颈部与肝硬化腹水导致的腹股沟斜疝明显不同

三、小　结

先天或后天的解剖异常，或代谢异常引起的功能改变，都可能是腹股沟疝的病因之一，"先天性"腹股沟斜疝、成年人新出现的腹股沟斜疝、腹股沟直疝、股疝有共同的病理生理和病理解剖问题，也有各自不同的特点。病理解剖的分析可以清晰阐明腹股沟斜疝、腹股沟直疝和股疝的大体发病过程，但其分子机制等问题仍然不清，仍有广阔的空间可开展研究。

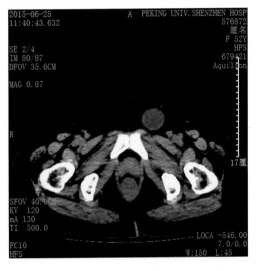

图 6.21　本病例为女性患者，肝硬化腹水合并切口疝，切口疝修补术后，腹水对药物治疗无反应。1 个月后，出现腹股沟斜疝，可见疝囊呈球形，无明显的疝囊颈部，提示内环口小，与一般的腹股沟斜疝特点不同，呈现典型的腹水导致腹股沟斜疝的病理解剖特点

第三节　腹股沟疝的分型系统

对腹股沟疝的种类、病理生理进行准确的描述，对腹股沟疝准确分型是学科发展的需要。如同肿瘤的 TNM 分期一样，标准化分型能够为不同来源的数据提供对话和交流的平台。从 20 世纪 40 年代开始，学界开始开发各种疝的分型系统，但是没有一种是目前普遍被认可并使用的系统，只是某些分型系统使用频率高，因而接受程度也较高。

一、目前国内文献出现频率较高的分型系统

（一）Nyhus 分型系统

该分型系统是美国的 Nyhus 于 1993 年提出，主要分为 4 型，以罗马数字表示。Ⅰ 型为内环大小正常的斜疝，常发生于婴儿、儿童、青少年或青年。在 Ⅰ 型的基础上出现内环扩大即为 Ⅱ 型。Ⅲ 型为腹股沟管后壁有缺陷，其中直疝为 Ⅲ A 型，斜疝为 Ⅲ B 型，股疝为 Ⅲ C 型。Ⅳ 型为复发疝，与 Ⅲ 型一样，直疝为 Ⅳ A 型，斜疝为 Ⅳ B 型，股疝为 Ⅳ C 型（表 6.1）。

该分型的特点是简单易记，它是基于有无筋膜缺损及腹股沟管后壁的强度而制定。该分型可以区分病情的轻重，如从 Ⅰ 到 Ⅳ 型，病情逐渐加重；并且腹股沟疝的传统分型也清晰，如 A 型代表直疝，直疝和斜疝虽然有共同的发病因素，但是也不是完全等同的，因此区分是有意义的；Ⅰ 型和 Ⅱ 型以先天性因素为主，而 Ⅲ 型和 Ⅳ 型以后天性因素为主。但是腹股沟管后壁有无缺陷很难量化，存在一定的主观性。

（二）Gilbert 分型系统

Gilbert 分型系统是 Gibert 1980 年设计的一套分型系统，在北美使用较为普遍。在国内的文献中，该分型系统使用的频率也很高，主要将腹股沟疝分为 5 型。Ⅰ、Ⅱ、Ⅲ 型为斜疝，其中内环口基本正常为 Ⅰ 型，内环口扩张但小于两指尖为 Ⅱ 型，内环口扩张大于两指尖的为 Ⅲ 型；Ⅳ、Ⅴ 为直疝，直疝的底部被破坏但是疝环完整，也就是全底型疝，为 Ⅳ 型，直疝的底部为不大于 1 指宽的憩室样缺损，疝环是完整的，即憩室型，为 Ⅴ 型。1986 年 Rutkow 和 Robbins 在

表 6.1　Nyhus 腹股沟疝分型系统

分型	特征
Ⅰ型	内环口正常的腹股沟斜疝
Ⅱ型	内环口扩张、腹股沟管后壁完整的腹股沟斜疝
Ⅲ型	腹股沟管后壁有缺陷（Ⅲ A 型：腹股沟直疝。Ⅲ B 型：腹股沟斜疝。Ⅲ C 型：股疝）
Ⅳ型	复发性疝（Ⅳ A 型：腹股沟直疝。Ⅳ B 型：腹股沟斜疝。Ⅳ C 型：股疝。Ⅳ D 型：复合疝复发）

Gilbertd 的基础上增加了 Ⅵ 型和 Ⅶ 型（表 6.2），因此该分型又称 Gilbert、Rutkow 和 Robbins 分型系统。Ⅵ 型指裤型疝，即斜疝合并直疝的复合疝，Ⅶ 型指股疝。

表 6.2 Gilbert 分型系统

分型	类型	特征
Ⅰ 型	斜疝	内环口基本正常
Ⅱ 型	斜疝	内环口小于 2 指尖
Ⅲ 型	斜疝	内环口大于 2 指尖
Ⅳ 型	直疝	全底型疝，疝环大于 1 指宽
Ⅴ 型	直疝	憩室型疝，疝环小于 1 指宽
Ⅵ 型	斜疝 + 直疝	复合疝
Ⅶ 型	股疝	单纯指股疝，没有细分

该腹股沟疝分型系统能够得到广泛的应用，说明有其内在的优点，在 Gilbert 制定的前 5 型分型中主要根据疝环的大小进行分类，如斜疝根据内环口的大小，直疝根据疝环的大小进行分类，但是没有提到腹股沟管后壁的情况，也就是腹横筋膜有无缺陷。虽然如此，但是斜疝的内环口大小可以在一定程度反映腹横筋膜的缺陷程度，直疝的疝环大小也有同样的意义，并且结合疝囊的形态，可以反映直疝的病情，Ⅵ 和 Ⅶ 型是为了该系统的完整而增加的分型，所以该分型的特点是可以对腹股沟疝的病情进行一定程度的量化。

（三）中华医学会外科学分会疝和腹壁外科学组分型

中华医学会的分型于 2001 年制定并公布，根据疝环缺损的大小、疝环周围组织完整性、腹股沟管后壁的坚实程度分型（表 6.3）。

诊断的记录格式为：腹股沟斜疝（左侧或右侧）Ⅰ 型。

表 6.3 中华医学会外科学分会疝和腹壁外科学组腹股沟疝分型

分型	疝环缺损直径	疝环周围腹横筋膜情况	腹股沟管后壁情况
Ⅰ 型	直径≤1.5cm	有张力	完整
Ⅱ 型	直径为 1.5~3.0cm	薄且张力降低	不完整
Ⅲ 型	直径≥3.0cm	薄而无张力或已萎缩	缺损
Ⅳ 型	指复发疝、滑疝		

腹横肌弓状下缘和腹股沟韧带上缘的间隙，即耻骨肌孔的上半部内无腱膜及肌肉组织时，则视为腹股沟管后壁结构缺损

中华医学会的分型是根据我国的国情制定的，简洁易用，也可反映出我国腹股沟疝患者的病情。

二、其他分型系统介绍

（一）Harkins 分型

Harkins 分型由 Harkins 于 20 世纪 50 年代提出，分为四级（表 6.4）。

（二）Casten 分期系统

该分期系统 1967 年由 Gasten 提出，以其姓名命名（表 6.5）。

（三）Halversong 和 McVay 分类

Halversong 和 McVay 都是著名的疝和腹壁外科学专家，该分类由他们修改后于 1970 年提出，共分为 5 类（表 6.6）。

表 6.4 Harkins 分型

分级	特点
Ⅰ级	婴儿斜疝
Ⅱ级	较大的儿童、健康的年轻成年人的简单斜疝
Ⅲ级	中间状态的疝，包括成年人的大斜疝，有坚强组织的老年人较小的疝，少数疝囊颈部较狭窄的直疝
Ⅳ级	进展型疝，指复发疝、股疝以及那些不能归类为Ⅱ、Ⅲ级的直疝或斜疝

表 6.5 Gasten 分期系统

分期	特点
Ⅰ期	有正常内环功能的婴儿和儿童的斜疝，是小的斜疝
Ⅱ期	内环功能不正常，一般是大的斜疝
Ⅲ期	所有的直疝、股疝

表 6.6 Halversong 和 McVay 分类

分类	特点
1 类	小的斜疝
2 类	中等的斜疝
3 类	大的斜疝和直疝
4 类	股疝
5 类	复合疝

（四）Bendavid 分型系统

该分型系统 1994 年由 Bendavid 设计，为著名的加拿大 Shouldice 医院所采用，被认为是最为详细和复杂的分型系统。该系统从 3 个方面进行分型："T"代表类型；"S"代表分期；"D"代表腹壁缺损，以 cm 表示，当缺损不是规则的圆形，而是卵圆形或椭圆形时，测量最宽的距离。在第Ⅱ期中根据疝囊底部（直疝）在腹股沟管中的位置，分为

一些亚型，分别为"m"表示位于内侧，"l"表示位于外侧，"c"表示位于中心，"e"表示整个腹股沟管后壁。另外"R"表示复发，"S"代表滑疝，"L"表示脂肪瘤，"I"表示嵌顿疝，"N"表示坏死。

该系统分为 5 型 3 期，T 分别是：Ⅰ型为前外侧型（斜疝），Ⅱ型为前中侧型（直疝），Ⅲ型后中侧型（股疝），Ⅳ型为后外侧型（血管前疝），Ⅴ型前后侧型（腹股沟股部疝）。S 分别是：Ⅰ期为疝囊在腹股沟管内，Ⅱ期为疝囊在皮下环外，Ⅲ期为疝囊进入阴囊。具体分型如下。

1. Ⅰ型

1 期：疝囊从深环出延伸至浅环。

2 期：疝块超过浅环，但没有进入阴囊。

3 期：疝块进入阴囊。

2. Ⅱ型

1 期：疝块在腹股沟管的界限内。

2 期：疝块超出皮下环，但未进入阴囊。

3 期：疝块进入阴囊

3. Ⅲ型

1 期：疝块占据股静脉和陷窝韧带之间的一部分。

2 期：疝块占据整个股静脉和陷窝韧带之间的位置。

3 期：疝块从股静脉延伸至耻骨结节（即陷窝韧带失去保护作用，如陷窝韧带被破坏或复发）。

4. Ⅳ型

1 期：疝块局限在股静脉的内侧，如 Cloquet 疝和 Laugier 疝。

2期：疝块局限在股静脉水平，如Velpeau疝和Serafini疝。

3期：疝块局限在股静脉的外侧，如Hesselbach疝和Partrdge疝。

5. Ⅴ型

1期：顶起或破坏耻骨嵴和股静脉间腹股沟韧带的一部分。

2期：顶起或破坏耻骨嵴和股静脉间腹股沟韧带。

3期：破坏耻骨嵴到股静脉外侧的腹股沟韧带。

这种分型系统类似于肿瘤的TNM分期，其记录格式也类似，如T2S1（m）D2表示，2型疝即直疝，2期即疝块超出皮下环，但未进入阴囊，疝环位于腹股沟管内侧，直径2cm。

（五）Sehumpeliek分型

Sehumpeliek和Arit于1994年提出的腹股沟疝分型系统，又称Aachen腹股沟疝分型或Sehumpeliek-Aachen腹股沟疝分型（表6.7）。该分型系统既适用于腹股沟疝的腹腔镜手术，又适用于开放性手术，可以使用食指尖的直径和标准内镜剪叶的长度（1.5cm）作为测量参考。

表6.7　Sehumpeliek-Aachen分型系统

缺损位置	缺损尺寸
L：外侧/斜疝	Ⅰ级 <1.5cm
M：内侧/直疝	Ⅱ级 1.5~3.0cm
Mc：内侧复合	Ⅲ级 >3.0cm
F：股疝	

（六）统一分类法

1999年R.M.Zollinger Jr总结了以往各种分型系统的特点，提出了一个新的分型系统，称为统一（unified）分类法（表6.8）。分为9级，分类的依据是传统的斜疝、直疝、股疝的解剖位置，内环和直疝底部的完整性，缺损的精确大小和疝囊的长度。

表6.8　统一分类法

级别	特点
Ⅰ级	小的斜疝，有完整的内环和小疝囊，常见于婴儿或儿童
Ⅱ级	中等的斜疝，有一个较大的内环，可大到两横指的直径，疝囊仍在腹股沟管内
Ⅲ级	大的斜疝，内环被破坏，疝囊囊伸入阴囊内
Ⅳ级	小的直疝，直疝底部有一个如小拇指大小的裂隙孔
Ⅴ级	中等大小的直疝，有大拇指大小的缺损，在其周围可由腹横筋膜底的结构
Ⅵ级	大的直疝，整个疝囊底部向外膨出
Ⅶ级	裤型疝，或复合疝，直疝和斜疝两个疝囊并存
Ⅷ级	股疝
0级	包括上面分级中未提到的复杂疝，巨大的腹股沟疝或异常血管前疝

这个分型系统与Gilbert分型系统类似，其优缺点作者认为与Gilbert相差无几，不同的是Gilbert分型更为简洁。

三、腹股沟疝分型系统临床意义

腹股沟疝的不同临床分型系统，在不同的程度上反映了腹股沟疝的病理解剖和病理生理的改变，如恶性肿瘤的TNM分期就是肿瘤交流的标准语言，而腹股沟的分型系统是腹股沟疝外科的标准交流语言，是评价不同手术方法的疗效依据。腹股沟疝的病因复杂，有些问题尚未明确，不同的研究者对此有不同的解读角度，在此基础上制定的分型系统必然存在不足，需要进一步研究。

（李　亮，江志鹏，谢肖俊）

参考文献

[1] Tomohide Hori, Daiki Yasukawa. Fascinating history of groin hernias: Comprehensive recognition of anatomy, classic considerations for herniorrhaphy, and current controversies in hernioplasty [J]. World J Methodol, 2021, 11(4): 160–186.

[2] 丁自海，刘树伟，张琳，等 . 格氏解剖学（第 41 版）—— 临床实践的解剖学基础 [M]. 济南：山东科学技术出版社，2017：1278.

[3] 苏泽轩，邱剑光 . 泌尿外科临床解剖学 [M].2 版 . 济南：山东科学技术出版社，2020：11–13.

[4] Hammoud M, Gerken J. Inguinal Hernia [M].Treasure Island (FL): StatPearls Publishing, 2021. PMID: 30020704.

[5] Otaki T, Hasegawa M, Yuzuriha S, et al. Clinical impact of psoas muscle volume on the development of inguinal hernia after robot-assisted radical prostatectomy [J]. Surg Endosc, 2021, 35(7):3320–3328.

[6] Calvi EN, Nahas FX, Barbosa MV, et al. Collagen fibers in the rectus abdominis muscle of cadavers of different age [J]. Hernia, 2014, 18(4):527–533.

[7] Amato G, Calò P, Rodolico V, et al. The Septum Inguinalis: A Clue to Hernia Genesis?[J]. J Invest Surg, 2020, 33(3):231–239.

[8] 唐建雄，黄磊 . 疝外科学 [M]. 上海：上海科学技术出版社，2020：25.

[9] Módena SF, Caldeira EJ, Peres MA, et al. Influence of tobacco, alcohol and diabetes on the collagen of cremaster muscle in patients with inguinal hernias [J]. Arq Bras Cir Dig, 2016, 29(4):218–222.

[10] Lichtenstein ME, Isoe IM. Right inguinal hernia following appendectomy [J]. Am J Surg, 1951, 81(4):436–438.

[11] 李英儒，杨斌，江志鹏，等 . 疝入阴囊腹股沟直疝解剖学观察 [J]. 中国实用外科学，2014,34（11）：1072–1074.

[12] 李非，孙长怡 . 普通外科和急诊外科的核心问题 [M]. 北京：北京大学医学出版社，48–68.

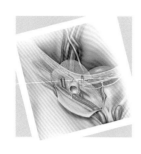

第 7 章

腹股沟疝的诊断及病情评估

腹股沟疝（包括股疝）是常见病和多发病，其临床表现相对容易掌握，但隐匿性腹股沟疝诊断比较困难。目前，通常根据腹股沟疝或股疝患者的体征对病情进行评估，但如何根据辅助检查对肌肉筋膜进行更精确的评估，目前尚无一致的参考建议。

第一节　腹股沟疝的临床症状及体征

腹股沟疝、股疝虽然是常见病，但其临床表现也较为丰富，不同病变程度、不同年龄之间的患者也存在一定的差异。

一、临床症状及体征

腹股沟疝是外科常见病，其临床表现为医生所熟悉，表现为腹股沟区的包块，包块的大小差别很大，从很小的不明显的包块到巨大的包块，包块的特点与腹股沟疝的类型有关。包块一般在站立时或用力时出现，平卧后逐渐回纳腹腔而消失，也有一部分患者疝内容物长期不能回纳，这部分患者疝囊内容物一般为大网膜，与疝囊粘连而无法回纳，但是一般无自觉症状。部分病例伴有症状，表现多样，主要为腹股沟区坠胀感、隐痛、消化不良，甚至部分患者有牵涉痛，表现为脐周的隐痛，这是中肠疾病的特征性表现，可能与小肠进入疝囊有关。

当疝囊巨大，尤其是双侧腹股沟疝时，可出现皮肤并发症，多见于体积较大的腹股沟斜疝（图7.1）。疝囊的皮肤包埋阴茎，影响排尿。如果护理不当，尿液长期对阴囊和阴茎皮肤造成腐蚀，形成皮肤溃疡或溃烂，或者并发感染，可伴有明显的异味。但是腹股沟直疝即使体积大，一般也不进入阴囊，因此无皮肤包埋阴茎的现象（图7.2）。在外观上，腹股沟斜疝一般呈梨形，而腹股沟直疝一般呈半球形。

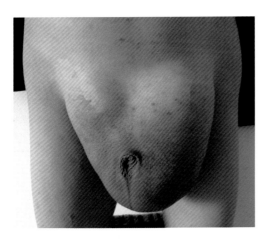

图 7.1　双侧巨大腹股沟斜疝，疝囊皮肤包埋阴茎

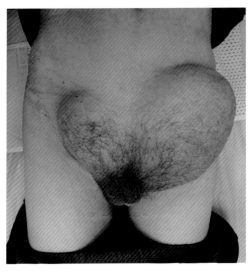

图 7.2　双侧腹股沟直疝，疝囊呈半球形，无包埋阴茎现象

当腹股沟疝发生嵌顿时，出现疝块突然增大，疝块或阴囊明显疼痛，这种情况一般有突然用力的病史。疝块发紧，触痛，拒按，但是根据嵌顿的内容物不同，临床表现差别较大，如为大网膜嵌顿，症状轻微，肠管嵌顿症状较重。腹股沟嵌顿疝可伴有肠梗阻的症状，如腹痛、恶心、呕吐等。如果嵌顿发展为肠

坏死，可有腹膜刺激症状。特殊情况，如阑尾成为疝囊壁的一部分，并且并发急性阑尾炎时表现为疝囊脓肿。

二、腹股沟疝特殊体格检查

第一步是视诊，视诊需要取站立位，观察疝块的外形。腹股沟疝表现为腹股沟区包块，但是不同类型的腹股沟疝包块位置及形状差异较大，如腹股沟斜疝表现为梨形包块，腹股沟直疝表现为直疝三角的半球型包块，股疝表现为腹股沟韧带下半球型包块。另外一个特点是腹股沟斜疝可逐渐向阴囊进展，而导致疝内容物进入阴囊，但是直疝也有"进入阴囊"的病例，直疝同时伴有外环口扩张，就可形成进入阴囊一样的外观特征。注意包块的位置，特别是起始部位的位置。包块的位置是根据腹壁下动脉在体表的投影及腹股沟韧带的位置决定。腹壁下动脉在体表的投影为腹股沟韧带中点稍内侧处与脐的连线，如果包块位于腹股沟韧带以上、腹壁下动脉体表投影的内侧，患腹股沟直疝的可能性最大；如果包块呈明显的梨形，当然很容易诊断腹股沟斜疝。但是早期的斜疝在外形上与典型的梨形差别较大，这时候可利用腹壁下动脉的体表投影诊断，疝出部位呈椭圆形，与直疝的球形有一定的差别，并且呈现外侧高内侧低的状态。外侧根部边缘在腹壁下动脉的外侧，内侧可以在腹壁下动脉内侧；如果包块位于腹股沟韧带的下方，即股疝。当然巨大的腹股沟疝已经掩盖了以上的解剖关系，因此就无法利用这些解剖标志进

行诊断。同时注意观察外生殖器的情况，注意有无外生殖器畸形。

第二步是进行透光试验，嘱患者平卧，试验可以使用不透光的圆筒，一端放于包块，另一端放置手电筒，观察者在对侧观察，必要时可以关闭灯光。一般而言，透光试验阳性提示睾丸或精索鞘膜积液，透光试验阴性，提示为腹股沟疝。但是在实际临床工作中，很多临床医生对其实用性提出质疑。主要的原因是，如是成年患者皮肤组织透光性差，无论是鞘膜积液或腹股沟疝，都无法透光。如是小儿患者，皮肤较薄并且娇嫩，就算是腹股沟疝也可出现透光试验阳性的情况。

第三步是触诊，注意包块的大小、质地、张力、有无压痛，同时触诊阴囊和睾丸，注意有无其他包块及睾丸的大小。然后尝试将包块回纳腹腔，观察是否可以回纳腹腔，是完全恢复还是部分回纳。包块回纳腹腔后，用食指在阴囊根部开始，沿精索斜向上行，可触及外环口，评估外环口有无扩大及扩大的程度。如果食指可以继续前进，可以伸入腹股沟管，这时可嘱患者咳嗽。理论上如果是腹股沟斜疝，咳嗽时食指尖有冲击感，这一操作被称为咳嗽冲击试验。如果是腹股沟直疝，则食指尖无法感受冲击。然后压迫内环口，嘱患者咳嗽或站立，如果包块不再出现，即为腹股沟斜疝，如果包块再次出现即为腹股沟直疝，称为压迫内环试验。咳嗽冲击试验

及压迫内环试验的理论基础是包块是否经过腹股沟管进出，理论上具有可行性，但是作者在临床实际诊疗中发现少数病例有不符的情况，腹股沟直疝可出现咳嗽冲击试验和压迫内环试验的阳性结果，手术中发现，直疝的疝囊颈偏向直疝三角的外侧，接近内环口，并形成明显的圆形薄弱区，而直疝三角的内侧腹横筋膜薄弱不明显；还有一种情况是明显的直疝同时合并隐匿的斜疝，体检时也可以出现以上情况。

对于嵌顿疝，若推测疝内容物没有坏死，可以同时进行手法回纳。若推测疝内容物已经坏死，即不适合进行回纳，将坏死的肠管回纳腹腔，则会造成更严重的后果。

对于股疝的触诊，由于股疝的特殊性，如股疝疝环小，一般不容易回纳，因此触诊疝环困难。并且对于肥胖患者，平卧后或手法复位导致的部分回纳，在外观上无法观察，因此以上步骤不完全适用。并且体积较大的股疝，容易误诊为腹股沟直疝或斜疝，作者的经验是根据疝块的主体位于腹股沟韧带的哪一侧来判断。如果主体位于腹股沟韧带的下方，即为股疝，当然这属于个人经验，读者应该批判地理解。

以上体检步骤的优点是无须频繁变动体位，患者通过"站立—平卧—站立"的体位变动即可完成检查。体格检查也包括其他部位的检查，本章不再赘述。

第二节　特殊类型的腹股沟疝

腹股沟疝通常根据疝内容物的性质和状况（例如是否缺血坏死）进行分类，有些特别类型的腹股沟疝以发现者的姓名命名，形成目前众多腹股沟疝的特殊名称。

一、临床常见的腹股沟疝（股疝）

·易复性疝：疝内容物很容易回纳腹腔，称为易复性疝。

·难复性疝：疝内容物不能回纳或不能完全回纳入腹腔，但并不引起严重的症状，称为难复性疝。这种疝的形成有两种原因：一是疝内容物与疝囊粘连而不能回纳，常见的是大网膜与疝囊粘连；二是腹股沟缺损巨大，疝内容物体积大，也常常无法回纳。

·滑动疝：属于难复性疝的一种，疝内容物不断进入疝囊时产生的下坠力量将疝囊颈部上方的腹膜逐渐推向疝囊，而髂窝区后腹膜与后腹壁结合松弛，因此易于推移，以致相应的器官成为疝囊的一部分，如盲肠、乙状结肠、膀胱等。

·嵌顿性疝：在疝环较小的情况下，腹内压突然增高时，疝内容物强行扩张疝环，进入疝囊，而随后疝囊颈部弹性回缩卡压疝内容物而不能回纳称为嵌顿性疝，也称箝闭性疝。这种情况首先影响的是静脉回流，导致肠壁淤血水肿，疝囊内肠壁及其系膜逐渐增厚，颜色逐渐变深，由淡红色逐渐变为红色或深红色，疝囊内有淡黄色液体积聚。此时动脉一般未受影响，或影响轻微。

·绞窄性疝：如果嵌顿性疝不能及时解除，肠管及肠系膜受压情况不断加重，使动脉血流减少，最后完全阻断，而使肠壁坏死，称为绞窄性疝。此时疝内积液为血性、暗红色或黑色，继发感染可产生脓液，如疝囊自行破溃即形成肠外瘘。

二、特殊命名的腹股沟疝（股疝）

Maydl 疝（也称逆行性嵌顿疝）：嵌顿疝内的肠管包括几个肠段，呈 W 形，疝囊内各嵌顿肠段之间的肠管在腹腔内。这种疝在手术时应该注意肠管发生绞窄时，不仅疝囊内的肠管可能坏死，腹腔内的肠管也可能坏死，甚至疝囊内的肠管无坏死，而腹腔内的肠管已经坏死。

Richter 疝：又称肠管壁疝，指肠壁部分嵌顿，但是肠管的系膜侧及肠系膜无嵌顿，肠腔无梗阻或不全梗阻。

·Amyand 疝（图 7.3）：1736 年，Amyand 为一名腹股沟疝合并肠外瘘的男童手术时，在疝囊内发现阑尾，阑尾穿孔导致很小的粪瘘，并第一次报道，由于 Amyand 最早报道，所以疝囊内含有阑尾的腹股沟疝都命名为 Amyand 疝。Amyand 疝平时无症状，但可导致急性阑尾炎，因伴有感染、脓肿而影响疝修补。由于阑尾的特殊解剖特点，Amyand 疝临床报道较多。

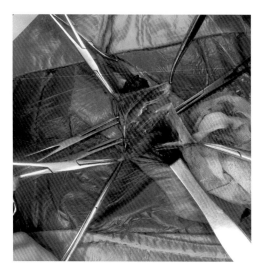

图 7.3　Amyand 疝，可见阑尾与疝囊粘连紧密，成为疝囊的一部分（图片由海门市肿瘤医院黄斌医生提供）

· De Garengeot 疝：股疝内容物含有阑尾。

· Littre 疝：小肠 Meckel 憩室嵌顿于疝囊内的腹股沟疝（图 7.4）。

· Cloquet 疝：疝囊横跨耻骨腱膜的股疝。

· Laugier 疝（或 Velpeau 疝）：疝

囊经腔隙韧带向外突出的股疝。

· Teale 疝：又称血管前疝，疝囊经股血管前疝出的股疝。

· Serafini 疝：又称血管后疝，在股血管后方疝出的股疝。

· Hesselbach 疝：又称股外侧疝，疝囊在股血管外侧疝出的股疝。

· Cooper 疝：又称生殖股疝，股疝疝囊进入阴囊或大阴唇。

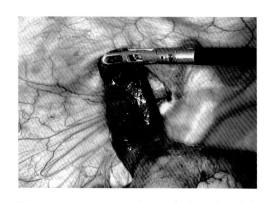

图 7.4　Littre 疝，可见梅克尔憩室刚从疝囊拉出，梅克尔憩室呈暗红色嵌顿改变（图片由广州医科大学附属第二医院胃肠外科邹湘才医生提供）

第三节　诊断及鉴别诊断

诊断腹股沟疝并不困难，根据临床症状及查体，可以得出初步的诊断。诊断主要包括 3 个方面的问题：①是否腹股沟疝，并初步判断是腹股沟斜疝、腹股沟直疝还是股疝；②是否存在急诊情况；③排除其他疾病。表 7.1 是目前通用和权威的斜疝、直疝鉴别标准，但不同患者腹股沟疝的病情也有较大的

差异，需要结合具体的病情进行鉴别。有时腹股沟疝表现不典型，即需要考虑选择辅助检查以帮助诊断，如超声及 CT 等。

腹股沟疝包括腹股沟斜疝、腹股沟直疝和股疝，需要与腹股沟区和股三角的肿物或包块进行鉴别，主要包括以下疾病。

表 7.1 腹股沟斜疝和直疝的鉴别

	斜疝	直疝
发病年龄	多见于儿童及青壮年	多见于老年
突出途径	经腹股沟管突出，可进入阴囊	由直疝三角突出，不进入阴囊
疝块外形	椭圆或梨形，上部呈带蒂柄状	半球形，基底部较宽
回纳疝块后压住深环	疝块不再突出	疝块仍可突出
精索与疝囊的关系	精索在疝囊后方	精索在疝囊前外侧
疝囊颈部与腹壁下动脉的关系	疝囊颈部在腹壁下动脉的外侧	疝囊颈部在腹壁下动脉的内侧
嵌顿机会	较多	较少

一、膀胱上外疝

膀胱上外疝是指从膀胱上凹向腹直肌外侧缘疝出的腹外疝，临床上极易与腹股沟直疝混淆，有的病例只有在术中才被发现为膀胱上外疝。细致的超声检查有时可以做出鉴别。

二、低位半月线疝

半月线又称腹直肌线或Spiegel线，为沿腹直肌外侧缘与腹壁扁肌间的弧形腱膜区域，发生在半月线的腹壁疝为半月线疝。有时半月线疝发生部位距离腹股沟区的直疝三角很近，称为低位半月线疝，多见于女性。低位半月线疝与腹股沟直疝的分界线为腹壁下血管。在外观上，如果包块的主体位于腹壁下动脉投影以上的区域，考虑为低位半月线疝。由于腹股沟区腹外斜肌腱膜下间隙较为疏松，低位半月线疝往往向直疝三角疝出，因此有时难以鉴别低位半月线疝与腹股沟直疝。

三、睾丸、精索鞘膜积液或交通性鞘膜积液，女性子宫圆韧带囊肿或肿瘤

鞘膜积液是鞘膜闭锁不全的遗留问题，包括睾丸鞘膜积液和精索鞘膜积液。睾丸鞘膜积液完全在阴囊内，触诊时可触及包块的上缘，并且不能像腹股沟疝那样回纳腹腔。精索鞘膜积液位于腹股沟管，也可完整触及，无法回纳腹腔。鞘膜积液触诊为囊性感，并且由于是包裹性的积液，可有像气球一样的弹性感。交通性鞘膜积液挤压后包块缩小，其特点是包块在站立后由于液体缓慢进入而逐渐增大，平卧后液体流入腹腔，包块逐渐缩小。理论上鞘膜积液透光试验阳性，但是正如第一节所说，对其科学性应该批判地看待。女性子宫圆韧带囊肿具有与精索鞘膜积液同样的特点，子宫圆韧带也可出现平滑肌瘤，或者平滑肌瘤合并腹股沟疝。

四、腹股沟管隐睾症

腹股沟管隐睾症是睾丸下降不全的一种，表现为腹股沟管包块，包块为实性包块，边界清晰，但是如发生恶变时边界可能模糊，挤压包块有特殊的睾丸胀痛感，同侧阴囊无睾丸可触及。

五、腹股沟淋巴结肿大

腹股沟淋巴结肿大的病因较多，如慢性淋巴结炎、腹股沟淋巴结的转移癌等，一般慢性淋巴结炎有炎症的病史，转移癌有直肠或肛管癌的病史，触诊时炎症的淋巴结肿大边界清，质地中等，而转移癌边界可以是清晰的也可以粗糙，质地硬。如无癌症病史，触及腹股沟管质地硬的淋巴结，应注意直肠癌或子宫及附件恶性肿瘤可能。

六、腹股沟区肿瘤

淋巴瘤虽然是少见病，但腹股沟是原发性淋巴瘤的常见发病部位，特别是ALK阳性间变性大细胞淋巴瘤，肿物的质地较硬，但边界清晰，比一般肿大的淋巴结体积大，同时有淋巴瘤的症状。此外，腹股沟区的脂肪瘤（不是精索脂肪瘤），也可能误诊为腹股沟疝。膀胱憩室内的结石形成的肿物，也可能误诊为腹股沟疝。

七、寒性脓肿

腰椎结核形成的寒性脓肿常沿髂腰肌向下扩张至腹股沟区大腿根部，但是这类患者一般有结核或腰部症状，并且肿物往往较大，较腹股沟斜疝更偏外侧，仔细询问病史体格检查，或借助放射学检查可以鉴别。

八、大隐静脉结节

大隐静脉在卵圆窝处注入股静脉，如在该部位出现大隐静脉结节易与股疝混淆，但大隐静脉曲张平卧或挤压时可以消失。鉴别的要点是注意下肢其他部位同样有大隐静脉曲张的表现，并且挤压股静脉近端时可以使结节增大。

九、睾丸扭转

睾丸扭转易与嵌顿疝混淆，患者突然感到睾丸激烈疼痛，并有腹股沟局部疼痛、腹痛、恶心、呕吐等于嵌顿疝相似，少数患者甚至有休克症状。但是这类患者睾丸肿大，阴囊水肿，睾丸与附睾分界不清，压痛明显。

十、腹股沟疝合并急性化脓性（或坏疽性）阑尾炎

腹股沟疝以右侧多见，急性化脓性或坏疽性阑尾炎中，脓液或坏死物质容易进入疝囊，疝囊疼痛及压痛明显，并且由于腹膜炎腹肌收缩，疝囊容易鼓起，有时甚至出现疝囊疼痛明显而腹痛不明显的病例，而误诊为嵌顿疝或绞窄性疝。

第四节　辅助检查

腹股沟疝的诊断主要依据临床症状和体征，典型病例不需要进行辅助检查，辅助检查主要应用于不典型病例的鉴别诊断，以及复杂疝或复发疝的病情评估，其中以超声检查应用最多。

一、超声检查

20 世纪超声检查开始在医学中广泛应用，它可能起诊断作用，也可能在治疗过程中起引导作用。超声检查是临床上用于腹股沟疝最多的检查之一，其优势在于实时、无创、可重复及经济，采用彩色多普勒血流显像可以提供动静脉血流信息，可以显示腹壁下动脉及疝内容物的血流灌注情况。超声检查可有效诊断隐匿性腹股沟疝，但假阴性率高[1]。超声检查在腹股沟疝诊断中的应用主要在以下方面[2]：女性腹股沟疝、复发疝、手术后并发症的诊断、手术后慢性疼痛的诊断等。

（一）诊断方面的应用

超声可以清楚显示腹壁的层次，采用高频探头可以显示浅筋膜和肌肉的走行，肌纤维为低回声或中等回声，包绕肌纤维的肌束膜、肌外膜、筋膜、脂肪和结缔组织等显示为有序的线状或条状回声。腹股沟区疾病诊断的主要标志是髂前上棘、耻骨结节、腹直肌、髂外动静脉、股动静脉、腹壁下血管。根据疝囊与这些解剖标志的关系判断疝的类

型。超声对于临床医生的意义在于：①对于难复性疝，临床医生较难判断内容物的性质，超声可以方便临床医生作出判断；②当腹股沟嵌顿疝与睾丸扭转无法鉴别时，超声可以判断包块的性质，方便诊断；③判断腹股沟嵌顿物的性质，如肠管有气体影，多普勒超声无血流信号，肠管可能已经坏死，如果是大网膜的影像可以不急于处理，因此对嵌顿物性质的判断有利于临床的决策；④与隐睾、肿瘤、睾丸鞘膜积液、淋巴结肿大等鉴别。

（二）超声引导下的神经阻滞

超声可以清楚分别腹壁的层次，利用髂腹下神经与髂腹股沟神经在腹部各层次的走行关系，可以对腹壁及腹股沟的神经进行阻滞，在临床上可以用于手术的麻醉及腹股沟神经源性疼痛的治疗。

二、放射学检查

一般的腹股沟疝诊治无须进行放射学检查，多用于特殊情况下的诊断或评估。

（一）腹部立位平片检查

腹部立位平片检查对普通腹股沟疝的诊断意义有限，但是对嵌顿疝的诊断有一定的意义，放射学表现与肠梗阻一样，表现为肠胀气、肠壁增厚和阶梯状气液平面，典型患者可出现疝囊内固定不变的肠积气或液气平，腹腔内出现从

嵌顿部位开始逐级升高的液气平，伴肠坏死穿孔时，可见膈下游离气体。

（二）疝囊造影

疝囊造影主要用于诊断困难的情况，如怀疑隐匿疝或不明原因的腹股沟疼痛，但是影像判读存在较大的困难。主要的操作步骤是：用穿刺针在脐下正中处穿刺，注射造影剂 50~80mL，嘱患者仰卧或左右翻身使造影剂积于腹股沟区，然后进行检查。

·腹股沟斜疝来自腹股沟外侧窝，诊断主要的困难是判断鞘膜未闭合是否真正的疝囊，小于 2cm 的三角形突起很难确定其意义。

·根据腹膜脂肪下移学说，精索脂肪瘤带动腹膜下移，因此疝囊在最初形成时应该是锥形的，而鞘膜未闭形成的鞘膜应该是个球面，因此如果是三角形的放射影像，可能是疝囊，如果是钝圆的放射影像，可能是鞘膜。这个特征可以得到病理解剖学的支持，但是其准确性有待临床检验。

·根据疝囊的指向判断，典型的斜疝疝囊的侧面指向中下方，连续而无切迹，明显偏离腹壁。

·交通性鞘膜积液，造影剂可以进入未闭的鞘膜，但是一般无法看到造影剂进入的通道，需要 12h 后行延迟阴囊显影。

·腹股沟直疝疝囊位于腹股沟中窝，直疝的造影表现为腹股沟中窝憩室样突起，但是正常的隐窝和隐匿的疝囊之间的标准很难判定。同样，股疝与股窝之间的界限也难判定。

疝囊造影目前在国内已很少开展，因此，我们的经验有限，主要的问题是：隐匿疝和正常隐窝之间很难鉴别，并且有一定的并发症。

（三）计算机断层扫描

目前，计算机断层扫描（CT）技术发展迅速，采用薄层扫描和多平面重建技术，采集信息量大，图像清晰，因此学者认为对临床无症状和体征的隐匿疝能做出准确的诊断。在 CT 上可以清楚显示疝囊的边缘，测量疝环的大小并可显示疝内容物（图 7.5）。目前的多排螺旋 CT 对解剖细节的显示清晰，可以清晰显示腹壁下动脉、内环、腹股沟韧带、精索、子宫圆韧带，并可多平面重建显示腹股沟管、股三角、直疝三角，提供精细和即时的解剖信息，可为临床基础解剖研究提供一种新途径。CT 还可以对肌耻骨孔进行 3D 重建，计算肌耻骨孔的面积，评估其三维形态。对于股疝，可根据疝囊与耻骨结节的位置关系及股静脉是否受压来鉴别。在鉴别诊断上，CT 可以发现临床表现不典型的腹股沟疝或罕见的盆底疝，如闭孔疝等（图 7.6）。

三、磁共振成像

磁共振成像（MRI）可以显示冠状面及矢状面的成像，疝囊在 T1WI 和 T2WI 均呈低信号。MRI 也可以进行多平面重建，可以清晰显示疝囊、疝环和肠内容物，可显示连续完整的肠壁及肠黏膜皱襞，肠内容物为混杂信号，液体呈 T1 低 T2 高的信号特征，气体在 T1

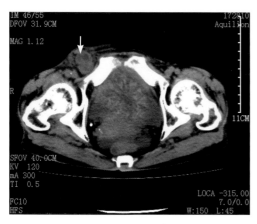

图 7.5　白色箭头所示为腹股沟斜疝疝囊内的肠管

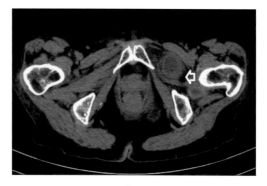

图 7.6　闭孔疝的 CT 表现（图中白色箭头所示）（本图片由深圳市福田区第二人民医院陈少逸主任提供）

和 T2 均为低信号。肠系膜和大网膜以脂肪组织为主，T1 和 T2 均为高信号，脂肪抑制像可见脂肪为低信号，血管为高信号。当发生嵌顿时，疝囊内液体增多，疝囊以上腹腔出现肠梗阻影像。当出现绞窄性肠梗阻时，增强时疝内容物

无强化。MRI 成像的优点是软组织分辨率高，在评估应用脱细胞支架补片修补疗效时具有优势[3]，MRI 还可以进行多平面重建，未来在这方面的研究上可能逐渐增多。

第五节　腹股沟疝、股疝的病情评估

在完成诊断和鉴别诊断后，就必须考虑采用何种手术方式对腹股沟疝和股疝进行治疗，因此就需要对病情进行评估。病情评估主要包括病理解剖和病理生理两方面，其次是医疗和技术条件。病情评估的困难因素是目前缺乏有效的手段对腹股沟区细致的解剖进行评估，有些细致的解剖问题只能在手术中确认。

一、评估内容

年龄：出生时出现腹股沟疝、股疝，以先天发育的解剖因素为主；成年后新发的腹股沟疝、股疝，具有更多的代谢因素或全生因素导致的解剖学改变。

腹内压升高：肝硬化腹水患者，腹内高压明显；慢性咳嗽、慢性便秘导致腹内压升高；病理性肥胖患者的腹内压升高。

遗传性疾病：马方综合征存在全身胶原代谢的异常；女性腹股沟疝疝囊内为卵巢，可能为 MRKH（Mayer-Rokitansky-Küster-Hauser）综合征染色体异常导致的疾病[4]。

前次手术对解剖的破坏情况：从腹股沟疝的外形、股疝的外形，结合前次手术方式和手术记录，必要时结合影像学检查，评估解剖结构被破坏的情况。

罕见的情况：乙状结肠癌位于腹股沟疝的疝囊内[5]。

二、手术和麻醉耐受性的评估

腹股沟疝和股疝手术属于体表手术，对全身影响较小，但有些特殊情况，也需要主要麻醉和手术耐受性的问题，例如：特别虚弱的患者、心肺等脏器功能不全的患者等。

三、手术必要性的评估

对于晚期癌症合并腹股沟疝、股疝的患者，手术可以提高其生活质量，有正面的意义，但这类患者可能生存时间不长，手术是否有意义，需要根据具体的病情决定，也需要充分与患者和家属沟通手术的相关问题。其他类似的情况，也需要根据具体的问题，做出个体化决策。

（严　聪，李　亮，石裕锋）

参考文献

[1] 蒋智明，徐恩，夏雪峰，等.超声对隐匿性腹股沟疝的诊断价值[J].中华实用诊断与治疗学杂志，2020，34（7）：726–727.

[2] Shakil A, Aparicio K, Barta E, et al. Inguinal Hernias: Diagnosis and Management [J]. Am Fam Physician, 2020, 102(8):487–492.

[3] Amato G, Agrusa A, Puleio R,et al. A regenerative 3D scaffold for inguinal hernia repair. MR imaging and histological cross evidence. Qualitative study [J]. Int J Surg, 2021, 96:106170.

[4] Saini R, Bains L, Kaur T, et al. Ovarian inguinal hernia - a possibility in MURCS Syndrome [J]. J Ovarian Res, 2021, 14(1):114.

[5] Erol Ö, Beyhan E, ?ahin R, et al. Sigmoid Colon Carcinoma Presenting in Inguinoscrotal Hernia With FDG PET/CT [J]. Clin Nucl Med. 2022, 47(2):e133-e134.

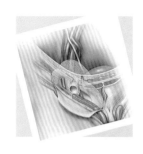

第 8 章

腹股沟疝外科的材料学

在疝和腹壁外科中，经常需要疝修补网片及其他材料进行修补，因此，熟悉这些材料在疝和腹壁外科的临床实践和研究中有重要的意义。目前在疝和腹壁外科中使用的材料主要包括人工合成的疝修补网片、脱细胞真皮支架补片、缝合材料、固定器等。

第一节 材料学的基本概念

生物材料科学是研究生物材料与生物环境之间发生相互作用的物理与生物学原理的学科，包括多学科领域的问题，但最终的目的是生物相容性的研究。医用生物材料学是生物材料科学的一个研究领域，其概念与临床实际工作习惯性对材料的称呼存在一定的差距，了解一些定义非常有必要，可以更准确了解疝和腹壁外科植入材料的相关问题。

一、生物医用材料

生物医用材料是用于医用装置并与生物系统相互作用的非生命材料。生物医用材料强调的是非生命材料，疝和腹壁外科用于手术的合成网片属于生物医用材料，与我们经常说的"生物补片"具有不同的定义。生物医用材料按材料在生理环境中的生物化学反应水平分为惰性生物医用材料、活性生物医用材料、可降解和吸收的生物医用材料，在疝和腹壁外科中应用的合成网片属于生物材料网片，多数为惰性生物医用材料（图8.1），也有可降解和可吸收的生物医用材料，或者两种材料的复合网片（图8.2）。

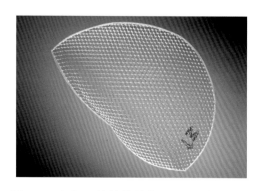

图 8.1 由聚丙烯材料制成的 3D 疝修补网片（图片由巴德公司提供）

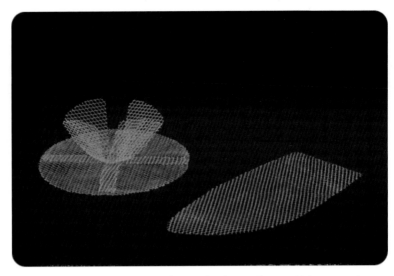

图 8.2 由聚丙烯单丝与聚乙交 – 己内酯（PGCL）单丝混合编织制成 PGCL（polyglycolide-co-ε -caprolactone）腹膜前专用疝修补网片（图片由北京天助畅运医疗技术股份有限公司提供）

二、脱细胞支架材料

脱细胞支架材料（脱细胞组织支架材料）通常被称为"生物补片"，是由化学和物理方法去除异体或异种组织中的细胞，形成无免疫原性或低免疫原性的材料构建，具有三维框架结构的组织工程支架。脱细胞支架实际上是细胞外的基质，包括不可溶性蛋白，如胶原蛋白、纤连蛋白等，调节细胞增殖的蛋白质，以及基质相关蛋白，如生长因子。脱细胞支架是组织工程和再生医学的重要材料，能够随着时间的延长而被自身的组织所代替，状态良好者还会随着患者的生长而生长。在疝和腹壁外科中一般称为脱细胞组织支架补片，由不同组织制成的材料有不同的名称，如由真皮制成的称为脱细胞真皮基质补片或脱细胞真皮支架补片，在国内一般习惯称为"生物补片"。英文称为 biomaterial mesh 或 biological mesh，译为生物材料补片或生物补片。从英文名称可以清晰区分其意义，但是其中文名称容易导致概念的混淆。

三、交　联

交联是指线型或轻度支链型高分子链间以共价键连接成网状或体型高分子（许多重复单元以共价键连接而成的网状结构高分子化合物，这种网状结构一般都是立体的，称为体型高分子）的过程。交联方法包括化学交联和物理交联。交联常被用于聚合物性能的改善，线型聚合物经适度交联后，其力学强度、弹性、尺寸稳定性、耐溶剂性等均有改善。化学交联一般通过缩聚反应和加聚反应来实现，如橡胶的硫化、不饱和聚酯树脂的固化等。交联使用的交联剂是一类小分子化合物，具有 2 个或者更多的针对特殊基团（氨基、巯基等）的反应性末端。物理交联利用光、热等辐射使线型聚合物交联加聚乙烯的辐射交联。交联在橡胶工业和皮革工业中广泛采用，在皮革工业中的交联剂叫鞣剂，在医学上脱细胞补片使用戊二醛交联剂处理的过程就是交联，与制作皮革的原理类似。通俗地说交联就是一个皮革化的过程，不同程度的交联，在补片的性能上有不同程度的改变，交联的难点在于交联程度的把握。

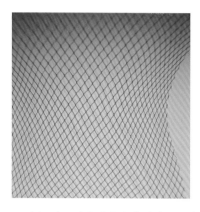

图 8.3　编织型网片（图片由爱惜康公司提供）

四、网片和补片

疝和腹壁外科使用的假体是一种生物医用材料，通常被称为网片，另外还有网塞的习惯性说法，实际上多数补片属于编织型的补片（图 8.3），因此称为网片或疝修补网片更合适。非编织的补片主要分为膨体聚四氟乙烯材料补片。而对于脱细胞支架的修补材料，并非编织的网状结构，因此称其为补片更合适，但是这些补片在显微镜下也是网状结构（图 8.4）。

五、重量型网片、轻量型网片、大网孔网片、小网孔网片

各种网片的差别是材质和制作形式的不同，临床上常分为轻量型与重量型网片、大网孔与小网孔网片。所谓轻量型网片是指网片质量轻，每平方米在 30g 左右，高于 30g 即为重量型网片。大网孔网片是指网孔大于 75μm，小网孔网片是指至少一个面的网孔在 10μm 以下，一般无中等网孔网片的提法。

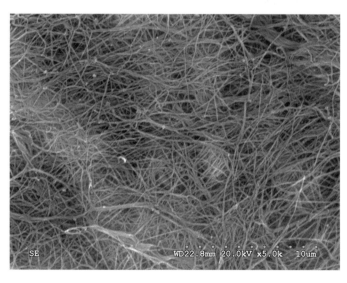

图 8.4　牛细胞脱细胞支架补片，补片采用环氧联合交联法处理（图片由冠昊生物科技股份有限公司提供）

第二节　生物医用材料网片在机体内的生理过程

人类使用假体进行腹股沟疝修补术已经有 100 多年的历史，最早的网片由金属材料制造，使用银丝或者钽丝制成，甚至有使用软木塞作为"疝囊充填式无张力修补术"的材料，但是均无法满足需要。随着材料科学的发展，现代意义人工合成的疝修补网片才真正满足治疗的需要。理想的材料应该具备以下要求：化学稳定性、无致敏作用，无致癌作用，具有抗机械拉伸的能力，耐高温高压灭菌，不产生排斥反应，在组织液中不发生变化。目前市场供应的疝修补网片，虽然种类及品牌繁多，但仍然不能完全满足以上要求。

一、人体对植入疝修补网片的反应

目前主要的疝修补网片为聚丙烯等高分子聚合物，一般而言，植入医疗装置引起的宿主反应依次为：创伤、组织 – 材料相互作用或血液 – 材料相互作用（直接接触血液的材料）、暂时性基质堆积、急性炎症、慢性炎症、肉芽组织形成、异物反应、纤维化或纤维包裹形成。

（一）组织创伤引起的炎症反应

炎症是组织对局部创伤的反应，机体产生炎症是一个为了限制、中和、稀释或隔绝损伤性因素的过程。首先是血管扩张、血管壁通透性增加以及炎症细胞的产生及其产生的炎症因子，导致局部组织中液体和血浆成分的积聚。

植入物在体内引起的炎症为非特异性炎症，是组织重建的关键步骤。生物材料不具备通常意义上的排斥反应，体内引起的反应是非特异性炎症的一种特殊形式——异物反应。在异物反应中主要有 3 种炎症细胞参与，分别是：①中性粒细胞，在开始几天占优势，主要是急性炎症的作用。②由单核细胞代替，并成为主要的细胞。③单核细胞分化为巨噬细胞，此类细胞试图吞噬植入材料，在与异物的作用下被激活的巨噬细胞可能会分泌促进炎症或纤维化的细胞因子。植入的疝修补网片为高分子聚合物，巨噬细胞无法吞噬，因此巨噬细胞释放各种酶、细胞因子和其他化学介质，如前列腺素、肿瘤坏死因子、白介素 –1 等，并对细胞外环境产生有害影响。

（二）纤维细胞的三种状态与组织愈合

炎症反应开始后，机体进入愈合过程，成纤维细胞通过有丝分裂大量增殖，在损伤后 4~6d 开始合成、分泌大量胶原纤维和基质成分，与新生血管、单核细胞、巨噬细胞共同形成肉芽组织，填补组织缺损，形成过渡组织，这时与正常的组织差别明显。然后成纤维细胞分泌大量胶原酶降解多余的细胞外基质和胶原，改造组织以恢复正常的结构。在一定的条件下，以成纤维细胞为主的肉芽组织持续存在，愈合质量差，多数情况下为成纤维细胞转化为纤维细胞形成瘢痕组织。在这个过程中，新形成的纤维组织与疝修补网片交织在一起，包裹网片的人工合成纤维，形成以人工合成纤维为支架的组织，从而达到修补组织的作用。在这个过程中，疝修补网片的形状对新形成的组织质量有直接的影响，主要体现在：①如果网片的网格太小，成纤维细胞和纤维细胞无法进入，将导致纤维组织包裹整个网片，无法与网片交织融合，从而形成坚硬的瘢痕组织。②如果网片的网格足够让成纤维细胞和纤维细胞进入，但网格没有足够大，网格间的组织也可以融合成片，形成的网片与新生组织也是较为坚硬的组织，效果较第一种情况好，但不理想。③最理想的情况是网格足够大，成纤维细胞和纤维细胞生成的组织可以包裹网片的纤维，但无法连接成片，从而形成较为柔软的新组织。目前的大网孔正是根据这个原理设计和生产。

二、合成疝修补网片的皱缩

　　动物实验证明网片的皱缩是客观上存在的现象，对于皱缩的程度，不同的报道存在很大的差异。网片的皱缩实际上分为皱和缩两个问题：皱是网片的表面积并没有发生变化，而是外形发生了改变；缩是网片体积缩小引起表面积的改变。所有的物质都有恢复内部最小应力的状态的倾向，例如，水滴如果在没有重力的情况下是球形的，球形就是其最小的内部应力状态，但是由于重力的作用，水滴会变得比较扁，这是重力与内部应力平衡的结果。因此对于网片而言，也存在恢复最小内部应力状态的问

题，即网片缩的问题。但是缩是不明显的，人工合成的网片作为一种高分子材料，每个碳链的长度都不同，因此很难估计其缩小的程度，但是总体而言，缩在网片皱缩中的作用不大。

　　引起网片皱的因素主要有两个方面。

1. 网片本身的因素

　　因疝修补网片植入人体后形成的组织本质上是一种瘢痕组织，瘢痕组织有收缩的特点，因大网孔的疝修补网片不易形成连续的瘢痕组织，网片皱缩相对较小，而小网孔的网片，组织不容易长入网孔之间，组织收缩对网片的整体影响较大，容易皱缩，因此是否可形成连续的瘢痕组织对网片的皱缩影响较大。此外，重量型的网片相比轻量型的网片，可形成更大的瘢痕组织，因此重量型网片更容易皱缩。由于瘢痕收缩导致的网片褶皱是一些微小的褶皱，加上组织包裹覆盖的影响，肉眼观察可能不明显，因此看起来网片仍然是"平"的，直观地看就像网片缩小，实际上是褶皱现象。

2. 手术因素

　　虽然网片自身可以发生皱缩，但手术本身也可以导致或加重疝修补网片的皱缩，手术对网片的展平不够，甚至卷曲，容易形成网片的褶皱，一项通过 MRI 观察术后疝修补网片的皱缩情况的研究表明[1]：将复发归咎于疝修补网片的观点可能高估了补片本身的影响。临床可以控制的因素是尽量展平网片，或进行合适的固定[2]，避免卷曲，可以减少疝修补网片的皱缩。

　　MRI 具有理想的软组织分辨能力，可以观察到植入体内的疝修补网片，但

其他影像学检查难以观察到疝修补网片的皱缩问题，使用带有电磁信号的铁金属颗粒涂层网片，可在 X 线下直观测量网片的收缩状况。为减轻网片的皱缩，制造商开发了钛镍合金框架网片及含有镶边的网片（图 8.5），既有利于展平网片，也可预防网片的皱缩。大网孔的网片对防止皱缩有利，因此，可吸收的大网孔网片是目前合成网片的发展方向之一。

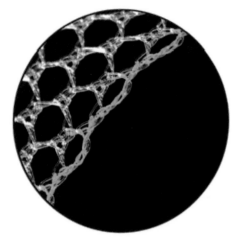

图 8.5　含有镶边（图中绿色部分）的疝修补网片（图片由德迈公司提供）

三、生物医用材料的致癌性

在动物皮下植入塑料薄片的试验表明，在致癌方面，重要的是植入物的大小和形状，光滑者比粗糙者更易致癌，无孔的比有孔的更易致癌。肿瘤形成的机制还不明了，但与植入物形成的纤维囊有关，形成的纤维囊在分化和生长过程中，难免发生增生失序，从而导致癌变的发生。石棉是一种典型的物理致癌物质，疝修补网片理论上也存在致癌性的可能，为物理因素的致癌机制，但在动物实验及临床实践中均没有观察到致癌病例。

四、生物医用材料与过敏

可以诱发过敏反应的异物为变应原。一般而言，分子量大的异物分子是强的致敏原，如异种蛋白，但是细胞识别的是一些分子片段，分子量太大，细胞无法识别，也很难成为应变原，如我们所使用的网片，属于高分子聚合物，细胞难以识别。致敏原的分子片段只有和巨噬细胞、朗格汉斯细胞的蛋白质结合才能成为完全的变应原，因此目前合成的生物材料很少出现致敏性的报告，但复合网片的可吸收部分可能分解为小分子物质，从而被过敏细胞识别而启动过敏反应。

第三节　常见的合成疝修补网片

疝修补网片的设计主要是以腹壁的最大强度为参考，腹壁最大的生理强度为 16N/cm，目前所使用的补片均可满足要求，但不同生物医用材料网片有不同的特性，疝和腹壁外科医生对其应有详细的了解。

一、不可吸收的网片

不可吸收的网片是目前国内主要使用的网片，其成分主要为：聚丙烯、聚酯材料等。采用单股、双股或多股编织（图 8.6），或热压成形的方法制成成品。

聚丙烯在临床上使用广泛，如我们使用的注射器主要由聚丙烯材料制成，聚丙烯是由丙烯经一定的工艺聚合而成。第一代聚丙烯网片是 Marlex 网片，是一种单丝聚丙烯网片，但是这种网片引起的异物反应较强烈，形成的瘢痕组织坚硬，网片本身或其边缘异物感比较明显，腹壁的顺应性较差，网孔较小，组织不易长入网片间的空隙，与身体融合程度较差。普理灵为新一代聚丙烯网片，这类网片通常为轻量型网片，质量轻，组织反应轻，腹壁顺应性大，并且网孔较大，组织可长入网孔间，与组织融合程度高。为了减轻组织反应，使用金属涂层包裹聚丙烯，可以很大程度减少对组织的刺激，减少血肿的发生。很多学者认为聚丙烯材料有较好的抗感染作用，在感染时无须取出网片，充分引流可治愈。

聚酯网片也是国内常用的网片之一，聚酯是由对位二甲苯和对苯二酸聚合而成，是最早使用的网片之一。聚酯网片相对柔软，腹壁顺应性较好，并且生物相容性等指标也符合要求，并且价格低廉，适合国内使用。但是聚酯网片为多丝纤维结构，与单丝的网片相比，抗感染能力较低。

聚偏二氟乙烯是近年开始应用的材料，采用典型的网状网片的形式，厂家宣传为唯一非涂层的防粘连材料，已经开始在临床上使用。对于各种材质的网片，以及不同规格的网片，孰优孰劣很难得出结论，除了以上 3 种比较普遍的材料，尚有其他材料的生物医用材料网片，其基本的性质类似。

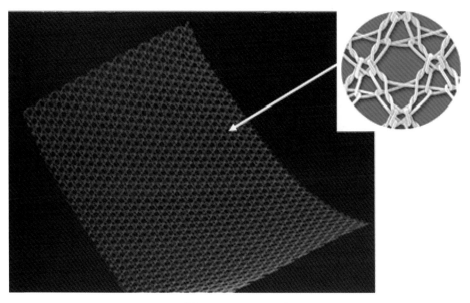

图 8.6 编织型网片

二、可吸收网片

可吸收材料的网片在腹股沟疝中的应用较少，主要应用于污染腹壁缺损的修补，或暂时闭合腹腔。在临床实践中我们常常在对污染的创面进行张力性缝合时，会导致切口裂开或术后形成切口疝，并且强行关腹可能导致腹腔内压力升高，引起其他的并发症。这时候采用不可吸收网片是禁忌，因此，可吸收网片被引入污染腹壁缺损的修补。较早出现的是聚乙醇酸网片和多聚糖网片，这种网片的特点是可缓慢降解，大网孔，允许液体通过，有利于引流。可吸收网片炎症反应比不可吸收网片明显小，在网片降解后，形成的纤维组织不具有正常组织的强度，不足以抵抗腹腔内的压力，当网片被完全吸收后，腹壁缺损会再次出现或出现切口疝。尽管不能完全避免术后切口疝等的发生，但是首先关闭腹腔，控制病情，才能为后续的治疗提供条件，因此可吸收网片的应用是非常必要的。

三、复合网片

复合疝修补网片由不可吸收材料与可吸收材料复合制成，虽然不同的产品在材料上有差异，但主要有两个目的，其一是部分材料吸收后，剩余的不吸收部位成为轻量型的大网孔疝修补网片，另一种是利用可吸收部分材料的防粘连作用。

（一）部分可吸收的大网孔疝修补网片

善释·禧网片（图 8.7）、UHS 及 UPP 网片属于此类，在可吸收部分吸收后剩下的网片相当于轻量型的大网孔网片，舒适性更好。

（二）防粘连的疝修补网片

善释·祥复合补片（图 8.8）由

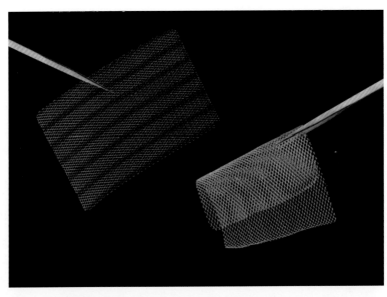

图 8.7 善释·禧部分可吸收疝修补片，由聚丙烯单丝与聚乙交-己内酯（PGCL）单丝混合编织制成 PGCL（polyglycolide-co-ε-caprolactone），修补网片中左侧为 PGCL 吸收前，右侧为完全吸收后（图片由北京天助畅运医疗技术股份有限公司提供）

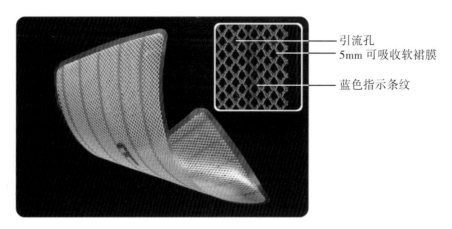

引流孔
5mm 可吸收软裙膜
蓝色指示条纹

图 8.8 善释·祥复合补片由聚丙烯网与防粘连膜聚丙交 – 己内酯复合而成（图片由北京天助畅运医疗技术股份有限公司提供）

聚丙烯网与防粘连膜聚丙交 – 己内酯（polylactide-co-carprolactone）复合而成，复合补片与组织 30d 可以形成稳定融合，防粘连膜层保持完整 > 30d，90d 基本被组织吸收。

Proceed 网片（图 8.9）是在聚丙烯的基础上研制而成，在两层可吸收的聚对二氧环己酮之间嵌入聚丙烯网片，在三层复合补片外再加上一层氧化再生纤维膜，聚对二氧环己酮植入人体后 14d 开始降解，6 个月左右完全吸收，而氧化再生纤维膜 14d 完全吸收。在可吸收网片完全吸收前，聚丙烯网片与腹腔脏器不接触，避免了粘连的可能性，聚丙烯为大网孔单丝的轻量型网片，因此，与组织的融合性好。

四、特定外形的疝修补网片

特定外形的疝修补网片（图 8.10）通常与特定的手术理念有关，最早的特定外形的疝修补网片为预成型的网塞，具有典型的锥形三维结构，有的疝补片

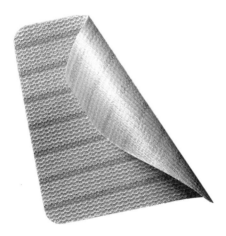

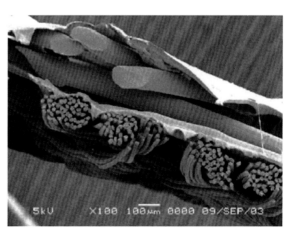

图 8.9 Proceed 网片的构造，左图为网片实物，右图为显微镜下的放大照片，可吸收层为聚对二氧环己酮（图片由爱惜康公司提供）

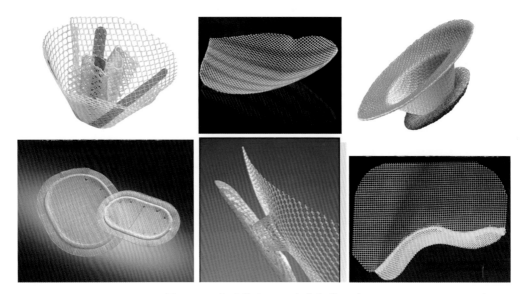

图 8.10　各种特定形状的疝修补网片

制作成符合肌耻骨孔的三维结构，称为3D 网片。为了方便在小切口的情况下进入腹膜前间隙和在腹膜前间隙展开，人们设计了带有弹力环和指套的 Kegel疝修补网片。典型的特定形状的疝修补网片还有双层疝修补装置、各种不同形状的网塞等。不同的医生有不同的使用体会，但是没有证据显示这类网片和普通网片在疗效上有差异。

五、可视型疝修补网片

所谓的可视是指在现代影像学技术上可以被检测到，主要的方式是在网片的合成纤维上涂上金属涂层，常见的为钛或铁的涂层，因此可以被 X 线检查所显影，可以观察疝修补网片在体内的变化情况，如皱缩等。这些涂层还有另一优势，可以减轻网片植入后的炎症反应。

六、自固定疝修补网片

自固定疝修补网片是一种带有自固定倒刺的网片（图 8.11），这种倒刺由可吸收材料制成，一定时间后可以完全吸收。理论上，自固定疝修补网片无须

自固定倒刺　吸收前的网片　吸收后的网片

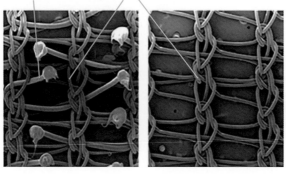

图 8.11　自固定网片倒刺吸收前后的情况

缝合固定，可以减少慢性疼痛的发生，缩短手术时间，但不同的术者有不同的体会，也有术者认为与缝合固定网片相比，自固定网片在术后慢性疼痛的缓解方面没有优势。

第四节　脱细胞支架材料补片

再生医学与组织工程的三大组成要素是细胞、生长因子和细胞支架材料。细胞支架的三维多孔结构对于形成目标组织是必不可少的因素，细胞支架的作用可以提供三维的空间支持细胞的生长增殖，诱导干细胞的分化，甚至可以诱导毛细血管网的形成。作为生物支架必须具备以下特性：材料无毒性及其降解产物无毒性，材料的加工成型性良好，一定时间范围内的可吸收性，耐放射性和蒸汽灭菌消毒。目前具有生物活性的生物支架（biological scaffold）有三种：生物衍生支架（bioderived scaffold）、生物模拟支架（biomimetic scaffold）、脱细胞支架（acellular scaffold）。

一、常见的细胞支架

生物衍生支架是利用生物体内自身存在的物质，如胶原、层粘连蛋白、糖胺聚糖等制成的支架，也可用化学合成的聚乳酸和聚乙醇酸等制成。生物模拟支架是由高分子材料制成的多孔支架，具有类似海绵的多孔结构（图8.12）。生物模拟支架与细胞外基质的区别在于其三维结构的差异，以及生物模拟支架的疏水性，细胞不易迁入材料内部且附着于材料上，即使用具有亲水性的水凝胶制作生物模拟支架，细胞也不容易附着在材料上。主要的原因是功能细胞的黏附特性有先后次序。使用纳米技术制成的生物模拟支架，可以改善细胞及组

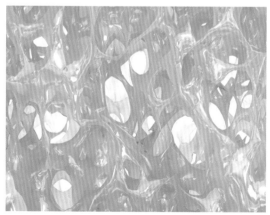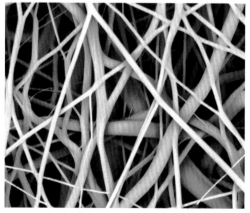

图8.12　左图为猪真皮来源的脱细胞支架补片（非交联）放大后的图像，右图为人工材料的纳米纤维细胞支架

织的长入，改善支架纤维的排列方式，甚至可以使用生物活性分子进行修饰，但是仍然难以达到理想的支架要求，并且制作技术要求很高，现在的3D打印技术使制作非生物体组织来源的生物支架变得相对容易。理想的生物支架，不仅具备支架作用，还具备生化和生理活性信号分子，以构建良好的干细胞微环境，合成完全符合生理要求的材料几乎不可能。利用生物来源的组织，尽可能发挥其较高的功能特性，是目前较可行的方法。脱细胞补片主要取自人类尸体，牛的皮肤、心包、肌腱，猪的真皮、小肠黏膜等。有的生物来源的补片，采用戊二醛进行化学处理，以消除其抗原性，无法发挥细胞支架的作用。脱细胞支架与化学交联处理的补片不同，可以保留其天然的细胞外支架。

二、脱细胞支架的制作

从组织中去除细胞的方法有多种，最关键的是去除细胞的同时保持蛋白质的结构，多用高渗盐水破坏细胞结构，再用酶分解细胞成分，保留其细胞外基质，不同的工艺对脱细胞支架的质量有影响。脱细胞支架最早作为填充材料或者烧伤创面的覆盖材料而使用，因此强调的是这类补片的细胞支架作用和再生诱导作用，但是作为疝修补的补片，还需要一定的强度，并且可以维持一定的时间，直至再生的组织可以达到一定的强度要求。由于脱细胞支架材料有在体内降解吸收的可能，为了保持其稳定性，对其进行进一步的处理，使胶原蛋白在分子水平交联，而提高其稳定性，但交

联也可能破坏脱细胞支架诱导再生的作用。交联后的脱细胞支架可能从生物活性和物理两方面的因素，影响再生的发生和发展。交联后的脱细胞支架更加稳定，不容易被降解，但交联后脱细胞支架细胞基质之间的间隙缩小，不利于细胞的迁入和再生，动物实验表明非交联的脱细胞支架更优[3]。目前有多种脱细胞支架的补片供应，取自人的真皮、小肠黏膜、牛心包等，无论是国外还是国内的实验已经证明其安全性符合医用生物材料安全性的评价标准，在细胞毒性试验、植入后局部反应试验评价、全身毒性评价以及生物材料有关的降解评价都完全达到安全的标准。

三、脱细胞支架补片与组织的再生过程

脱细胞补片植入组织后，干细胞开始迁入，并定殖于支架上，成纤维细胞的也可迁入，这些细胞逐步分化，并逐渐再生成为自体组织。脱细胞支架补片在血供丰富的部位，有利于干细胞的迁入，再生效果最好，形成再生的组织（图8.13）。脱细胞支架补片在体内的稳定性较好，但是可以逐步被降解，降解的同时，组织也在重建。因此，理论上，其远期疗效的关键是补片的强度在降解到强度不足时，再生的组织可以及时形成足够的强度，其远期疗效较好；如果在补片降解到强度不足时，再生的组织也不具备足够的强度，在此时期内，可能会复发。所以从疝和腹壁外科的角度看，理想的脱细胞支架补片在降解的同时再生的组织应同时具有足够的强度。

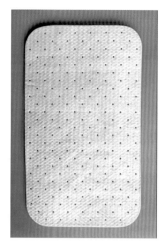

图 8.13　左图为 Cook 小肠黏膜下层脱细胞支架补片，右图为植入体内 4 个月后再生形成的组织（图片由 Cook 公司提供）

四、脱细胞支架补片的应用

干细胞的迁入脱细胞支架补片，附着于其间，并增殖分化，再生为新的组织，形成的组织与原来的组织性质相同或类似，同时原来植入的脱细胞支架也会被新的组织支架取代，形成的新组织替代或加强了原来的组织，因此脱细胞支架在疝外科的应用本质上是一个再生医学的问题，腹股沟疝是否需要或适合使用再生医学的原理进行治疗仍然是一个争议的问题，但目前的临床实践证明脱细胞支架在腹股沟疝的治疗上的安全性和有效性[4]。目前脱细胞支架补片在腹股沟疝手术中常规的应用仍然较少，但可用于潜在污染的情况，例如嵌顿性或绞窄性的腹股沟疝。有学者尝试用于未成年患者腹股沟疝的无张力修补；还有研究认为生物补片由于炎症反应较轻，对精索血管的影响较小，因此在希望保持生育能力的患者比合成补片更适合。脱细胞支架补片的应用有逐渐扩大的倾向，也有学者用于成人腹股沟疝的择期手术。

第五节　腹股沟疝手术缝线的选择与疝修补网片的固定装置、固定材料

手术缝线的作用是缝合、对合组织，或固定疝修补网片，选择正确的缝线对于减少复发和并发症有重要的意义。随着手术技术的发展，腹腔镜技术一般使用固定器对网片进行固定，也有术者选择黏合材料对疝修补网片进行黏合固定。

一、缝线的选择

临床上缝线按可吸收度分为可吸收缝线、不可吸收缝线。有的缝线虽可吸收，但吸收缓慢，可以长时间保持张力。按照缝线的结构，可分为多股缝线与单股缝线。多股缝线又可分为编织型缝线和双股缝线。多股编织缝线的优势是成结牢固，但多股的结构空隙多（图8.14），容易藏匿细菌，不适合用于感染创面，而单股缝线表面光滑，不易藏匿细菌，可以用于感染创面，但成结不如多股缝线结实。还可以在缝线上涂上各种材料的涂层，例如抗菌材料或带有倒刺等，以改善或拓展其性能。

（一）腹股沟疝组织修补术的缝线选择

合理选择缝线可以降低慢性感染和迟发性感染的发生率，对于腹股沟疝手术缝线的选择，需要根据手术的类型及是否使用网片决定。对于传统的有张力疝修补手术，如Bassini手术及Shouldice手术，联合腱与腹股沟韧带是很难真正愈合，可吸收缝线吸收后缝合的组织即裂开可能，而导致疝复发可能，因此关键是缝合组织的愈合问题，缝线应选择不可吸收的缝线，可吸收缝线不宜采用，缓慢可吸收缝线可提供较为持久的强度，但是否可用于腹股沟疝组织修补术仍然有争议。国内的专家共识建议[5]：选择抗张强度持久的单股可吸收聚对二氧环己酮缝线（如PDS Ⅱ 2-0）或单股不可吸收聚丙烯缝线（如Prolene 2-0）等。

（二）腹股沟疝无张力修补术的缝线选择

在使用植入材料的腹股沟疝修补手术中，网片与组织可以融合而起加强腹股沟管后壁的作用，因此缝线所起的作用是暂时固定网片。术中应考虑缝线所引起的组织反应及增加感染的可能，因多股编织型缝线容易藏匿细菌，成为感染的来源，所以不宜选用多股编织的不可吸收缝线，建议使用单丝的不可吸收缝线，或者使用可吸收的缝线，最近出现的抗菌可吸收缝线具有有效的抗菌作用，也适合使用网片的腹股沟疝手术。也有人主张选用与植入网片相同材质的缝线，如聚丙烯网片选择聚丙烯缝线，

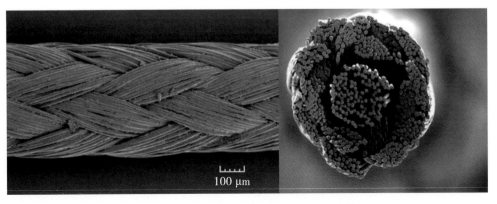

图8.14 多股编织缝线放大后的编织结构

这些都属于医生个人的偏好。需要指出的是：在腹股沟疝无张力修补术中，即使是缝合组织，也不宜使用多股编织的缝线，以最大限度减少细菌藏匿于缝线的可能性，减少感染的风险。

除了组织缝合和疝修补网片的固定外，有时还需要在腹腔镜下缝合腹膜、关闭缺损，带倒刺缝线可以方便操作，节省手术时间，也是理想的选择。

二、疝修补网片的固定器

固定器的固定材料主要是钛金属或可吸收材料，起固定作用的钉一般呈螺旋形或倒刺状（图 8.15）。在开放手术中，有的术者采用皮肤缝合器固定疝修补网片，也可以达到方便快捷的效果。各种固定装置的外形和性能各有特点，选择这些固定装置时，需要考虑网片的厚度和固定钉的长度，以达到牢靠的固定效果，同时注意避开心脏和血管、膀胱、肠管、神经等重要部位，避免相应并发

症的出现。固定器固定的效果与缝合固定相当，钛钉与可吸收钉在术后慢性疼痛等并发症方面结果相似[6]，但会显著增加医疗费用[7]。

三、黏合固定材料

使用黏合材料，将疝修补网片黏附于组织从而达到固定的目的，也是腹股沟疝外科常用的手段之一，在 Lichtenstein 手术中，黏合固定比缝合固定慢性疼痛发生率更低[8]，在腹腔镜手术中，黏合固定术后慢性疼痛的发生率也较使用固定器低[9]。因此有些专家更愿意采取黏合固定。对于黏合固定而言，固定材料有"生物胶"和合成的化学胶，可根据具体的条件选择使用。使用方法为点状固定，根据具体的需要选择具体的固定部位，不要片状涂抹固定。

随着科学技术的发展和进步，各种新型缝合材料或固定器械也将不断出现，新型产品也将具有更优良的特性。

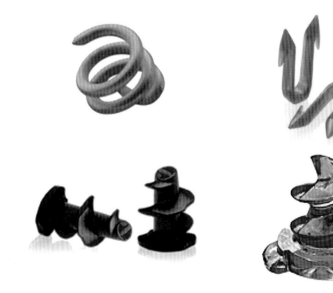

图 8.15　常见的固定器

医生可根据手术要求和手术的原理酌情选用。

（孙卫江，李　亮，陈德望，陈　钦）

参考文献

[1] Lechner M, Meissnitzer M, Borhanian K, et al. Surgical and radiological behavior of MRI-depictable mesh implants after TAPP repair: the IRONMAN study [J]. Hernia, 2019, 23(6):1133–1140.

[2] Demiray O, Gonullu D, Lari Gedik M, et al. Effects of suture tecnique on mesh Shrinkage [J]. Asian J Surg, 2019, 42(1):224–227.

[3] Kaufmann R, Jairam AP, Mulder IM, et al. Non-cross-linked collagen mesh performs best in a physiologic, noncontaminated rat model [J]. Surg Innov, 2019, 26(3):302–311.

[4] Sun L, Chen J, Shen Y. Randomized controlled trial of lichtenstein repair of indirect inguinal hernias with two biologic meshes from porcine small intestine submucosa [J]. Ther Clin Risk Manag, 2019, 15:1277–1282.

[5] 唐健雄，李健文，李航宇，等 . 疝外科缝合技术与缝合材料选择中国专家共识（2018 版）[J]. 中国实用外科杂志，2019，39（1）：39–45.

[6] Prakash PS, Wijerathne S, Salgaonkar HP, et al. The efficacy of absorbable versus non-absorbable fixation in laparoscopic totally extraperitoneal (tep) repair of large inguinal hernias [J]. Asian J Surg, 2019, 42(12):995–1000.

[7] Langenbach MR, Enz D. Mesh fixation in open IPOM procedure with tackers or sutures? A randomized clinical trial with preliminary results [J]. Hernia, 2020, 24(1):79–84.

[8] Matikainen M, Vironen J, Kössi J,et al. Impact of Mesh and Fixation on Chronic Inguinal Pain in Lichtenstein Hernia Repair: 5-Year Outcomes from the Finn Mesh Study [J]. World J Surg, 2021, 45(2):459–464.

[9] Nizam S, Saxena N, Yelamanchi R, et al. Mesh fixation with fibrin glue versus tacker in laparoscopic totally extraperitoneal inguinal hernia repair [J]. ANZ J Surg, 2021, 91(10):2086–2090.

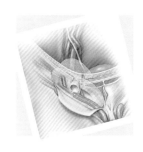

第 9 章

腹股沟疝组织修补术的原理与技术

腹股沟疝组织修补术是指利用自体组织对腹股沟区的缺损或缺陷进行修补，从而达到治疗腹股沟疝的目的的手术方式。腹股沟疝组织修补术是建立在对解剖学认识和发展的基础上。一段腹股沟疝组织修补术的发展史是外科学上精彩的一页，也是解剖学发展史上精彩的一页，同时，要掌握腹股沟疝组织修补术的精髓，也必须对其发展史有全面的认识。

第一节　腹股沟疝组织修补术从 Marcy 手术开始

1806 年 Marcy 手术被发明，被认为是最早的腹股沟疝组织修补术。Marcy 的主要观点是：疝的发生主要是由内环口的扩大所致，因此修补术应是缩小内环口。主要的手术操作为：①切除提睾肌，要求从腹内斜肌上切断。②完全切除和消除疝囊。③然后牵拉精索向外侧，将扩张的内环口周围的腹横筋膜、腹横肌和腹内斜肌间断缝合，缩小内环口（图 9.1），以容纳血管钳的尖端通过为原则。手术的关键是缝合腹横筋膜时，尽量找到强韧的腹横筋膜，必要时可以向较高的位置解剖以找到坚韧的腹横筋膜。从现代疝外科的观点看，该手术多以对于青年人或青少年的斜疝较为适合，中年及老年患者的腹股沟疝一般存在胶原代谢的问题和肌肉减少症，组织本身质量差，不建议使用。最理想的适应证是内环口部位隐睾的患者，特别是小儿及青少年患者，由于睾丸的存在而使这个部位的发育受到影响，不仅内环口扩张，腹横筋膜、腹横肌及腹内斜肌也受其影响。此部位存在发育缺陷，但是隐睾症

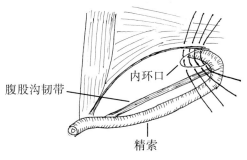

图 9.1　腹横筋膜、腹横肌和腹内斜肌间断缝合，缩小内环口

患者不一定有胶原代谢的改变和肌肉减少症，Marcy 手术效果较好，仍有现实的应用意义。1882 年，WJ. Mitchell Banks 发明了腹股沟疝疝囊高位结扎术，从现在的观点看，适用于儿童和青少年腹股沟疝的治疗。无论是 Marcy 手术，还是腹股沟疝疝囊高位结扎术，都没有重建腹股沟的概念，治疗效果有限，不适用于成人腹股沟疝。随着腹股沟疝外科学的发展，新的手术方式将不断涌现。

第二节　腹股沟疝组织修补术的原理

腹股沟疝包括腹股沟斜疝、腹股沟直疝和股疝，自从科学解剖学诞生以来，各种术式的基本立足点都是利用联合腱（联合肌）与腹股沟韧带、髂耻束不同的缝合方式，实现对腹股沟区的加固或修补，消除肌肉间隙，从而达到治疗的目的。

一、手术的目标：加强腹股沟管还是重建腹股沟区？

目前关于腹股沟疝组织修补术的具体手术原理仍然不清，与腹股沟疝的病理、病理生理的具体过程不明确有关。腹股沟疝的疝出在直观视角上形成了管道样的结构。目前，解剖学将腹股沟区的解剖按照管道的思维来理解，因此出现了加强腹股沟管前壁的手术与加强腹股沟管后壁的手术，但管道型的腹股沟区解剖并不存在。腹股沟疝实际是腹腔脏器从其肌肉筋膜间隙疝出，因此用腹股沟管的概念来理解腹股沟疝的病理解剖和病理生理问题，容易误导初学者，使初学者无法正确全面理解腹股沟疝的相关问题。本书第 6 章对腹股沟区解剖和腹股沟疝的病理解剖、病理生理有详细的论述。既然腹股沟管是一个为理解腹股沟区解剖假设的概念，对从腹股沟管的概念来理解腹股沟疝组织修补术的意义应该客观看待。腹股沟区各种肌肉筋膜结构的精细配合是阻止腹腔组织和脏器疝出的主要机制，更符合解剖的本质，虽然其详细机制未明，但基本的原理不存在大的争议，手术的立足点应该是修补其肌肉筋膜结构。

二、腹股沟疝组织修补术的原理

前入路组织修补术是组织修补术中最常见的术式，该类手术的基础术式是 Bassini 手术，此后出现的各种术式都是在其基础上进行改进，如 Halsted 手术、Ferguson 手术、Andrews 手术、McVay 手术等，都离不开 Bassini 的基本手术方式，并为人们所推崇。对 Bassini 手术具有真正改进意义的是 Shouldice 手术，因此又称 Bassini-Shouldice 手术。移植自体组织的手术也曾有医生尝试，Billroth 采用移植自身的阔筋膜进行手术，但是该术式很快被淘汰。

（一）前入路组织修补术的原理：以 Bassini 手术为例

Bassini 手术的关键步骤是：通过缝合腹内斜肌下缘、腹横肌下缘、腹横筋膜形成的"三层结构"与腹股沟韧带或髂耻束来达到重建目的（图 9.2）。这个重建后的结构，与正常结构相比，完全恢复了其结构和功能，因此可以认为 Bassini 手术的基本原理是恢复了腹股沟各关键解剖结构，从而恢复其功能（图 9.3）。Bassini 手术关键的技术可以总结为"前三针"与"最后一针技术"。

第一针穿过腹直肌外缘的腱膜、腹内斜肌、腹横肌和腹横筋膜，然后将针缝合至耻骨结节骨膜和紧靠耻骨结节内侧面的腹直肌腱鞘，完成第一针缝合。

第二针缝合组织与第一针相同。

第三针将腹内斜肌、腹横肌、腹横筋膜与腹股沟韧带的反折部和髂耻束缝合，之后的缝合与第三针相同，一般需要缝合 6~8 针。

最后一针是半荷包缝合，在精索穿出部位下方约 1cm 处缝合腹股沟韧带和髂耻束，然后缝合腹内斜肌、腹横肌、

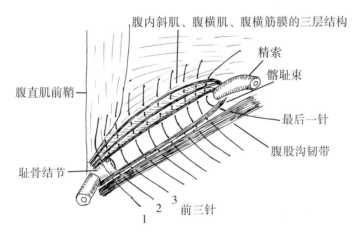

图 9.2　前三针与最后一针缝合示意图

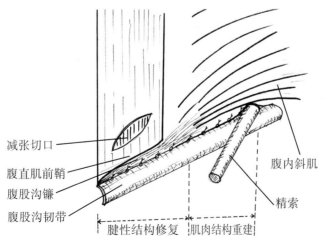

图 9.3　重建后的示意图

腹横筋膜的"三层结构",缝合的要求是打结后形成开口向外的半荷包。

最后将缝线逐一打结,手术的结果是:在内侧,腹直肌外侧缘与腹股沟韧带缝合,形成坚固的腱性结构;在外侧,内环口部位的精索为腹内斜半荷包包绕,形成类似括约肌的结构。由于肌肉组织质地脆,容易撕裂,腱性结构修补腹股沟非常重要[1]。

(二)后入路组织修补术原理

1886年,英国爱丁堡的 Annandale 提出了后入路的腹膜前修补术,Lioyd Nyhus 和 Rene Stoppa 也是腹膜前腹股沟疝修补术的先锋。Lioyd Nyhus 提出的 Nyhus 手术为后入路组织修补术,比 Bassini 手术出现要早,手术的要点是将腹横筋膜、腹横肌、腹内斜肌的"三层结构"与髂耻束缝合,治疗腹股沟疝;股疝的手术治疗即缝合关闭股环后,将以上三层结构与 Cooper 韧带缝合。由于目前甚少开展 Nyhus 组织修补术,笔者无实际体会,据说后入路 Nyhus 手术与 Bassini 手术可以达到基本相同的解剖重建效果和功能恢复效果。

腹股沟疝组织修补术是基于解剖和功能恢复的手术治疗手段,需要对解剖和生理有深刻的理解[2],其治疗效果取决于组织的质量和各解剖成分的相对完整性,但是由于腹股沟区肌肉筋膜的功能是一种建立在活体解剖学上的功能,目前从尸体解剖中总结的解剖学知识对完整认识腹股沟区的功能有局限性,需要转变思维,进一步深入的研究。

三、现代医疗和外科条件下的腹股沟疝组织修补术

Nyhus 手术和 Bassini 手术基本在同一时期诞生,至今已经100多年,历经世纪的考验而被广泛认可,但是无论如何改进手术技术,仍然有一定的复发率,因此腹股沟疝无张力修补术(疝成形术)诞生,并在成年人腹股沟疝手术中广泛应用。在目前的医疗和外科条件下,腹股沟疝组织修补术主要的适应证是青年人的腹股沟疝,一般不用于中老年人,其原因是中老年人的组织质量较差,而有较高的复发率。经过100多年的社会进步和发展,人口构成和腹股沟疝的患病情况也发生了很大的变化。

(一)成人腹股沟疝的不同表现

· 疾病的性质出现改变:以前的成人腹股沟疝多数为出生时腹股沟疝的延续;在现在医疗条件下,多数儿童腹股沟疝被及时治愈,因而现在的成人腹股沟疝多数为成年后新发的腹股沟疝。

· 身体出现了改变:由于交通便利,人们体力劳动大幅度减少,对肌肉和筋膜的微观成分产生影响,相比于以前的人群,现代人群的组织质量出现变化。

因此,在现代腹股沟疝无张力修补术已经非常成熟的条件下,腹股沟疝组织修补术在成人中的应用已经越来越少,当然并非完全没有适应证,在客观评估后,仍然可以个体化地选择有适应证的病例。

（二）青年人腹股沟疝组织修补术

在腹股沟疝领域中，青年人是一个特殊的群体，其原因为青年人新发腹股沟疝罕见，青年人腹股沟疝患者一般发病于出生时，因此青年人新发的腹股沟疝需要考虑合并其他特殊情况的可能，例如马方综合征合并腹股沟疝常见，其原因是患者存在胶原代谢障碍。因此，对于青年人的新发腹股沟疝需要全面分析和评估病情。

腹股沟疝组织修补术不会因为医学的发展而被抛弃，仍然有其适应证和应用价值。但由于腹股沟疝无张力修补术疗效良好，目前医学界对腹股沟疝组织修补术关注少，对其原理和精髓缺乏深入理解，因此需要加强这方面的推广和培训。

第三节　Nyhus 手术

由腹股沟区皮肤开始，逐层切开，游离精索，结扎疝囊并进行修补，这种手术入路称为前入路手术（anterior approach）。后入路（posterior approach）手术与此相反，在腹股沟以上的部位或腹部中线做切口，由腹直肌后进入腹膜前间隙进行修补，不打开腹股沟管，不强调游离精索，Nyhus 手术为一种后入路手术。

一、Nyhus 手术步骤及手术相关问题

Nyhus 手术为组织修补术，但必要时可以放置网片，成为腹膜后的无张力修补术。

（一）手术步骤

（1）切口一般在耻骨联合上方2~3cm，长7~8cm，逐层切开，见到腹直肌鞘后切开，向内侧牵拉腹直肌，然后逐层切开腹外斜肌腱膜、腹内斜肌及腹横肌，这时可见到腹横筋膜，切开腹横筋膜，即可进入腹膜前间隙。也可采用下腹部正中切口。

（2）钝性游离腹膜前间隙，可以暴露直疝三角，内环口及股环，也可见到髂耻束，由于切口较小，可以结合手指触诊探查识别以上解剖结构。对于直疝及股疝，一般游离后可将疝囊的腹膜游离到腹腔一侧，较小的斜疝也可以完全游离，但是较大的斜疝即需要横断疝囊，然后缝合腹膜。

（3）根据具体的情况选择适当的修补方式，斜疝需要对内环口进行重建，使内环口缩小，直疝和斜疝可将腹横筋膜、腹横肌、腹内斜肌与髂耻束缝合，股疝缝合关闭股环后，将以上三层结构与 Cooper 韧带缝合，缝合要求使用不可吸收的缝线。一般认为腹横筋膜缺损大于4cm需要放置网片，此类患者已不属于组织修补术的范畴。

（4）将腹外斜肌腱膜缝合，关闭切口。

（二）手术相关问题

Nyhus 手术的关键是进入腹膜前间隙，虽然腹腔镜技术已经较为普遍，对腹膜前间隙的解剖也较为熟悉，但开放情况下进入腹膜前间隙与腹腔镜技术仍然有一定的差异，但熟悉解剖的情况下，可以准确做出判断。

（三）术后注意事项

与 Bassini 手术的注意事项相同。

二、Nyhus 手术的优缺点、适应证及禁忌证

Nyhus 手术仍然为组织修补术，其固有的缺点仍无法避免，将病理性的组织缝合在一起，有较高的复发率。

（一）Nyhus 手术的优缺点

1. 优　点

后入路手术不经过腹股沟管，可避免损伤髂腹股沟神经、髂腹下神经，从而减少术后腹股沟疼痛的发生，在前入路的复发疝手术中，可以避开原瘢痕组织，即解剖结构的紊乱，避免副损伤。如果术中评估后需更改术式，可植入网片，后入路的疝成形术与经前入路手术的加强腹股沟管后壁的手术相比，具有全肌耻骨孔修补的优势。Nyhus 手术在腹股沟疝急诊手术中，采用下腹部正中切口有其特有的优点，可以方便延长切口，进入腹腔，进行腹部手术。

2. 缺　点

一般而言，Nyhus 手术无法像前入路手术那样，剥除斜疝的疝囊或疝囊的大部分组织，因此术后疝囊积液较常见，但无须特殊处理，一般可自行吸收。

（二）适应证与禁忌证

Nyhus 组织修补术适用于：疝环较小的成人腹股沟斜疝、腹股沟直疝。腹股沟疝急诊手术也可使用 Nyhus 手术的独特手术入路。但股疝，特别是复发疝、巨大疝或复杂疝，为 Nyhus 组织修补术的禁忌证。组织修补术有其固有的缺点，在当今的医疗条件下建议使用网片进行全肌耻骨孔修补，术式相当于 Stoppa 手术。

第四节　Bassini 手术

在现代医学条件下，腹股沟疝无张力修补术已经成为成人腹股沟疝的主要术式之一，但腹股沟疝组织修补仍然没有被淘汰，仍然有其适应证并在临床上使用，1889 年发明的 Bassini 手术是其中的代表之一。Bassini 手术是建立在对腹股沟区解剖和功能的深刻理解的基础上，在腹股沟疝的治疗上具有划时代的意义，是第一个基于现代解剖学基础上的腹股沟疝修补术。

一、Bassini 手术步骤及相关问题

Bassini 手术的基本技术原则是：彻底消除疝囊，解剖重建与功能重建。解剖重建是指把腹直肌鞘、腹内斜肌、腹横肌、腹横筋膜与腹股沟韧带和髂耻束缝合，重建一个加固的腹股沟管后壁。功能重建是指重建腹内斜肌的括约机制，即内环口的遮蔽和关闭机制。腹股沟疝的病理是腹股沟管变宽变短，重建后可纠正这种改变，使腹股沟管恢复正常的解剖和功能状态。

（一）手术步骤

1. 麻　醉

一般选择局麻方式，可以根据具体情况选择各种麻醉。

2. 切　口

在腹股沟韧带中点上两横指处与耻骨结节之间，做平行于腹股沟韧带的切口，逐层切开皮肤，Camper 筋膜和 Scarpa 筋膜也需要分层切开，在两层筋膜之间可见 3 组腹壁浅血管（有时为两组），有时可能成为皮下出血的来源，可以用电刀电凝切断，如果血管较粗，建议结扎。

3. 显露切开的腹外斜肌腱膜

切开腹外斜肌腱膜从外环处开始，直至内环口的位置，注意保护其下的髂腹下神经，然后游离腹外斜肌腱膜 2 叶，其下至腹股沟韧带最低点，其上至腹内斜肌下缘上 2~3cm。

4. 分离和提起精索

从腹股沟管后壁游离精索，在精索与耻骨结节之间的间隙较为疏松，可以作为分离的起始路径，建议使用电刀在疏松的组织间隙间细致分离，然后用悬吊带悬吊精索，也可以使用阑尾钳提起精索，继续用电刀游离精索，外侧至内环口，内侧至耻骨结节。

5. 切除提睾肌，彻底消除疝囊

提起精索后，注意观察是腹股沟斜疝还是腹股沟直疝，腹股沟直疝容易观察，隐匿的斜疝不易观察，如果是腹股沟直疝需要注意探查有无斜疝可能。纵行切开提睾肌，游离疝囊，如果疝囊较大，进入阴囊，可以横断疝囊，继续向内环口位置游离疝囊，在疝囊颈部结扎疝囊，切除提睾肌。如果是腹股沟直疝，可直接回纳疝囊或缝扎疝囊颈部。注意避免损伤疝囊内的脏器，滑疝时脏器成为疝囊的一部分，尤其需要注意。

6. 切开腹横筋膜，创建"三层结构"

从内环口位置开始直至耻骨结节与腹股沟韧带平行切开腹横筋膜，注意保护腹壁下血管，用手指把深面的腹膜外脂肪推开，同时探查股环有无扩张。切开腹横筋膜打开腹股沟管底部的方法完成了 Bassini 著名的"三层结构"的形成，包括腹横筋膜、腹横肌和腹内斜肌。

7. 解剖重建与功能重建

解剖重建与功能重建通过缝合"三层结构"与腹股沟韧带或髂耻束来达到重建目的，缝合的边距为 2cm，针距为 1cm，也有专著提倡边距为 3cm 或 1cm，完成所有缝合后再打结。关键的技术为前面提到的"前三针"与"最后一针技术"。内环口重建后要求可使血管钳尖端自由插入。为了减轻缝合后的张力，常需要在腹直肌前鞘做减张切开。

8. 缝合腹外斜肌腱膜，重建外环口

将精索复位，全面检查手术创面，彻底止血，然后缝合腹外斜肌腱膜，重建外环口至示指尖大小，然后逐层缝合 Camper 筋膜和 Scarpa 筋膜以及皮肤。

（二）技术相关问题

做好手术的关键是对解剖学概念的准确理解，区别联合腱（腹股沟镰）与联合肌的不同，肌肉缝合容易撕裂，因此加强腹股沟管后壁的自体材料为腹股沟镰这种腱性组织，强调"前三针"，也就是强调腱性组织加强腹股沟管后壁，而内环口侧为联合肌的肌性结构，肌性结构的缝合起到隧道样包绕精索的效果，既缩小了内环口，也起到肌性关闭的作用。强调"最后一针"，也就是强调肌性关闭的意义。因此 Bassini 手术的技术关键在于：腱性封闭与肌性关闭的重建。

1. 手术操作

手术操作应精细，做到"无血"手术，切忌传统的追求潇洒手术的"大刀阔斧"风格。

2. 注意神经的保护

在现代的无张力疝修补术时代，我们对神经的保护并不太在意，因无张力疝修补术可以切除神经以利于网片的放置，并且不影响疗效。髂腹下神经在腹股沟段走行的分支本质上属于感觉神经，为髂腹下神经的皮神经，但是也有观点认为：切除该神经失去神经的营养作用后，肌肉萎缩并且收缩无力，纯组织修补术需依靠组织的强度，肌肉萎缩成为复发的因素之一。肌肉的神经营养作用是运动神经的功能，所以这种观点缺乏解剖学的依据，但在实际的临床实践中，尽量保护神经，也不失为一种选择。

3. 切除提睾肌的问题

正规的 Bassini 手术主张切除提睾肌，更有利于腹内斜肌与腹股沟韧带的缝合重建，但是国内传统观点不主张切除提睾肌。原因主要是：①提睾肌的作用是在神经冲动的刺激下上提睾丸，切除提睾肌后睾丸无法上提，出现比另外一侧的睾丸低垂的现象，并且由于国人根深蒂固的传统观念，可能会引起不必要的医疗纠纷。②国外切除提睾肌是因为多数国家处于高纬度地区，平时阴囊处于收缩的状态，切除提睾肌后睾丸下垂不明显。我国多数地区比较温暖，因此切除提睾肌后阴囊下垂比较明显。主张切除者认为切除提睾肌可以使治疗更加彻底，更有效地消除了内环口内侧的薄弱点（参见第 6 章，图 6.15），此外，切除提睾肌后使重建腹股沟管后壁的"最后一针"作用更加完美，使内环口更加向外，相比于不切除提睾肌，腹内斜肌下缘对内环部位的括约肌作用更优，能够更好地发挥腹股沟管的重建功能，减少复发的机会，并且切除提睾肌对患者的性功能及生殖功能毫无影响。也有人采取折中措施，切除部分提睾肌。

4. 手术缝线的选择

对于手术缝线，有的学者选择缓慢可吸收缝线，有的学者选择不可吸收缝线。但是由于 Bassini 手术属于有张力的修补术，缝合的组织有分离的倾向，并且腹股沟韧带内侧面光滑，缝合的组织愈合比较困难。由于可吸收缝线吸收时间一般为60余天，在缝线吸收后，组织也可能没有完全愈合，而出现裂开，导致复发，因此笔者不建议使用可吸收缝线，使用不可吸收缝线更合理。

5."三层结构"的缝合边距问题

前面提到在缝合腹横筋膜、腹横肌、腹内斜肌的三层结构时，对于其缝合的边距有3种观点，分别是3cm、2cm、1cm。理论上缝合的边距越宽，组织撕裂的可能性就越小。可以借用切口疝的经验，在关闭腹腔时，最理想的缝合方法是连续缝合使缝线长度是切口长度的4倍，而在间断缝合时针距1cm及边距1cm，可以达到这一缝合要求。腹股沟的切口本质上也是个腹部切口，并且腹股沟疝患者存在胶原代谢障碍的问题，缝合的组织是有张力的，因此缝合的边距至少1cm，笔者认为缝合的边距越大越好，条件允许时应该使边距适当加宽。

（三）术后注意事项

· 卧床休息，以平卧为主，但是下肢可适当活动，以利于血液循环，减少静脉血栓形成的概率。

· 抬高阴囊，可以穿紧身的内裤，对切口有压迫作用，同时可抬高阴囊。

· 必要时给予止咳及缓泻等治疗。

· 避免重体力劳动。

二、Bassini手术的优缺点、适应证及禁忌证

Bassini手术经受了历史的考验，是经典的外科式之一，相对于腹股沟疝无张力修补术而言，复发率仍然偏高。

现在由于该术式开展较少，最新的复发率统计难以检索到，但早期的文献报道复发率为9.6%[3]，复发疝手术后复发率更高，虽然其疗效仍然是理想的，但仍有以下难以克服的缺点。

（一）Bassini手术的缺点

腹股沟疝组织修补术的疗效取决于术者对解剖和生理的深刻理解。不同术者实施手术操作有不同的结果，疗效受术者的个体因素影响较大，这个问题可以通过规范的培训而克服，但仍然有不能完全克服的缺点。

· 无论是胶原代谢改变，还是肌肉减少症，都可引起组织质量的改变，使用病变的组织进行修补，必然有其局限性，因此不适合于自体组织变化概率高的中老年患者。

· 由于缝合的两层组织对腹股沟韧带的牵拉，使股环变宽，有继发股疝的可能，不适合女性腹股沟疝手术。

· 由于是有张力缝合，并且在"前三针"与"最后一针技术"中的前两针缝合耻骨结节骨膜，因此疼痛明显；并且对术后的活动限制较多，如重体力劳动受到限制。随着患者完全恢复，术后3个月疼痛与无张力修补术没有差异[4]。

（二）无张力疝修补术时代的适应证和禁忌证

自从疝修补网片被发明之后，腹股沟疝无张力修补术迅速在全球推广，其疗效好，并且具有更少的并发症和更快恢复工作的优点，但是Bassini手术从来就没有被忽略，也不可能被取代。传统的理论认为，腹股沟直疝和腹股沟斜

疝都适合 Bassini 手术。在当今社会，虽然地区间经济发展不平衡，但医疗资源较为丰富，在网片的市场供应较为普及的情况下，必须以今天的眼光来重新审视 Bassini 手术的适应证与禁忌证。

1. 适应证

以组织质量作为适应证考虑的主要依据，虽然理论上合理，但目前缺乏准确评估组织质量的手段，中老年患者组织质量必然差，因此在一定程度上看，适应证具有一定的主观性，往往最后决定是否进行 Bassini 手术需要在手术显露腹股沟管以后[5]。同时适应证也受卫生和经济条件的制约，在欠发达地区，疝修补网片远超一般居民的支付能力，Bassini 手术仍然是主流的术式之一[6]。

目前普遍观点认为其适应证为年轻患者，且无导致腹股沟疝发生和复发的合并症。同时疝环的直径不宜过大，原发性腹股沟直疝和腹股沟斜疝，疝环缺损较小。如果按照 Nyhus 分型，Ⅰ型和Ⅱ型为其适应证；如果按照 Gilbert 分型，Ⅰ型、Ⅱ型和Ⅴ型为其适应证。

如果患者在知情的情况下，拒绝植入网片，也可以采用 Bassini 手术。

2. 禁忌证

股疝、复发疝、巨大的腹股沟疝，特别是双侧疝的患者不适合 Bassini 手术，另外肥胖患者也不适合，如 BMI>20% 者[7]，年龄大于 65 岁[7]、腹股沟组织薄弱的患者，以及长期吸烟的患者胶原代谢不正常，也不适合，成年的年轻患者若合并胶原代谢异常的情况，如马方综合征合并腹股沟疝，也不适合。

第五节 Bassini 手术的改进术式

Bassini 手术之后，对其进行改进的研究从来没有停止过，这在疝外科的发展史上具有重要的意义，最具代表性的是 Ferguson 手术、Halsted 手术和 Andrews 手术。

一、Ferguson 手术

Ferguson 手术由 Alexander Hugh Ferguson 1899 年报道，国内大学的本科教材在"典型的加强腹股沟管前壁的手术"内容中进行介绍，一般医生较为熟悉，但是目前临床上几乎没有开展，因此临床经验非常少。主要手术方法是：完成疝囊高位结扎后，根据内环口周围的情况，适当修补内环口周围的腹横筋膜，然后将腹内斜肌与腹横肌下缘在精索前与腹股沟韧带缝合，因此又称为加强腹股沟管前壁，腹外斜肌腱膜对边缝合或叠瓦状缝合。

二、Halsted 手术

1903 年 Wm. S. Halsted 报道了一种新的腹股沟疝修补术式，被称为 Halsted 手术，这种术式后来进行了改进。

（一）Halsted Ⅰ手术

该手术疝囊的处理之前的步骤与Bassini 手术相同，用不可吸收的缝线将"三层结构"与腹股沟韧带缝合加强腹股沟管后壁，如疝囊较大，而周围组织薄弱，可在腹直肌鞘上做减张切口，同时将腹直肌和腹直肌鞘的外缘与腹股沟韧带缝合。然后将腹外斜肌腱膜在精索下缝合，使精索移位于皮下，形成精索下的四层结构。

（二）Halsted Ⅱ手术

Halsted Ⅰ手术的缺点是睾丸并发症较多，因此，Halsted 在总结经验的基础上进行改进，将腹外斜肌腱膜叠瓦状缝合，使精索在腹外斜肌腱膜形成的隧道中通过，使精索不在位于皮下，同时保留了提睾肌。2001 年报道的 Desarda 术式与 Halsted Ⅱ手术类似[8]，最近的1 篇报道从复发的角度看其疗效，与 Lichtenstein 手术相当[9]。

三、Andrews 手术

1906 年 Andrews EW 发表了新腹股沟疝手术方式的论文。Andrews 手术与 Bassini 手术的不同之处是，Andrews 手术将腹外斜肌腱膜的上叶（内侧瓣）也用于加强腹股沟管的后壁，将腹外斜肌腱膜的上叶、腹内斜肌、腹横肌与腹股沟韧带缝合，将腹外斜肌腱膜的下叶（外侧瓣）与上叶（内侧瓣）缝合，使精索在腹外斜肌腱膜形成的隧道中通过，但是该手术不打开腹横筋膜。由于该术式与 Bassini 手术相比多了一层腹外斜肌腱膜，对腹股沟区进行加强，曾经被用于加强老年患者的腹股沟疝[10]。

以上的改进都是建立在对 Bassini 手术和解剖、生理深刻理解的基础上，但 Bassini 对自己发明的手术描述很简短，并且由于语言的不同，信息传播的错误，手术的核心思想容易被误解，历史上曾经出现了所谓的"改良"Bassini 手术。"改良"Bassini 手术只是将联合腱与腹股沟韧带缝合在一起，以加强腹股沟管后壁，这种术式忽略了很多重要的细节，无论是解剖重建还是功能重建都不充分，因此疗效较差。遗憾的是由于专业教育的不足，这种术式在当今国内及其他地区还在使用。

第六节　McVay 手术

1939 年，McVay 手术被发明，McVay 手术与 Bassini 手术具有相同的手术原理，不同的是"三层结构"与 Cooper 韧带缝合重建，而不是与腹股沟韧带缝合，因此可用于股疝的治疗，又称 Cooper 韧带修补法[11]。

一、McVay 手术步骤及手术相关问题

Chester Bikwell McVay 对腹股沟疝

的观点是：腹内斜肌、腹横肌下面的纤维不与腹股沟韧带相连，而是汇入覆盖在耻骨梳上的Cooper韧带，另外腹横筋膜与股血管前筋膜（股血管前筋膜实质上是腹横筋膜）是同一结构，因此正确的解剖重建是与下部的Cooper韧带缝合，而不是与腹股沟韧带缝合。

（一）手术步骤

McVay手术切口及入路与Bassini手术相同，在切开腹横筋膜创建"三层结构"时，不同点如下。

· 要求充分暴露Cooper韧带。围绕股血管，清除周围组织，遇到血管建议结扎，常见的是闭孔血管，暴露股前筋膜。

· 因为腹股沟管后壁重建的张力较大，需要减张切开腹外斜肌腱膜和腹直肌前鞘，具体的办法是在腹外斜肌腱膜和腹直肌前鞘联合处做一减张切开，从耻骨结节开始向内环方向切开。

· 注意隐匿性腹股沟斜疝的可能性，在精索的内侧，间断缝合1~2针缝合关闭内环。

· 将腹内斜肌、腹横肌、腹横筋膜

与Cooper韧带缝合（图9.4），从耻骨结节至股静脉内侧，然后继续将腹内斜肌、腹横肌及腹横筋膜与股前筋膜缝合，注意血管的保护，重建外环口，所有缝线在完成全部缝合后再打结。

（二）手术相关问题

因缝合的组织之间张力较大，缝合和打结过程中注意避免组织裂开。

（三）术后注意事项

与Bassini手术

二、McVay手术的优缺点、适应证及禁忌证

McVay法可以看作是组织修补术年代的全耻骨肌孔修补术，但是与我们今天使用网片进行的腹膜前技术的全肌耻骨孔修补术不同。它修补的层次是在股血管的前面，股血管通过的区域仍是个潜在的间隙，有发生疝的可能，而网片即可以完全覆盖肌耻骨孔。因为女性腹股沟斜疝及直疝的Bassini手术后继发股疝比例高，因此McVay手术适合于部分女性的腹股沟斜疝及直疝的组织修补手术，这是McVay手术作为组织修补术

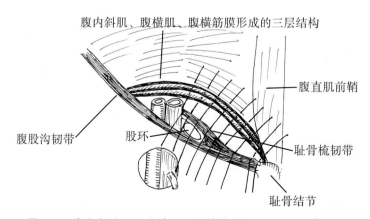

图9.4 将腹内斜肌、腹横肌、腹横筋膜与Cooper韧带缝合

突出的特点，但局限性也较为明显。

（一）手术的局限性

　　·将"三层结构"缝合于 Coper 韧带，与缝合于腹股沟韧带相比，张力较大，可能是有张力修补术中张力最高的手术，可能导致复发，也可导致手术后疼痛明显。

　　·有较高的血管损伤的风险。

　　·有压迫股血管的风险，使血流缓慢，增加血栓的发生率，一些有潜在下肢血管性疾病的患者，可能因压迫引起的血流缓慢而诱发疾病。

　　·如果 McVay 手术后复发，将使腹股沟区的所有组织都遭受破坏，这在无张力修补术出现之前是个灾难性的结果，使再次手术效果变差。

（二）手术适应证及禁忌证

　　除 Bassini 手术的适应证外，McVay 手术可以应用于青年股疝（但是复发率较高），以及部分女性的腹股沟斜疝及腹股沟直疝。在疝复发时，如果腹股沟韧带被破坏，患者拒绝实施植入网片的无张力修补术，但评估组织质量仍满足修补的要求，也可采用该术式，然而同样存在复发率高的问题。中老年患者的腹股沟疝及股疝为禁忌证，存在股动脉、股静脉及下肢血管疾病的情况下，手术可能诱发或加重疾病，也应避免采用该术式。

第七节　Shouldice 手术

　　Bassini 手术从被发明开始即成为腹股沟疝手术治疗史上 100 多年的金标准，1953 年，Shouldice 手术在 Bassini 手术的基础上进行改进，基于 Bassini 手术的手术原理，并取得疗效上的进步，被认为是真正意义的改进。由于该手术在治疗效果上的成就，以及外科医生的推崇，尤其是在不能使用人工材料的情况下，该手术就显示出其重要意义，被称为腹股沟疝组织修补术的新的金标准，至今加拿大的 Shouldice 医院仍然是这种术式的坚定传承者，将 Shouldice 手术应用于各种类型的腹股沟疝。

一、Shouldice 手术的步骤及相关问题

　　Bassini 手术是有张力的手术，而 Shouldice 手术被称为低张力手术，Shouldice 手术的原理为：①四层缝合的组织可以互相分担张力，因此组织撕裂的可能性更小。②四层组织加固腹股沟管后壁，并且在第四层将腹外斜肌腱膜缝合至疝囊中心位置，腹股沟管后壁更加牢固。③第一层缝合在内环口的最后一针将提睾肌与髂耻束缝合，所起的作用类似于 Bassini 手术中内环口的半荷包缝合，缩小内环口，并且使内环口的方向更加向外。④由于在精索的内侧有

四层组织加强，相当于在内环口形成了四层加强层，内环口的内侧难于扩张，而极少有腹股沟疝从精索的外侧疝出。因此 Shouldice 手术相对于 Bassini 手术而言，既保持了 Bassini 手术功能重建与解剖重建的特点，又有一定程度的发展。

（一）手术步骤

（1）麻醉及切开游离腹外斜肌腱膜之前的步骤，精索及疝囊的处理，腹横筋膜的切开及形成 3 层结构，与 Bassini 手术相同。

（2）重建腹股沟管后壁。经典的手术是使用不锈钢丝进行缝合，使用 2 根不锈钢丝（32 号或 34 号）进行，共缝合 4 层（图 9.5），每根钢丝缝合 2 层。重建的组织包括腹外斜肌腱膜的内侧瓣、外侧瓣（包括腹股沟韧带）、髂耻束和"三层结构"。

第一层缝合从内侧开始，在近耻骨处缝合髂耻束，注意不要缝合耻骨的骨膜，然后缝合腹横筋膜、腹直肌外缘、腹横肌及腹内斜肌，打结，向内环侧连续缝合上述各层次，当缝合至一半时，由于离腹直肌的距离较远，可以不缝合腹直肌，到达内环口内侧位置时，缝线带上提睾肌并与髂耻束缝合，重建新的内环口，完成第一层缝合。缝合第一层时注意留有足够的联合腱游离缘方便第二层缝合。

第二层缝合利用第一层的缝线，从内环口侧向耻骨结节方向缝合，将"三层结构"与腹股沟韧带缝合，直至耻骨嵴水平，与原缝线打结。

第三层缝合使用另外一根缝线，从内环口开始向耻骨结节方向缝合，将腹内斜肌、腹横肌与腹外斜肌腱膜外侧瓣的下内面（非边缘）缝合，在与腹股沟韧带平行的方向，直至耻骨嵴水平，完成第三层缝合。

第四层缝合利用第三层的缝线从耻骨嵴向内环口方向缝合，缝合的组织与第三层相同，注意将腹外斜肌腱膜外侧瓣缝合覆盖在疝的中心位置，缝合部位为腹外斜肌外侧瓣的边缘与腹内斜肌及

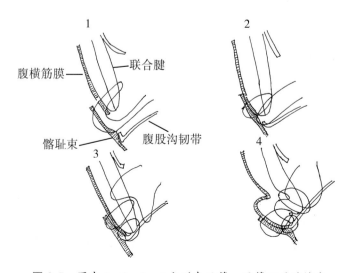

图 9.5　图中 1、2、3、4 分别表示第一至第四层的缝合

腹横肌。

以上重建中，"三层结构"在不同的层面缝合，腹股沟韧带和腹外斜肌腱膜的外侧瓣也在不同的层面缝合，第一层缝合为髂耻束，第二层缝合为腹股沟韧带的最低点，第三层缝合为腹外斜肌腱膜外侧瓣的中间，第四层缝合为腹外斜肌腱膜外侧瓣的游离缘，这四层缝合形成了新的腹股沟管后壁，在起加强作用的同时也消除了筋肉腱膜之间的间隙，为了避免缝合重建后的张力问题，通常需要做腹直肌前鞘切开。

（3）检查精索和内环口的松紧程度，确保精索不被压迫，复位精索，将精索内侧固定于耻骨结节防止睾丸下垂。将腹外斜肌腱膜内侧瓣覆盖腹股沟区，并与腹外斜肌外侧瓣缝合。

（4）其他步骤与 Bassini 手术相同。

（二）手术相关问题

与 Bassini 手术一样，Shouldice 手术的疗效保证也是对解剖和生理的深刻理解，基本细节与 Bassini 手术的原则相似，但也仍有不同之处。

（1）Shouldice 手术成功的 4 个关键因素为[12]：解剖学，控制体重，局麻手术和早期下床活动。正确理解解剖学是关键中的关键，需要避免对腹横筋膜作用的不恰当描述，腹横筋膜对加强腹股沟管后壁不起作用[12]。手术中切开腹横筋膜的目的是探查是否合并隐匿的股疝，而非利用腹横筋膜进行重建。评估的重点是腹股沟管后壁，即肌肉和腱膜的厚度和质量，因此手术的关键仍然是腹壁肌肉、腱膜的重建。

（2）提睾肌的处理：需要切除提睾肌，近端的提睾肌围绕内环口部位的精索，远段提睾肌固定在耻骨结节，防止术后睾丸下垂。

（3）缝线的选择：Shouldice 医院采用的不锈钢丝需要从欧洲特别定制，一般医院不具备这个条件，采用不可吸收缝线可以达到相同的疗效。

（三）术后的注意事项

与 Bassini 手术相比，Shouldice 手术的疗效更加可靠，在 Shouldice 医院提倡患者早期开始活动，其他注意事项与 Bassini 手术相同。

二、Shouldice 手术优缺点、适应证及禁忌证

Shouldice 手术的疗效已经历经时间的考验和 Shouldice 医院大量病例证实，无须过多的讨论，虽然与 Bassini 手术基本原理相同，但也有不同之处，这也是其优缺点的基础。

1. Shouldice 手术的优缺点

Shouldice 手术更加强调腹股沟管后壁的重建，因此理论上对腹股沟管直疝可能具有更好的疗效，1960 年 BRISBANE J 报道复发率为 1.2%[13]，最近一项长达 18 年的随访研究得出复发率为 2.88%[14]，并且有学者将其用于复发疝同样取得较好的疗效。同样 Shouldice 手术的良好的疗效是建立在较为复杂的手术操作和对腹股沟解剖的深刻理解的基础上，需要有经验的医生进行操作，推广普及有一定的困难。从不同的角度看，Shouldice 手术适应证

有较大的差异，造成这个问题的原因是Shouldice手术操作复杂。就当今的外科发展水平而言，熟练掌握该术式的医生不多，并且使用网片的无张力修补术操作简便，疗效好，两者之间如何取舍是手术适应证的关键问题。

2. Shouldice 手术的适应证与禁忌证

Shouldice 医院认为[15]：只要正确掌握 Shouldice 手术，无论疝环大小如何，都可以采用该术式。由于目前实际开展病例不多，可参考的数据较少，但在早期，有报道 Shouldice 手术的复发率小于 1%[16]。因此，笔者认为：考虑到掌握 Shouldice 手术精髓的医生不多，在目前实际条件下，参考 Bassini 手术的适应证，并适当拓宽是可行的，相对的禁忌证也可适当地缩窄。

第八节　Guarnieri 手术

对腹股沟沟疝组织修补术的探索并没有因为 Shouldice 手术而停止，1992年 Guarnieri A 报道了一种治疗腹股沟斜疝的方法[17]，Guarnieri 手术强调的是功能重建，Guarnieri 医生提出的手术理念是：调整解剖结构以适应功能需要。

一、Guarnieri 手术的原理

Guarnieri 认为：疝的复发多因内环口缺损过大修补不当所致，通过关闭内环口，将其向内侧移位，重建一个新的内环口，使腹股沟管变窄变短，与Bassini 手术恢复腹股沟管的长度不同，内环口内移，其目的是更好地配合腹内斜肌对内环的遮蔽功能，同时利用腹外斜肌腱膜进行腹股沟管成形术，再造坚固的腹股沟管。

二、主要操作步骤

精索及疝囊游离等步骤与 Bassini手术相同，主要不同点如下。

（一）疝囊及腹横筋膜的处理

对于中小型的斜疝疝囊，不必处理，将其置于腹膜前间隙中，直疝的疝囊将其表面薄弱的层次切除后，然后把腹横筋膜切开，直至内环口，将疝囊置于腹膜前间隙之中。从内环口开始，水平向内侧切开腹横筋膜约 3cm（根据患者的体型可以有适当的变动），目的是作内环口内移。

（二）内环口内移

精索的输精管、血管与提睾肌分离，将输精管及精索血管牵向内侧端，将原来的内环口封闭，并缝合切开腹横筋膜，重建新的内环口。然后第二次缝合，将原来的腹横筋膜切开部位与提睾肌缝合。如果腹横筋膜薄弱，可以加强腹股沟管后壁，先沿耻骨和腹壁下血管之间的间隙重叠缝合腹横筋膜、腹横肌腱膜，再按上述的方法重建内环口。

（三）外环口上移

将腹外斜肌腱膜的下叶（外侧瓣）重叠缝合于腹外斜肌腱膜的上叶（内侧瓣），同时重建外环口，使外环重建的位置在腹外斜肌腱膜的上叶与腹直肌鞘之间，精索（不包含提睾肌）在腹外斜肌腱膜重叠的两叶之间通过，形成新的精索通过的管道，即新的腹股沟管，结果是外环口也上移。

上述重建的结果：①腹内斜肌遮蔽了内环口；②腹内斜肌与腹股沟韧带之间的间隙被提睾肌覆盖；③重建的腹股沟管前壁和后壁都是坚韧的组织，使精索走行在腱膜性的管道之间，强度比原来的腹股沟管明显加强，也可以更有效地覆盖原腹内斜肌下缘与腹股沟韧带间的间隙。

三、术式评价

该术式诞生在无张力疝修补术时代，相对于 Lichtenstein 手术等无张力修补术简便的操作和良好的疗效而言，该术式操作较为复杂，因此没有被广泛推广，目前缺乏足够的资料对其进行评价。

第九节　腹股沟疝组织修补术的核心技术

腹股沟疝的组织修补术的发展过程中有各种术式的出现，不同时期的专著有不同术式的记录，同时同一式式在不同的专著中也有不同的理解，因此回归历史的原貌是很重要的。历史上的文献对腹股沟疝组织修补术的疗效肯定，复发率也不高，但近 30 年，由于疝修补网片的普及，腹股沟疝组织修补术已经较少采用，对腹股沟疝组织修补术后复发的担心也成为一个普遍的问题，由于近年来组织修补术开展例数极少，实际体会不多，没有足够的临床数据去评价腹股沟疝组织修补术，对于经典腹股沟疝组织修补术在当今"唯补片论"的腹股沟疝外科时代，这种担心显得更加突出。为此，需要从腹股沟疝组织修补术去理解规范腹股沟疝组织修补术的核心技术问题。从 Nyhus 手术到 Shouldice 手术，在整体发展历程的角度看，疗效逐渐提高，各种术式之间也存在理念上的铺垫关系。

一、Nyhus 手术与 Bassini 手术

从历史的尺度看，Nyhus 手术和 Bassini 手术在相同的时间诞生，但后来被广泛推广的是 Bassini 手术，而 Nyhus 手术开展较少。有的专家认为 Nyhus 手术和 Bassini 手术具有同样的原理和疗效，但 Nyhus 手术推广宣传力度不足，开展不广泛，笔者认为与两者的手术原理不同有关。Bassini 手术的重建将坚韧的联合腱（腹股沟镰）与腹股沟韧带缝合，用坚韧的腱膜结构修补直疝三角，达到较完美的解剖重建，用腹内斜肌半包绕精索，形成肌性的精索通道，因此达到较为完美的功能重建。Nyhus 手术

将腹内斜肌、腹横肌的下缘与髂耻束缝合进行修补，显然无法达到 Bassini 手术的修补效果，因此 Bassini 手术成为腹股沟疝组织修补术的金标准并不是完全由于大力推广，而是 Bassini 手术相对于 Nyhus 手术更加科学。

二、从 Bassini 手术到其早期的改进

Bassini 手术的早期改进主要是 3 个术式，分别是 Ferguson 手术、Halsted 手术和 Andrews 手术。这些改进手术都有一个共同的特点，在 Bassini 手术的基础上，增加腹外斜腱膜的内侧瓣以加强腹股沟管，不同的是精索的位置，但是这些手术并没有取代 Bassini 手术而成为主流的术式。McVay 手术拓展了 Bassini 手术适应证，但未改变其原理。

三、从 Bassini 改良手术到 Shouldice 手术

从修补后的结果看，Shouldice 与其他 Bassini 改进术式有共同之处，即重建后形成了腹股沟管后壁 3 层加强结构，即腹横肌、腹内斜肌和腹外斜肌腱膜内侧瓣，但 Shouldice 手术的疗效明显优于 Bassini 手术和其他改进术式，其原因为：Shouldice 手术同样遵循 Bassini 手术解剖重建与功能重建的原则。Shouldice 手术中起修补作用的为腹外斜肌腱膜外侧瓣、腹内斜肌和腹横肌，并非对腹股沟管后壁进行了 4 个层次的修补，4 层修补的提法容易误导人们对手术的理解，实际上 Shouldice 手术从

髂耻束开始向头侧进行了 4 个不同层面的缝合，将导致其裂开的张力分散在 4 个层面的缝线，同时 4 个层面的缝合与其他 Bassini 改进手术相比，还更有效地消灭了组织间隙，因此可以达到更好的修补效果。此外，Shouldice 手术更加重视手术细节和围手术期管理，例如注意体重的控制等，也是其疗效的重要基础之一。

因此，腹股沟疝组织修补术的核心理念为：解剖重建和功能重建。其疗效的基础是对腹股沟解剖和功能的深刻理解。在讨论组织腹股沟疝组织修补术优点的同时，也必须重视其不足，还应以今天的实际医疗环境为基础重新审视其适应证，结合我们的条件（包括技术条件和社会条件）进行术式选择。

（李　亮，邹湘才，洪楚原）

参考文献

[1]　江志鹏，邹湘才，李亮，等 . 腹股沟疝手术策略与技巧 [M]. 广州：广东科技出版社，2021：2–9.

[2]　Miller HJ. Inguinal Hernia: Mastering the Anatomy [J]. Surg Clin North Am, 2018, 98(3):607–621.

[3]　Zsolt B, Csíky M. Recurrence rate in Bassini operation after five years [J]. Magy Seb, 2001, 54(5):307–308.

[4]　Shi Y, Su Z, Li L, et al. Comparing the effects of Bassini versus tension-free hernioplasty: 3 years' follow-up [J]. Front Med China, 2010, 4(4):463–468.

[5]　Gordon TL. Bassini's Operation for Inguinal Hernia [J]. Br Med J, 1945, 2(4414):181–182.

[6]　Ohene-Yeboah M, Abantanga FA. Inguinal

hernia disease in Africa: a common but neglected surgical condition [J]. West Afr J Med, 2011, 30(2):77–83.

[7]　邹湘才，洪楚原，孙磊，等 . Bassini 手术 [J]. 中国实用外科杂志，2018，38（8）：949–951.

[8]　陈杰，申英末 . 现代疝外科理论与技术 [M]. 天津：天津科技翻译出版有限公司，2018：345–354.

[9]　Jain SK, Bhatia S, Hameed T, et al. A randomised controlled trial of Lichtenstein repair with Desarda repair in the management of inguinal hernias [J]. Ann Med Surg (Lond), 2021, 67:102486.

[10]　Nano M. Technique for inguinal hernia repair in the elderly patient [J]. Am J Surg,1983, 146(3):373–375.

[11]　Towfigh S. Inguinal hernia: four open approaches [J]. Surg Clin North Am, 2018, 98(3):623–636.

[12]　唐建雄，黄磊 . 疝外科学 [M]. 上海：上海科学技术出版社，2020：42–55.

[13]　BRISBANE J. A technique for hernia repair [J]. Calif Med, 1960, 92(5):342–344.

[14]　Martín Duce A, Lozano O, Galván M, et al. Results of Shouldice hernia repair after 18 years of follow-up in all the patients [J]. Hernia, 2021, 25(5):1215–1222.

[15]　Szasz P, Spencer Netto F, Shouldice Hospital. Shouldice Hospital comments on "Shouldice standard 2020: review of current literature and results of an international consensus meeting" [J]. Hernia, 2021, 25(5):1375–1376.

[16]　Obney N. Shouldice technique for repair of inguinal hernia [J]. Bull N Y Acad Med, 1979, 55(9):863–866.

[17]　Guarnieri A, Moscatelli F, Guarnieri F, et al. A new technique for indirect inguinal hernia repair [J]. Am J Surg, 1992, 164(1):70–73.

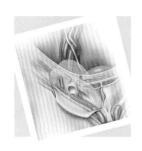

第 10 章

腹股沟疝平片无张力修补术的原理与技术

Bassini 手术发明和推广 100 多年后，经过大量的实践，人们发现总有一定的复发率，即使技术细节上进行改进，收效也甚微。早在 1958 年 Usher 就开始应用聚乙烯材料在腹膜前间隙将补片缝合到缺损的边缘[1]，实现"减张力缝合"修补，这实际上是一种桥接技术，由于材学的限制而没有广泛开展。Lichtenstein IL 认为腹股沟疝组织修补术复发的原因主要为[2,3]：胶原代谢改变引起的组织磨损和缝合部位缝合线的张力。改善疗效的方法是避免将病变的组织有张力地缝合到一起，使用人造的假体进行疝成形术为理想的选择。这种手术方式被命名为"The tension-free hernioplasty"，在此之前 Lichtenstein IL 也有文章将该术式称为"tension-free repair[4]"，国内翻译为无张力修补术，因使用的疝修补网片为平片，因此常称为腹股沟疝平片无张力修补术，这种手术可以在局麻下完成，操作简便，疗效好，因此广泛被推崇。

一、腹股沟疝无张力修补术的原理

Lichtenstein IL 等认为：在腹股沟疝组织修补术中，由于组织的分离倾向，导致缝线对组织起切割作用，引起组织裂开，而引起腹股沟疝的复发。如果在胶原代谢异常的患者中，这个作用将更加明显，使用合成的疝修补网片替代薄弱的腹横筋膜可以避免以上问题，从而达到修复的目的。因此，腹股沟疝无张力修补术基于腹股沟区腹横筋膜薄弱导致腹股沟疝的理论。

二、手术步骤及手术相关问题

Lichtenstein 手术操作简便，相对其他手术而言，更容易标准化，但在操作过程中应注意以下问题。

（一）手术步骤

（1）麻醉：推荐使用局麻方式，根据具体的情况，可以采取硬膜外阻滞麻醉或其他麻醉方式。

（2）切口的长度要求可以暴露耻骨结节和内环即可，一般在腹股沟韧带中点上 2 横指至耻骨结节之间，熟练的学者切口可以更小，沿皮肤张力线逐层切开皮肤、Camper 筋膜、Scarpa 筋膜，暴露腹外斜肌腱膜。

（3）切开腹外斜肌腱膜，在切开

过程中，注意其下的髂腹下神经，游离腹外斜肌腱膜，上叶游离至联合腱上约3cm，下叶游离至腹股沟韧带最低处，外侧游离至内环口外侧约 5cm，目的是有足够的空间放置网片。

（4）游离精索，可在精索与耻骨结节之间的间隙进行游离，该间隙为无血管间隙，并且较为疏松，游离并提起精索，用电刀游离内侧至耻骨结节，外侧游离至内环口。

（5）髂腹下神经的处理，由于髂腹下神经常位于精索的上侧，妨碍网片的防置，可以将其切除，要求切除腹股沟管内的整段神经，而不是单纯切断，残留的断端埋于腹内斜肌内，以免形成神经瘤，引起慢性疼痛。也有学者主张保护神经，在网片上剪出缺损通过神经。

（6）斜疝的疝囊游离可切开提睾肌，提出疝囊并完全游离疝囊，回纳腹腔，一般无须结扎疝囊。较大的进入阴囊的疝囊，可以横断疝囊，并缝扎；较小的腹股沟直疝疝囊直接回纳，大的直疝疝囊可以用可吸收线进行缝扎，国内的专家共识建议用 Marcy 法处理内环口[5]。注意合并疝的情况，在腹股沟直疝病例中，需要注意合并腹股沟斜疝的可能。其他少见的并存疝，如膀胱上外疝、低位半月疝，也需要注意探查和识别。由于该手术常规不打开腹横筋膜，如有必要，探查股疝时需要做一小切口进入腹膜前间隙进行探查。

（7）将大小合适的网片内侧修整为与腹股沟管内侧相同的圆角外形，将精索牵开，网片与耻骨结节上的腹直肌前鞘用单丝不可吸收的缝线缝合固定，

注意缝合的深度，不要缝合到骨膜，以免术后不适感明显，网片与腹直肌鞘重叠 1~1.5cm。将网片的下缘与腹股沟韧带连续缝合，一般要求缝合 3~4 针，缝合至内环口，缝合时注意股血管及腹股沟韧带下的生殖股神经。如果合并股疝或原发疝为股疝，应该将疝修补网片的下缘与 Cooper 韧带缝合。网片的外侧剪开一缺口，上片占 2/3，下片占 1/3，缺口处通过精索，用不可吸收缝线将上下片的下缘（即上片是剪开处的边缘，下叶是非剪开处的边缘）固定于腹股沟韧带，形成新的内环口（图 10.1）。网片外侧的上下叶重叠形成类似腹横筋膜的悬吊，同时形成一个穹状突起的网片镜形物，确保内环口区域的无张力修补。网片的上缘与腹内斜肌用可吸收线缝合固定，注意保护髂腹下神经。

（8）缝合腹外斜肌腱膜，重建外环口至示指尖大小，逐层缝合切口。

（二）术后的处理

术后无须特殊处理，提倡早下床活动，可进行一般的正常生活和非体力工作，避免激烈运动和体力劳动。

（三）手术相关问题

手术细节是 Lichtenstein 成功的重要因素，而被讨论最多的并发症是术后腹股沟区慢性疼痛，这个问题被认为与髂腹下神经损伤和网片有较多的缝合固定有关。

1. 网片的大小

Lichtenstein 手术对疝修补网片放置的要求较高，网片的尺寸需要个体化选择[6]，要求网片必须平展，必须覆盖

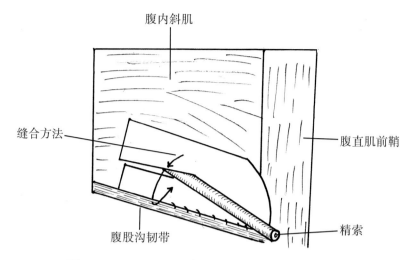

腹内斜肌

缝合方法

腹直肌前鞘

腹股沟韧带

精索

图 10.1　Lichtenstein 手术疝修补网片固定示意图

内环及耻骨结节旁两个易复发的部位，同时要超出一定的范围，耻骨结节侧超出 1~2cm，内环口超出至少 3cm。

2. 髂腹下神经的切除问题

髂腹下神经、髂腹股沟神经与手术相关，并且还与术后的慢性疼痛密切相关，其中尤其以髂腹下神经影响最大。对于神经的处理有两种针锋相对的观点，一种认为应该切除，另一种认为不应该切除。

不支持切除神经的理由为切除神经后形成的残端神经瘤是慢性疼痛的原因之一，并且可能使腹内斜肌、腹横肌下缘的肌肉萎缩。这种观点不符合解剖学的本质，对于髂腹下神经腹股沟管这一段的性质，本书第 5 章有详细的论述。

支持切除的理由为：①髂腹下神经的存在妨碍网片的放置。②髂腹下神经的腹股沟管这一段为感觉神经，切除后不会引起肌肉萎缩。③起主要作用的是网片与组织的成纤维作用而形成坚固的腹股沟管后壁，即使腹内斜肌及腹横肌

下缘萎缩，也不影响治疗效果。④手术后的慢性疼痛与网片引起炎症反应也有关，切除神经可以减少术后腹股沟慢性疼痛。⑤在游离神经的过程中，或者牵拉导致神经的非肉眼可见的损伤，产生急性的刺激，此后由于网片和局部炎症的持续刺激，也可能引起术后慢性疼痛。⑥瘢痕或网片皱缩造成的卡压，也可以产生持续刺激，可能是术后腹股沟神经痛的原因之一。

因此，切除髂腹下神经、髂腹股沟神经可以减少术后慢性腹股沟疼痛的发生率[7]，建议切除整段髂腹下神经，并将神经的残端埋进腹内斜肌内，以避免神经瘤的形成，髂腹股沟神经与精索伴行，不影响手术操作，一般无须处理。术后慢性疼痛是腹股沟疝术后的棘手问题，注意落实知情同意制度，建议在术前与患者沟通神经切除的好处及潜在风险[8]。

3. 网片的缝合固定问题

Lichtenstein 手术后腹股沟疝复发主

要在 2 个区域：耻骨结节和精索通过网片的部位。耻骨结节部位的复发是由于网片与耻骨结节部位固定不牢固有关，网片剪开部位复发是由于网片的皱缩，网片被剪开后剪开部位由网片的中心变成网片的边缘，网片的收缩使精索通过部位扩大，从而使疝复发，因此注意缝合网片剪开部位，使其刚好通过精索，不产生压迫，同时避免空间过大，而造成复发。由于 Lichtenstein 手术单纯采用平片加强腹股沟管后壁，因此缝合固定网片非常重要，网片固定的重点是耻骨结节部位与内环口部位，此外腹股沟韧带与网片的缝合以及网片与联合腱的缝合固定也有不少细节问题需要注意。

1）耻骨结节部位的缝合固定

第一个容易产生慢性疼痛的部位是耻骨结节。在早期，国内对疝和腹壁外科的知识推广不到位，一些医生为了将网片缝合固定得更牢固，将网片缝合到耻骨结节的骨膜上，由于骨膜有丰富的神经，因此术后慢性疼痛发生率较高，Lichtenstein 主张将网片缝合到附着于耻骨结节的腹直肌前鞘上。

2）网片与腹股沟韧带的缝合固定

第二个部位就是网片与腹股沟韧带的缝合固定，要求采用连续缝合，但是也有学者采用间断缝合，此处缝合应该注意生殖股神经。生殖股神经分为生殖支和股支，股支经过腹股沟管的腹横筋膜下并在腹股沟韧带下随股血管进入支配大腿的内侧，生殖支的皮支穿腹股沟韧带或腹股沟韧带与腹外斜肌腱膜交界处分布于腹股沟区，由于该神经细小，肉眼难以发现，并且经常位于腹横筋膜之下靠近腹股沟韧带，因此容易被缝扎，可能也是产生术后慢性疼痛的原因，因此缝合固定网片的下缘时单纯与腹股沟韧带缝合固定，尽量不要缝合到腹横筋膜。

3）其他部位的固定

对于网片的上缘，采用可吸收缝线间断缝合，因为髂腹下神经及髂腹股沟神经肉眼判断并不困难，因此直接缝合误扎的可能性不大，即使无意缝合结扎到神经，缝线吸收后对神经的压迫也可以解除。

4）其他固定方式

也可采用黏合固定的方法固定网片，如纤维蛋白胶或者合成的化学胶，多项研究表明：黏合固定可缩短手术时间并且具有更低的术后慢性疼痛的发生率，而不增加复发率。由于合成的化学胶凝固后形成坚硬的尖锐固体，使用化学胶时需注意使用的方法。

5）固定方式与术后慢性疼痛

在腹股沟疝外科学中有"没有缝合就没有疼痛"的说法，由于 Lichtenstein 手术是腹股沟疝众多手术方式中缝合最多的术式之一，术后的慢性疼痛也最明显。理论上黏合固定可以减少术后慢性疼痛的发生，但临床研究有时也有矛盾的结果，因此网片的固定与腹股沟疝的复发和术后的慢性疼痛并没有必然的关系，还有研究认为网片尾部剪开后的交叉缝合也可能增加术后的慢性疼痛[9]。Lichtenstein 手术后复发和慢性疼痛的病因是复杂的，是多因素的，对其确切的病因仍然未知，精细的手术操作是预防的最好措施。

6）固定方式与复发

Lichtenstein 手术强调使用不可吸收的缝线缝合网片与腹股沟韧带，以确保长远的疗效，这种观点已经成为经典 Lichtenstein 手术重要的关键技术之一。对于其他固定方式，例如黏合固定或可吸收缝线固定，临床研究表明与不可吸收缝线固定有相同的效果，但是对于复发的担心在患者和医生中都很难完全消除。

4.自固定网片

有一种带有倒刺的疝修补网片（图10.2），在进行 Lichtenstein 手术时压紧网片后倒刺可以刺入组织而起到固定作用，当组织与网片融合后，倒刺可以被水解吸收，避免由于缝合引起的术后慢性疼痛问题。虽然有临床实验支持不缝合固定的效果，但出于对复发的担心，部分手术者仍然在耻骨结节的部位缝合固定1针。自固定网片是否可以降低术后慢性疼痛的发生率，在不同的研究中观察到的结果不同。由于节省了缝合的步骤，自固定网片手术具有更短的手术时间[10]。

5.脱细胞支架补片的应用

由于人工合成的网片不能用于青少年及儿童患者，有学者采用脱细胞支架补片作为青少年患者手术的修补材料，脱细胞支架在生成新的组织过程中，植入的支架被自体细胞分泌的成分取代，作为一种"过渡态的结构"不影响发育，特别适用于年龄较大的青少年。国内开展的一项研究采用猪小肠黏膜下层脱细胞支架治疗成人腹股沟疝，经过2年的随访证明其具有良好的安全性和有效性[11]。采用脱细胞支架补片的腹股沟疝修补术，其原理是利用脱细胞支架的支架作用，为组织再生提供支撑，生成新的组织。而采用合成网片的 Lichtenstein 手术是一种假体替代的成形修补术，因此采用脱细胞支架补片进行 Lichtenstein 手术是否还属于假体替代的无张力成形修补术，是一个需要明确的基本概念问题。

6.是否需要常规探查股环？

Lichtenstein 手术的常规步骤并不要求探查股环，可以根据术者的个人习惯和具体的病情决定。当发现股环扩张

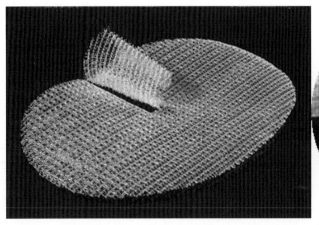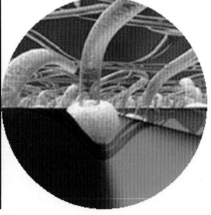

图 10.2　带有自固定倒刺的疝修补网片，右图为倒刺刺入组织后

或股疝时，应改为腹膜前技术进行修补，或采用能覆盖股环的疝修补网片行 Lichtenstein 手术。

三、手术的优缺点、适应证及禁忌证

Lichtenstein 手术的优点经受考验并得到公认，是世界上开放无张力修补术中开展最广泛的术式。它改变了腹股沟疝修补术的观念，开创了"无张力修补术"的年代，并且操作简便，疗效好，网片侵蚀内脏相关并发症极少见[12]，不仅是腹股沟疝无张力修补术最常见的术式之一[13]，也是腹股沟疝无张力修补术的金标准，还是各种腹股沟疝修补术的对照术式，在腹股沟疝外科学领域具有重要的地位，但目前尚没有普遍被接受的标准手术流程[14]。

（一）Lichtenstein 手术的优缺点

手术可以在局麻下完成，手术操作简便，容易推广，复发率低，术后疼痛轻，可以较快返回工作岗位等，被称为开放手术的金标准。由于 Lichtenstein 手术网片与输精管更少的接触等原因，在腹股沟疝无张力修补术中对输精管影响最小，具有较低的与性活动有关的疼痛。虽然 Lichtenstein 手术效果明显，但是它不是建立在全耻骨肌孔修补的理念之上，无法对耻骨肌孔进行全面的修补，对女性的腹股沟斜疝或腹股沟直疝不适用，因这部分患者继发股疝的概率很高。此外，Lichtenstein 手术与其他术式相比，术后慢性疼痛的发生率较高。

（二）手术适应证与禁忌证

Lichtenstein 手术具有较为广泛的适应证，适用于男性原发或复发的腹股沟斜疝、腹股沟直疝，也适用于男性复杂的腹股沟疝或疑难腹股沟疝。因无法进行全肌耻骨孔修补，不适合于股疝和女性腹股沟斜疝、腹股沟直疝。

（严　聪，李　亮，许成裘）

参考文献

[1] 唐建雄，黄磊. 疝外科学 [M]. 上海：上海科学技术出版社，2020：32–33.

[2] Lichtenstein IL, Shulman AG, Amid PK, et al. The tension-free hernioplasty [J]. Am J Surg, 1989, 157(2):188–193.

[3] Lichtenstein IL, Shulman AG, Amid PK. Use of mesh to prevent recurrence of Hernias [J]. Postgrad Med, 1990, 87(1):155–158.

[4] Lichtenstein IL, Shulman AG. Ambulatory outpatient hernia surgery. Including a new concept, introducing tension-free repair [J]. Int Surg, 1986, 71(1):1–4.

[5] 中华医学会外科学分会疝与腹壁外科学组，中国医师协会外科医师分会疝和腹壁外科医师学组. Lichtenstein 手术操作规范中国专家共识（2021 版）[J]. 中国实用外科杂志，2021，41（7）：747–753.

[6] Kulacoglu H, Celasin H, Oztuna D. Individual mesh size for open anterior inguinal hernia repair: an anthropometric study in Turkish male patients [J]. Hernia, 2019, 23(6):1229–1235.

[7] Changazi SH, Fatimah N, Naseer A, et al. Neurectomy versus nerve sparing in open inguinal hernia repair: a randomised controlled trial [J]. J Coll Physicians Surg Pak, 2020, 30(9):917–920.

[8] Sahin A, ?lcucuoglu E, Kulacoglu H.

Crossing mesh tails in the Lichtenstein repair method for medial (direct) inguinal hernia: recurrence and chronic pain rates after five years [J]. Hernia. 2021, 25(5):1231–1238.

[9] Cirocchi R, Sutera M, Fedeli P, et al. Ilioinguinal nerve neurectomy is better than preservation in lichtenstein hernia repair: a systematic literature review and meta-analysis [J]. World J Surg, 2021, 45(6):1750–1760.

[10] Axman E, Holmberg H, Nordin P, et al. Chronic pain and risk for reoperation for recurrence after inguinal hernia repair using self-gripping mesh [J]. Surgery, 2020, 167(3):609–613.

[11] Li B, Zhang X, Man Y, et al. Lichtenstein inguinal hernia repairs with porcine small intestine submucosa: a 5-year follow-up. a prospective randomized controlled study [J]. Regen Biomater, 2021, 8(1): 55.

[12] Gossetti F, D'Amore L, Annesi E, et al. Mesh-related visceral complications following inguinal hernia repair: an emerging topic [J]. Hernia. 2019, 23(4):699–708.

[13] AlMarzooqi R, Tish S, Huang LC, et al. Review of inguinal hernia repair techniques within the Americas Hernia Society Quality Collaborative [J]. Hernia, 2019, 23(3):429–438.

[14] Davis T, Vivens M, Barghuthi L,et al. Giant sliding inguinal hernia requiring intraoperative aspiration of fluid: a case report and literature review [J]. J Surg Case Rep, 2021, 2021(8): 340.

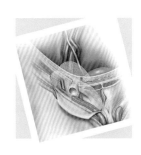

第 11 章

腹股沟疝网塞修补术的原理与技术

腹股沟疝网塞修补术或网塞－平片修补术是腹股沟疝外科学的重要治疗理念之一，了解腹股沟疝网塞技术的发展，不仅可以对本术式的原理和优缺点有深刻的理解，对理解其他术式的内涵也有重要的意义，从而可以更好地在临床上进行应用，选择合适的适应证，以使患者的获益最大化。

第一节　腹股沟疝网塞修补术的原理及发展

使用"塞子"堵塞进行腹股沟疝修补的概念很早就被提出，早期曾经有使用软木塞进行修补的尝试，但受材料学的限制，一直无法真正地推广，当聚丙烯材料的网塞应用以后，该术式得到广泛接受，并被大力推广，现在腹股沟疝网塞修补术或网塞－平片修补术是人们最为熟悉的腹股沟疝假体修补手术之一。

一、腹股沟疝网塞修补术的原理

腹股沟疝网塞修补术最早用于股疝和复发的腹股沟疝[1]，以手术简便而被广泛接受。早期的网塞使用与普理灵材料相同的疝修补网片手工卷制而成（图11.1），大小根据疝环而定，用于股疝一般长 2cm，宽 0.75cm[2]。早期的腹股沟疝网塞修补术的基本原理为：腹股沟疝术后由于瘢痕的作用，腹股沟管的后壁较为坚固，只需要用网塞将其缺损修补即可达到无张力闭合缺损的作用。腹股沟疝网塞修补术经大样本的病例 20年随访，结果证实其疗效良好[3]，是科学的腹股沟疝修补术式之一。因股疝也是单纯的缺损，周围有腹股沟韧带及其衍生组织围成的结构，因此网塞修补术也可以用于股疝。腹股沟疝网塞修补术的设计初衷并非使用塞子去堵塞缺损，而是使用网塞填充替代有张力的缝合，因此在本质上腹股沟疝网塞修补术仍然属于无张力修补术的一种，理解这一点对理解腹股沟疝网塞修补术有重要的基础意义。

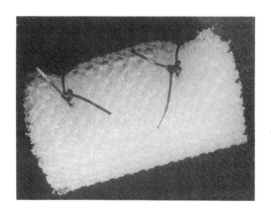

图 11.1　早期手工卷制的网塞

二、腹股沟疝网塞修补术的发展

　　早期的网塞为手工卷制而成，后来出现了预成型的网塞，网塞的形状一般为锥形的花瓣样（图 11.2），也有半球形、草帽形等网塞，目前最常见的网塞为花瓣形的锥形网塞。在网塞材料改进的同时，手术方式也在发展。

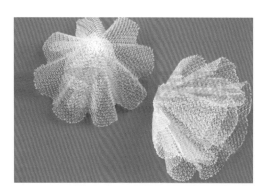

图 11.2　花瓣形的锥形网塞

（一）腹股沟疝网塞－平片修补术

　　腹股沟疝网塞修补术为腹股沟复发疝而设计，为拓宽适应证，出现了在网塞的基础上加用平片的术式（图 11.3），即腹股沟疝"网塞－平片"或"平片－网塞"的无张力修补术。增加的平片被称为腱膜上补片，需要注意的是，这个平片的意义与 Lichtenstein 手术平片的意义是不同的，腱膜上片相当于腹股沟复发疝的瘢痕"所起的作用"，目的是拓展网塞技术的适应证，使其可以应用于原发性腹股沟疝。

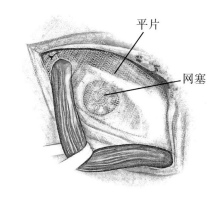

图 11.3　腹股沟疝网塞－平片技术效果图

（二）Millikan 技术与 Rutkow 技术

　　现在临床中普遍使用的是花瓣样的锥形网塞，对于使用方法，人们也进行了改进。Rutkow 技术没有将网塞放入腹膜前间隙，而是将网塞的外瓣固定于腹横筋膜（或联合腱和腹股沟韧带）。Millikan 技术要求网塞放置于更深的腹膜前间隙，网塞位于腹横筋膜之下，而将网塞的内瓣固定于腹横筋膜边缘，该技术的原理为[4]：外瓣在腹腔内的压力下可以展开，因此也有人将其称为腹膜前技术（图 11.4）。Millikan 技术中网塞可以在腹腔的压力下展开，而 Rutkow 技术网塞无法展开，因此 Millikan 技术比 Rutkow 技术形成"网塞瘤"的机会少，理论上也可能减少侵蚀空腔脏器及感染等并发症的概率。

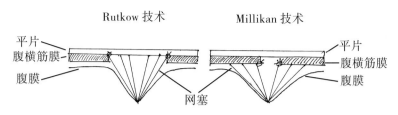

图 11.4　Rutkow 技术与 Millikan 技术网塞放置的不同

从腹股沟疝网塞修补术的出发点和发展历程可以看出，其内涵仍然是无张力修补术，而并非网塞堵塞，在发展逐渐借鉴了 Lichtenstein 技术和腹膜前技术。

三、腹股沟疝网塞修补术在原理上与其他术式的比较

腹股沟疝网塞修补术或网塞 – 平片修补术的特点是：以最少的手术游离操作或创伤代价植入网塞或平片，不缝合或甚少缝合，就可以达到手术的目的 [5]，手术简便、患者术后舒适性明显、恢复快、术后慢性疼痛发生率低。目前的各种成熟腹股沟疝无张力修补术均可取得非常好的效果，与其他术式相比，腹股沟疝网塞修补术具有以下特点。

（一）与 Lichtenstein 手术原理的比较

腹股沟疝网塞 – 平片修补术同时使用了平片和网塞，因此自然有网塞和平片的双重作用，相对于 Lichtenstein 手术，腹股沟疝网塞 – 平片修补术的手术时间更短 [6]。由于同时使用了网塞和平片，因此可能出现一个疑问：网塞起主要作用还是平片其主要作用？回答这个问题，需要从腹股沟疝网塞修补术的发展历程看，首先出现的是单纯网塞手术，

然后为拓宽适应证而增加平片，与同样使用平片的 Lichtenstein 手术相比，腹股沟疝网塞 – 平片手术中的平片面积明显小，起不到单纯平片修补术的作用，不能等同于 Lichtenstein 手术，因此有的术者在原发性腹股沟疝中单纯使用网塞，或单纯使用其中的平片，都是对其原理理解不全面而导致，网塞和平片结合的技术才能用于原发性腹股沟疝（不包括股疝）。

（二）锥形网塞的特殊并发症

在腹股沟疝网塞修补术中或网塞 – 平片修补术中，锥形网塞是一个特殊的立体结构，可导致特殊的并发症。由于该技术一般不对网塞进行缝合固定，网塞容易移位进入阴囊或腹腔，而引起复发。在各种并发症中，网塞侵蚀空腔脏器是其最特殊的并发症，最常见的被侵蚀的脏器为膀胱和乙状结肠 [7]，研究表明网塞修补术或网塞 – 平片修补术是肠外瘘的独立危险因素 [8]，可引起结肠皮肤瘘 [9]，也可见小肠被侵蚀的报道 [10]。此外，锥形的网塞形成立体空隙，成为组织液积聚的空间，这个组织液积聚的空间可成为细菌藏匿和繁殖的理想区域，因此容易出现感染，并成为顽固性感染的来源之一。

（三）Millikan 技术的腹膜前技术问题

Rutkow 技术与 Millikan 技术使用相同的花瓣样锥形网塞，将网片的内瓣与腹横筋膜固定，网塞整体置于腹横筋膜后，属于腹膜后技术之一。在 Millikan 技术中，网塞在腹腔的压力下，在一定程度下变得扁平，可以在一定程度上减少对空腔脏器的侵蚀和其锥形空间带来的感染问题，因此从修补层次和并发症的角度看，都是有意义的改进，但是网塞即使可以完全展平，其修补的空间也不足以覆盖腹股沟区，更不可能达到完全肌耻骨孔修补的要求。在网塞的改进上，也可以避免以上特殊并发症的问题，例如 UPP 网片的草帽形网塞（图 11.5）和平片形的网塞（图 11.6），可以完全避免锥形网塞的特殊并发症问题。因此，虽然 Millikan 技术在腹股沟疝网塞技术的发展中具有积极的意义，但在目前的腹股沟疝外科学发展阶段中，对其意义的评价存在较大的争议。

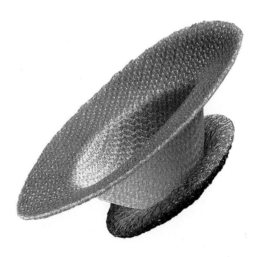

图 11.5　UPP 疝修补网片的草帽形网塞

四、腹股沟疝网塞修补术的适应证与禁忌证

腹股沟疝网塞修补术的出现和发展是疝和腹壁外科的重要进步之一，该术式也是我国最早引进的无张力修补术式之一，中文翻译为"腹股沟疝网塞充填式无张力修补术"，并且至今仍发挥重要的作用，毫无疑问，这是一种成功的术式，陈思梦、刘力嘉认为该术式在我国疝外科的发展历史上起到引领和奠基的作用[11]。

（一）优缺点

由于腹股沟疝网塞修补术或网塞－平片修补术的特殊性，其争议持续至今。腹股沟疝网塞修补术与现代基于筋膜解剖的疝无张力成形术或无张力修补术的理念一样，本质上是一种假体替代的成型修补术。虽然网塞修补术也是基于这个理念，也有很好的疗效，但是无论是网塞还是网塞－平片手术都显得较有"特点"，腹股沟疝网塞修补术或网塞－平片修补术的优缺点总结如下。

1. 优　点

·可以通过较少的手术游离操作完

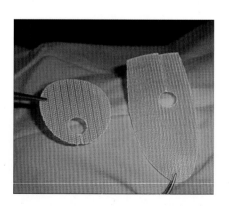

图 11.6　圆形的网片为平片形网塞

成手术，手术简便、创伤小，手术后恢复快。

·由于手术中基本不固定网塞或平片，术后慢性疼痛发生率低。

2. 缺　点

·网塞移位导致复发。

·侵蚀空腔脏器或发生肠外瘘。

·锥形的网塞引起组织液积聚，容易成为感染的根源。

（二）手术适应证与禁忌证

腹股沟疝网塞－平片修补术仍然是科学合理的手术方式之一，仍被广泛采用，但在考虑适应证时应结合其原理及特点，全面客观地评价和选用。

1. 适应证

成年男性伴有腹横筋膜缺损或薄弱的腹股沟斜疝、腹股沟直疝、股疝，复发疝、女性股疝。

2. 禁忌证

腹股沟疝网塞修补术或网塞－平片修补术的禁忌证主要根据其技术原理的特点决定。

·女性腹股沟斜疝或腹股沟直疝需要使用腹膜前技术，进行全肌耻骨孔修补，因此不适合。

·锥形网塞形成的"人造死腔"在急诊手术和合并腹水的患者也不是理想的选择；为避免网塞对空腔脏器的侵蚀，有学者建议左侧腹股沟疝合并乙状结肠憩室的情况应避免使用网塞[12]。

·复杂的腹股沟疝或复发疝，特别是缺损较大的病例，网塞－平片的覆盖范围不足，可能存在修补不充分的问题，应避免适应。

第二节　手术技术

目前临床应用的多为腹股沟疝网塞－平片修补术，单纯的腹股沟疝网塞修补术已经很少应用，但仍然有其特殊的适应证。

一、腹股沟疝（股疝）网塞修补术

（一）手术步骤

（1）麻醉：建议采用局麻方式，也可以采用硬膜外等其他麻醉方式。

（2）请患者咳嗽，或做其他增加腹压的动作，在疝环孔上做一小切口，逐层切开，直至腹外斜肌腱膜。

（3）切开腹外斜肌腱膜，并做适当的游离，注意其下的髂腹下神经及髂腹股沟。

（4）游离疝囊，结扎疝囊，不必常规游离精索，为了游离疝囊的需要才对精索做必要的游离。

（5）适当游离腹膜外间隙，将网塞推入腹膜前间隙，嘱患者咳嗽，网塞不脱出作为合适的标准，也可将网塞用不可吸收的缝线固定在疝环上，并缝合腹横筋膜。

（6）逐层缝合切口。

（7）股疝手术在股三角腹股沟韧带下做切口，游离疝囊并回纳疝囊，然后放置网塞。

（二）腹股沟疝（股疝）网塞修补术的相关问题

· 单纯的腹股沟疝网塞修补术是在较小的切口下进行手术，并且手术操作较为简单，较少的游离操作即可完成手术。

· 腹股沟疝的网塞修补术是针对复发疝而设计，由于瘢痕组织形成坚固的腹股沟管后壁，因此只需用网塞堵塞即可达到修补的目的。实际临床工作中我们发现形成的瘢痕组织有时不够坚固，也有多发缺损。由于手术范围的局限，还有潜在的缺损被掩盖的可能。

二、腹股沟疝网塞－平片修补术

在腹股沟疝单纯网塞修补术的基础上，Rutkow 和 Robbins 提出网塞加平片的手术方法，并收到良好的疗效，因此，被称为 Rutkow 技术或者 Rutkow-Robbins 技术，是一种简洁、有效、卫生经济且效益较好的手术方式。该术式也是最早引进国内的术式，在国内开展较普遍，也说明推广因素在技术发展中的作用。但是随着学科的发展和各种类型网片的推广，近年在国内开展率有所下降，但在基层医院仍然是主流术式之一。

（一）手术步骤

（1）麻醉及切口与网塞手术相同，但切口要求略长，一般为 4~6cm。

（2）逐层切开皮肤、浅筋膜、腹外斜肌腱膜，注意保护髂腹下神经及髂腹股沟神经。

（3）游离腹外斜肌腱膜，上至联合腱上 2cm，下至腹股沟韧带。

（4）游离精索，从内环口至耻骨结节，若为腹股沟斜疝，纵行切开提睾肌，游离疝囊，小的疝囊直接回纳腹腔即可，大的进入阴囊的疝囊，可以横断，缝扎疝囊，远端旷置；直疝在疝囊颈部切开腹横筋膜，回纳疝囊。

（5）可采用 Rutkow 技术或 Millikan 技术放置网塞，以不可吸收的缝线固定于腹横筋膜的边缘，也有学者将其固定于联合腱和腹股沟韧带。可嘱患者咳嗽，检查放置的可靠性。

（6）放置平片，内侧覆盖耻骨结节，网片的分开部位通过精索，采用不可吸收缝线在精索外侧缝合网片的两叶。一般不需要缝合固定网片，如果确实需要，可以缝合固定 1~3 针，一般与耻骨结节、腹股沟韧带及联合腱固定。

（7）检查精索，逐层缝合切口。

（二）手术相关问题

1. 是否需要固定网塞？

根据疝环缺损的大小选择网塞，可以剪掉部分内瓣。网塞的主要并发症是移位的问题，可能移位进入阴囊或腹股沟管内，这与网塞没有固定，或采用可吸收缝线固定有关。从网塞的移位，我们可以认为，网塞承受了腹腔内较大的压力，另外锥形的网塞难以让组织长入，与组织融合性差，压力大时仍然可以将网塞推开，这也是网塞手术的缺点之一。缝线吸收后就没有固定的作用，如需要固定，建议采用不可吸收的缝线固定网塞。

2. 是否需要固定平片？

腹股沟疝网塞 – 平片修补术是单纯网塞修补术的改良术式，网塞加平片的手术中起主要作用的是网塞，而不是平片，因此，不主张对平片进行固定。平片的主要作用是覆盖腹股沟管，预防网塞以外的区域疝出而复发的可能。虽然最补的理念不提倡缝合固定，但在实际手术中有不同的做法，为避免网塞移位，笔者在临床实践中习惯进行缝合固定，网塞缝合 3~4 针，平片缝合 3 针，可以根据具体的情况个性化处理。

3. 是否有使用两个网塞的必要？

临床上有观点认为马鞍疝或者疝囊较大的情况下应该使用两个网塞，分别填塞于两个疝囊，或一起填于较大疝囊，这种对手术的理解是否正确？这需要从手术的原理去回答，网塞的意义是为了无张力条件下缝合，而不是堵塞缺损，因此没有必要使用两个网塞。一般马鞍疝多为一个疝囊较大，一个疝囊较小，可以结扎较小的疝囊，将网塞放置于体积较大的疝囊部位；另外也可以采用腹膜前技术中的 Millikan 技术，将网塞置于腹膜前、腹壁下动静脉之后即可解决问题。作者认为，既然是马鞍疝或者疝囊较大者，也就是比较严重的疝，条件允许时，不拘泥于网塞加平片的技术，腹膜前技术是更好的选择，如 UHS 或 PHS 技术。

4. 股疝是否适用网塞？

在股疝手术中，如果在皮下放置平片，没有腹外斜肌腱膜的覆盖，容易出现网片相关的并发症，因此对于股疝，采用单纯的网塞技术即可，无须在其上覆盖平片。

三、手术后注意事项

与 Lichtenstein 手术相同。

（严　聪，李　亮，王鉴杰）

参考文献

[1] Lichtenstein IL, Shore JM. Simplified repair of femoral and recurrent inguinal hernias by a "plug" technic [J]. Am J Surg, 1974, 128(3):439–444.

[2] Allan SM, Heddle RM. Prolene plug repair for femoral hernia [J]. Ann R Coll Surg Engl, 1989 , 71(4):220–221.

[3] Shulman AG, Amid PK, Lichtenstein IL. The 'plug' repair of 1402 recurrent inguinal hernias. 20-year experience [J]. Arch Surg, 1990,125(2):265–267.

[4] Millikan KW, Cummings B, Doolas A. The Millikan modified mesh-plug Hernioplasty [J]. Arch Surg, 2003, 138(5):525–529.

[5] Robbins AW, Rutkow IM. Open mesh plug hernioplasty: the less invasive Procedure [J]. Surg Technol Int, 1996, 5:87–91.

[6] Yu M, Xie WX, Li S, et al. Meta-analysis of mesh-plug repair and Lichtenstein repair in the treatment of primary inguinal hernia [J]. Updates Surg, 2021, 73(4):1297–1306.

[7] 江志鹏，邹湘才，李亮，等 . 腹股沟疝手术策略与技巧 [M]. 广州：广东科技出版社，2021：191–198.

[8] 储诚兵，陈杰，申英末，等 . 腹股沟疝无张力修补术后肠外瘘发生的危险因素分析 [J]. 中华消化外科杂志，2019（11）:1054–1059.

[9] Isaia M, Christou D, Kallis P, et al. Colocutaneous fistula after open inguinal hernia repair [J]. Case Rep Surg, 2016,

2016:2019212.

[10] Hamada Y, Tanaka K, Katsurahara M, et al. Mesh plug migration into the small intestine: An unusual cause of chronic anemia [J]. Dig Liver Dis, 2019, 51(7):1062.

[11] 陈思梦, 刘力嘉. 网塞手术对我国疝外科发展的作用和今后的地位 [J]. 中华普通外科杂志, 2016, 31（9）:791–793.

[12] D'Amore L, Gossetti F, Manto O, et al. Mesh plug repair: can we reduce the risk of plug erosion into the sigmoid colon? [J]. Hernia, 2012, 16(4):495–496.

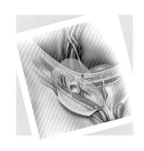

第12章

腹股沟疝腹膜前无张力修补术的原理与技术

腹股沟区是腹壁肌肉和筋膜的边缘区域，股三角是下肢血管、神经的通道，解剖上有其特殊性，是一个天然的薄弱区，目前 Bassini 手术、Lichtenstein 手术和腹股沟疝网塞－平片手术本质上都是加强腹股沟管后壁的手术，与 Bassini 手术同时代的 Nyhus 手术也是一种腹膜前的腹股沟疝组织修补术，但其本质也是一种腹股沟管后壁的修补术，无法对这一区域进行全面的修补，因此需要建立新的修补理念，以达到更全面的治疗考虑的目标。

第一节　肌耻骨孔解剖与腹膜前修补技术

随着肌耻骨孔概念的提出，对肌耻骨孔进行全面修补的理念可以全面加强腹股沟三角和股三角的薄弱区，因而逐渐被接受和推广，成为腹股沟疝外科重要的治疗理念之一。

一、肌耻骨孔的解剖

由于腹股沟区解剖的复杂性，为了方便研究，关于其解剖研究也有较多的定义。

腹股沟三角：腹股沟三角的外侧界为腹壁下血管，内侧界为腹直肌外侧缘，下界为腹股沟韧带，为腹股沟直疝的疝出区域，因此又称直疝三角，但原始的腹股沟三角的范围较广，下界为耻骨梳韧带[1]（图 12.1），为腹股沟直疝和股疝的疝出区域。

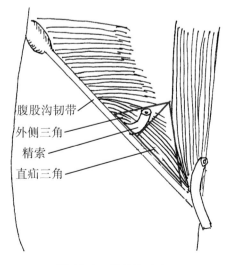

图 12.1　腹股沟三角

外侧三角：外界为腹壁下血管进入腹直肌交汇点与腹内斜肌和腹股沟韧带的融合点稍外侧的连线，下界为腹股沟韧带，内侧为腹壁下血管，为腹股沟斜疝的疝出部位，因此，又称为斜疝三角。外侧三角的外界不太明确，缺乏腹股沟三角那样明确的标志，因此较少被提及。

股三角（图 12.2）：上界为腹股沟韧带，内侧界为长收肌内侧缘，外侧界为缝匠肌内侧缘。股三角的重要意义是其中的股动脉、静脉和神经。腹股沟三角定义范围的缩小是为了避免与股三角定义范围的重叠，避免概念的紊乱。

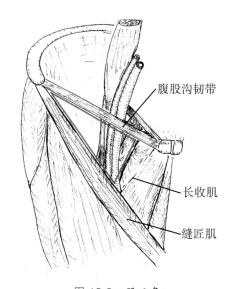

图 12.2　股三角

腹股沟三角、外侧三角和股三角的出发点都是为了便于解剖理解而定义，1956 年，法国的 Fruchaud 提出了肌耻骨孔的概念（图 12.3），可以认为从疾病的角度去定义解剖问题，是一种有利于疝和腹壁外科的解剖学定义，也是从腹股沟斜疝、腹股沟直疝和股疝到"肌耻骨孔疝"理念的拓展。肌耻骨孔曾被翻译为耻骨肌孔，其上界为腹内斜肌及腹横肌形成的弓状缘，下界为耻骨支及耻骨梳韧带，内侧为腹直肌外缘，外侧为髂腰肌，腹股沟韧带或髂耻束将肌耻骨孔分成上下两部分。肌耻骨孔是腹外疝最易发的部位，包括腹股沟斜疝、腹股沟直疝、股疝、血管前疝等。男性和女性的肌耻骨孔差异较大，以腹股沟韧带为划分依据，男性腹股沟韧带以上的部位比例较大，容易出现腹股沟斜疝和腹股沟直疝；女性腹股沟韧带以下的部分明显，容易出现股疝。因此从肌耻骨孔解剖的角度看，男性和女性腹股沟疝的治疗应有不同的考虑角度。

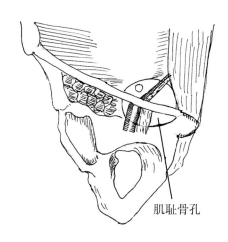

图 12.3　肌耻骨孔

二、肌耻骨孔的尺寸

对于肌耻骨孔的尺寸，国内的 2 个研究采用相同的测量经线，得出相似的结论。张继峰等在术中测量肌耻骨孔的尺寸，结论为[2]：肌耻骨孔的平均长度（耻骨结节到腹内斜肌与腹股沟韧带的交汇点）为（7.6±0.4）cm，平均宽度（腹内斜肌下缘最高点到髂腰肌与耻骨梳韧带的交汇点）为（6.5±0.4）cm。耿兴隆等利用在 3D 成像技术，在模型上设定 4 个点、3 条线及 1 个角度。4 个点为耻骨结节（A 点），弓状线与腹直肌外缘的交汇点（B 点），弓状线下缘最高点的平行线与腹股沟韧带的交汇点（C 点），髂腰肌与耻骨梳韧带相交点（D 点）。3 条线为 B 点到 AC 的垂直距离（a 线），D 点到 AC 的垂直距离（b 线），AC 的长度（c 线）。1 个角度为观察耻骨肌孔上、下区域两个平面所成角度。测量 a 线（耻骨肌孔上区域的宽度）、b 线（耻骨肌孔下区域的宽度）、c 线（耻骨肌孔的长度）以及耻骨肌孔上、下区域两个平面所成角度。研究得出结果为 [3]：耻骨肌孔的长度为（7.4±0.3）cm，耻骨肌孔上区域宽度为（5.3±0.4）cm，耻骨肌孔下区域宽度为（2.7±0.2）cm，耻骨肌孔的总宽度为（7.9±0.4）cm，耻骨肌孔上下区域所成角度为（123.1±3.7）°。Song Z 等研究发现 [4]：肌耻骨孔的尺寸与骨盆参数无关，但与年龄相关。肌耻骨孔大部边界为肌肉组织，由于肌肉含量随着年龄的增长而减少，因此可以合理解释这个测量结果。国外 Hiratsuka T 等采用测量肌耻骨孔的水平经线和垂直经线，得出的结果为 [5]：当疝环直径 ≥ 3cm，

水平经线为 9.6cm，垂直经线为 7.0cm；当疝环直径 <3cm，水平经线为 9.2，垂直经线为 6.4cm。Wolloscheck T 等在尸体上测量，肌耻骨孔的研究结果为 [6]：平均宽度为（7.8±3.0）cm，平均高度为（6.5±1.9）cm，男性和女性具有明显的差异，男性的平均长度和宽度为 7.6cm×7.6cm，女性的平均长度和宽度 8.1cm×5.3cm。虽然目前无统一的肌耻骨孔参考值，但不同人群之间的肌耻骨孔见存在一定的差异，但差异不大。

三、基于肌耻骨孔的疝修补术

肌耻骨孔是躯干下肢结合区的薄弱区域，是腹股沟斜疝、腹股沟直疝、股疝等疝出的区域，因此使用假体材料加强这个区域，就可以杜绝各种疝疝出的可能性。虽然对肌耻骨孔的解剖认识较早，但早期的腹膜前手术并不是常规的手术，腹股沟疝的手术治疗主要以前入路的无张力修补术和组织修补术为主，例如 Lichtenstein 手术和腹股沟疝网塞 - 平片手术，腹膜前的手术主要用于复发或多次复发、疑难的腹股沟疝，早期以 Stoppa 手术为代表，随着 Kugel 手术开发和推广，以及腹腔镜技术的应用，腹膜前技术目前已经是常规的腹股沟疝治疗技术之一。

第二节　巨大网片加强内脏囊的手术（Stoppa 手术）

肌耻骨孔概念提出后，1969 年由法国著名疝外科专家 Stoppa 开创了 Stoppa

手术 [7]，用足够大的疝修补网片加强内脏囊，从而达到治疗作用，1989 年

Wantz 将其用于单侧腹股沟疝。Stoppa 手术成为腹股沟疝外科的另一个重要理念的代表性手术，又称巨大网片加强内脏囊手术，目前在国内外应用较少，但仍然是一种不可缺少的重要术式，在今天的腹股沟疝外科仍有重要的应用价值，目前主要用于治疗巨大的腹股沟疝、复发疝或复合疝等疑难病例。

一、Stoppa 手术原理

在 Stoppa 之前，经后入路到达 Bogros 间隙的研究已经比较普遍，代表性的人物包括 Nyhus、Cheatle、Henry、Jennings 等。这些研究主要聚焦于手术切口和手术入路上，Stoppa 手术的不同在于提出了新的理念。Stoppa 认为[8]：根据帕斯卡定律，腹膜可以通过腹壁的小缺损疝出，从而形成腹股沟疝。Stoppa 不主张修补疝环，而是修复腹壁，在腹膜前放置疝修补网片，形成人工屏障，阻止腹腔脏器的疝出。Stoppa 手术的原理为：①在腹膜前放置一张面积远超肌耻骨孔面积的疝修补网片[9]，从而最大限度杜绝疝复发的可能性。②利用帕斯卡定律固定疝修补网片[10]，不缝合固定或尽量少缝合固定，所以术后慢性疼痛发生率低。可见 Stoppa 手术与 Lichtenstein 手术的无张力修补术具有不同的立足点，并不等同于无张力成形修补的概念，此后在此理念的基础上，不同的腹膜前技术被开发出来，包括腹腔镜技术和开放手术技术。Nyhus 和 Stoppa 是腹膜前技术的先驱，他们的研究是后来腹腔镜腹膜前修补技术原理的

重要基础[11]。

二、手术步骤

（1）麻醉：可选择硬膜外阻滞麻醉、脊椎麻醉或全身麻醉（简称全麻）。

（2）切口：一般采用妇产科手术的 Pfannenstiel 切口，是一种横行的切口，也可以采用下腹部正中切口，逐层切开腹壁，切开腹横筋膜，直至见到腹膜。

（3）游离腹膜前间隙和疝囊的处理：可采用钝性结合锐性分离的办法分离腹膜前间隙，分离范围基本包括整个下腹部，正中至膀胱前间隙，两侧至髂前上棘水平，下方至耻骨梳韧带下，斜疝可以在疝囊颈部切断，缝合关闭腹膜，远端旷置，如果疝囊可以完全剥离，也可以完全游离后回纳腹腔，直疝疝囊可以完全游离，股疝也多数可以完全游离，如无法游离，可以横断疝囊，缝合腹膜，远端旷置。

（4）输精管腹壁化：将输精管与腹膜分开，游离足够的长度。

（5）网片的准备：将网片平铺在术野，网片的宽度要比两侧的髂前上棘短 1~2cm，一般为 24cm，但是需要注意腹壁并非一个平面而是一个凸面，否则网片宽度不够，中线的长度为脐至耻骨联合下 2~3cm，平均为 16cm，下缘要求覆盖耻骨梳韧带下 2cm，经过修剪后的网片呈"∧"形（图 12.4，图 12.5）。测量和修剪疝修补网片也可以通过索带标定网片覆盖范围（图 12.6），然后直接测量，或测量索带的长度，然后以索带测量为参考在网片上剪裁。

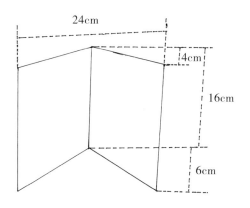

图 12.4　网片剪裁后的示意图

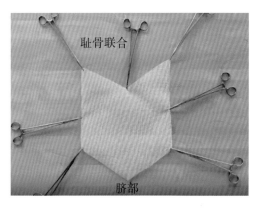

图 12.5　网片修剪后的实物图

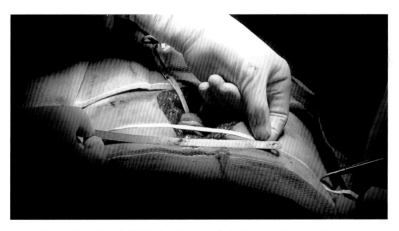

图 12.6　使用索带辅助测量（此手术采用下腹部正中切口）

（6）网片的放置：由于网片较大，放置较困难，可以先放置一侧再放置另外一侧，作者习惯先放置下缘的中间部，位于耻骨联合后，一般不需缝合，如果有需要，也可做必要的固定。由于切口距耻骨联合一般为 5cm 左右，可以实现徒手的缝合，将网片用普理灵缝线固定，然后用镊子夹住网片一侧的下角，将网片放在一侧的最低部位，注意将网片下缘覆盖耻骨梳韧带下 2cm（图 12.7），如有必要可将网片固定在耻骨梳韧带上，同法放置另外一侧，然后放松拉钩，注意观察网片是否展平。然后放置上缘

的中点，将其固定于腹壁，同法用镊子夹住网片的外上角展平网片的上缘，也可以采用专用的腹壁穿刺针，将双侧外上角悬吊固定于腹壁。

（7）逐层缝合切口，如有必要可以在腹膜前间隙放置引流管。

三、术后的主要问题及处理

该术式是一种创伤性较大的术式，分离面积大，放置较大的网片，因此术后的并发症也相对特殊，主要的并发症是感染、血肿和血清肿[12]。由于手术创伤较大，手术时间更长，住院时间也更长。

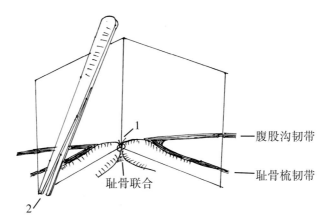

腹股沟韧带

耻骨梳韧带

耻骨联合

图 12.7　数字 1 表示先将网片固定在耻骨结节后，2 代表用镊子夹住补片一侧的下角将网片下缘放置在耻骨梳韧带下

（一）血清肿和疝囊积液

术后并发血清肿及血肿的机会较多，因此有人主张常规放置引流管，连续 2d 引流量小于 10~15mL 时拔除引流管，但是同时感染率也增高，因此也有学者认为放置引流管没有任何获益，而不主张放置。该手术往往用于治疗较大的腹股沟疝，经后入路的手术无法剥除疝囊，因此术后疝囊积液明显，术后较长的时间内腹股沟仍然有疝囊积液或阴囊积液，一般无须处理，可待其自然吸收。

（二）术后抗生素的使用问题

因为手术创面大，植入疝修补网片为异物，术后建议预防性使用抗生素治疗至术后第 1 天，使用引流管时也有逆行性感染的风险，可适当延长抗生素使用时间。

（三）对性功能的影响

由于腹膜前广泛的分离，对男性性功能可产生临时性的影响，一般在手术后 6 个月可以恢复正常[13]，因此没有远期影响。

四、手术相关问题

（一）腹膜前间隙的分离

由于该手术主要用于复发疝及巨大疝，因此腹膜前间隙往往有粘连，甚至有坚硬的瘢痕，此时可以采用锐性分离，但是需要注意避免大血管和输精管的损伤，精细操作，保持手术创面的止血完善，避免影响判断。

（二）巨大疝的术前准备问题

由于巨大的腹股沟疝回纳后，特别是双侧疝，会造成腹内压的即时升高，因此术前有必要进行呼吸锻炼，可以回纳疝内容物，可采用疝气带压迫，也可以采用人工气腹技术。

（三）双侧与单侧手术

该术式可以兼顾双侧与单侧的腹股沟疝手术，无论是经下腹部的正中切口还是横切口都可以达到目的。

（四）网片的选择

由于网片较大，因此腹壁的异物感也较其他术式明显，原则上应该选择柔软的网片进行手术，不建议使用质地较硬的网片，也不建议使用皱缩率较高的网片。需要指出的是目前的部分可吸收网片，在手术时感觉质地较硬，但是可吸收部分被吸收后，剩余的不可吸收部分顺应性就变得非常好。小网孔的网片与组织的融合性差，使成纤维细胞不能穿过网孔，因此也不建议使用。

（五）网片的修剪问题

在修剪网片时注意网片覆盖的是立体的凸面，不能按照双侧髂前上棘的直线距离进行修剪，否则网片的大小将不合适，同时需要考虑网片皱缩的因素。网片的外周变得不稳定是更危险的因素，不建议在网片上剪出缺损使输精管通过，这样可能破坏补片的完整性，而是通过输精管的腹壁化使网片可以更好地放置。

（六）网片的固定问题

多数学者认为不应该固定网片，网片的周围是密闭的液体环境，在腹压的作用下网片的各个部位承受相同的压力，并且免缝合可以减少慢性疼痛的发生。作者习惯于缝合补片的中线部位，这样可以较方便地展平补片，在腹股沟区不做缝合，以免缝合结扎神经引起慢性疼痛，有时滑动性较大的疝，将网片与耻骨梳韧带缝合固定，可以减少复发。

五、手术适应证与禁忌证

（一）适应证

Stoppa 手术主要用于治疗疑难和复杂的腹股沟疝，主要是复发和多次复发的腹股沟疝，同时可处理腹腔脏器与疝囊复杂粘连的巨大腹股沟疝，而不需要做内脏切除[14]，还可以治疗下腹部中线部位的腹外疝，主要应用在以下情况。

（1）双侧巨大的腹股沟疝、股疝，多次手术后复发或单次手术后复发疝的情况较复杂的腹股沟疝。

（2）双侧腹股沟疝，其中一侧或双侧为复合疝。

（3）单侧腹股沟疝的复发病例，病情较复杂。

（4）合并下腹部其他类型的腹壁疝，例如：切口疝，半月疝等。

（5）腹壁薄弱的患者患腹股沟疝。

（6）反复多次手术，腹股沟管解剖结果破坏严重，特别是耻骨梳韧带破坏严重者，如 MacVay 手术后复发，一般的前入路无张力修补术效果较差，容易复发或继发股疝，可以采用该术式。

（二）禁忌证

手术区域存在皮肤病或其他感染风险；腹股沟疝的急诊情况，如嵌顿疝，特别是渗出明显时，不建议采用。

第三节　Kugel 手术

以往开放腹膜前技术一般用于腹股沟复发疝和老年人的双侧疝[15]，1994年 Kugel 手术首次开展，而在此之前腹腔镜技术已经开展多年，但 Kugel 手术仍然可以成为腹股沟疝外科的经典术式之一。

一、Kugel 手术的原理

Kugel 是另外一种有代表性的腹膜前技术，其原理与 Stoppa 手术相同，网片依靠腹腔内的压力和组织的静水压而固定，不必过多地缝合固定。Kugel 手术与 Stoppa 手术技术不同的是手术入路不同，Kugel 手术通过 3~4cm 切口即可完成腹膜前间隙的游离和网片的放置，完成肌耻骨孔的修补[16]。Kugel 网片开始为单层，目前所用的网片为双层，并带有弹力环，是一种聚丙烯单丝双层网片（图 12.8），两层补片在外围结合，结合处为单丝的弹力环，弹力条具有一定的刚性，并设计定位指袋，方便网片展开，弹力环之外是一圈游离的裙边，呈放射状，可以方便覆盖一些不规则的组织。常用的是 8cm×12cm，缺损大时可用 11cm×14cm。Kugel 将其特点表述为[17]：微创，非腹腔镜手术，无缝合。

（一）技术特点

Kugel 手术为一种非腹腔镜技术的微创外科技术，无须昂贵的腹腔镜设备即可完成手术，并且可以在局麻或椎管内麻醉下完成手术，具有非常明显的微创和卫生经济学价值或优势。Kugel 手术操作难度相对较高，有一定的学习曲线，完成手术需要对解剖有深刻的理解和一定的培训。

（二）并发症特点

Kugel 手术是真正的微创技术，并发症与一般手术相同，并且由于手术入路和网片的放置层次合手术操作损伤神经的可能性小，术后慢性疼痛发生率低[18]。

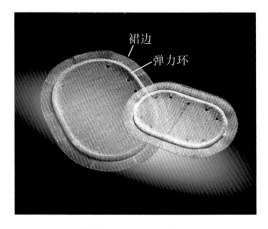

裙边
弹力环

图 12.8　Kugel 补片

二、手术步骤

（1）麻醉：局麻或硬膜外麻醉，特殊情况也可以采用其他麻醉方式。

（2）切口：一种方法是在疝囊的正上方做长约 3~4cm 的切口，另一方法是在耻骨结节和髂前上棘之间的连线中点，做一斜切口，1/3 在该中点的下方，2/3 在该中点上方，切口的长度可以根据具体情况延长。

（3）逐层切开，直至腹外斜肌腱膜，游离腹外斜肌腱膜，无须切开外环口。

（4）钝性分离腹内斜肌至腹直肌外侧缘，暴露腹横筋。

（5）在内环口的内上方切开腹横筋膜，钝性分离腹膜前间隙，并处理疝囊，切除精索脂肪瘤，腹膜前间隙的分离要求有足够的空间，对输精管（女性为子宫圆韧带）进行腹壁化处理，使网片可以展开，覆盖包括内环口在内的肌耻骨孔。

（6）斜疝疝囊的处理：小的疝囊可以通过腹膜前间隙直接拉回，大的疝囊可以切断，用可吸收缝线缝合腹膜，远端旷置，必要时可以切除疝囊。

（7）直疝疝囊的处理：可以用手指将腹膜与腹横筋膜完全分开，有时疝囊大的情况下可能形成完全分开的假象，因此必须确保分离到 Cooper 韧带作为解剖标志。

（8）股疝疝囊的处理：小的股疝疝囊一般容易分离，由于股还较小，有时有大网膜粘连于疝囊中，或疝囊较大，回纳困难，此时要注意避免损伤股血管，耐心细致分离，必要时可以切断腹股沟韧带。

（9）网片的放置：示指伸入定位指袋，将网片包住手指（图 12.9），用压肠板推开腹膜，在顺压肠板方向伸向 Cooper 韧带，触及耻骨后将手指抽出，然后可用镊子协助网片展平，不能折叠，保证网片可以完全覆盖肌耻骨孔（图 12.10）。

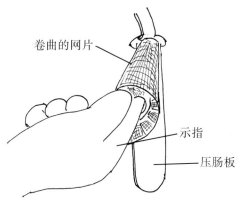

图 12.9　网片放置示意图

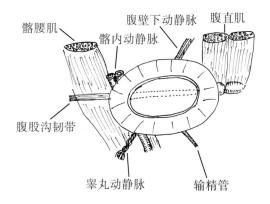

图 12.10　网片放置后示意图

（10）用可吸收缝线缝合腹横筋膜，一般认为无须固定网片。但作者习惯同时缝合固定网片于腹横筋膜，股疝或较大的直疝可将网片与耻骨梳韧带缝合固定，但由于切口的限制，操作较为困难。

（11）逐层缝合切口。

三、术后注意事项

与 Lichtenstein 手术相同。

四、手术相关问题

（一）手术成功的关键

Kugel 手术切口小，经内环口上方进入腹膜前间隙，因此要求对腹股沟区的解剖有深刻的理解，特别是腹横筋膜的解剖，以及疝囊与腹股沟各个层次之间的关系，辨认正确的腹膜前间隙可以以腹壁下动脉为标志，在其下分离腹膜前间隙。如果熟悉这些解剖就可以较容易地完成手术，否则会因为层次不正确而使手术变得毫无条理。经疝囊上方的切口，可能更为外科医生所熟悉，采用此切口可以更顺利完成手术 [19]。

（二）及时修补腹膜

在分离腹膜前间隙的过程中，有时可能损伤腹膜，需要及时修补，避免肠管与补片粘连，补片与补片的粘连可能腐蚀肠管，引起肠瘘等并发症。

（三）补片的位置

一般的手术专著要求补片的位置为：3/5 位于腹股沟韧带的上方，2/5 位于腹股沟韧带的下方。这种提法只适合于男性患者，不适合于女性患者，因为女性的耻骨肌孔与腹股沟韧带的关系与男性具有相反的特点。作者认为只要补片正确地覆盖肌耻骨孔及其以外区域即可。

五、手术适应证与禁忌证

（一）手术适应证

由于是全肌耻骨孔修补，男性及女性的腹股沟疝均适用，如腹股沟斜疝、腹股沟直疝、马鞍疝、股疝。

（二）禁忌证

腹膜前间隙创建困难者，例如：有下腹部手术史者、采用腹膜前修补术后复发者不适用，但并非绝对禁忌。

（李　亮，邹湘才，洪楚原）

参考文献

[1] 刘金钢，李航宇. 图解疝手术的基础与要点：从膜的解剖解读疝手术精髓 [M]. 沈阳：辽宁科学技术出版社，2019：22.

[2] 张继峰，周学鲁，周上军，等. 中国人耻骨肌孔大小测量及其临床意义 [J]. 中华疝和腹壁外科杂志（电子版），2012，6（3）：835–839.

[3] 耿兴隆，戴勇，赵亮，等. 应用 3D 成像技术进行耻骨肌孔大小及角度的测量 [J]. 中国内镜杂志，2019，25（9）：48–52.

[4] Song Z, Yang D, Wang Y, et al. Three-dimensional visualization and measurement of myopectineal orifice in non-inguinal hernia patients [J]. Surg Radiol Anat, 2020, 42(11):1315–1322.

[5] Hiratsuka T, Shigemitsu Y, Etoh T, et al. Appropriate mesh size in the totally extraperitoneal repair of groin hernias based on the intraoperative measurement of the myopectineal orifice [J]. Surg Endosc, 2021, 35(5):2126–2133.

[6] Wolloscheck T, Konerding MA. Dimensions of the myopectineal orifice: a human cadaver study [J]. Hernia, 2009, 13(6):639–642.

[7] Stoppa R, Petit J, Henry X. Unsutured Dacron prosthesis in groin hernias [J]. Int Surg, 1975, 60(8):411–412.

[8] Ratajczak A, Lange-Ratajczak M, Zastawna K. Stoppa method - forgotten surgery [J]. Pol Przegl Chir, 2017, 89(5):43–47.

[9] Wantz GE. Giant prosthetic reinforcement of the visceral sac [J]. Surg Gynecol Obstet, 1989, 169(5):408–417.

[10] Romain B, Bertin JB, Manfredelli S. Open Stoppa technique for the management of a bilateral inguinoscrotal hernia (with video) [J]. J Visc Surg, 2021,S1878-7886(21):131–134.

[11] Carter PL. Lloyd Nyhus and Rene Stoppa: preperitoneal inguinal pioneers [J]. Am J Surg, 2016, 211(5):836–838.

[12] Andresen K, Rosenberg J. Open preperitoneal groin hernia repair with mesh: A qualitative systematic review [J]. Am J Surg, 2017, 213(6):1153–1159.

[13] Jangjoo A, Darabi Mahboub MR, Mehrabi Bahar M, et al. Sexual function after Stoppa hernia repair in patients with bilateral inguinal hernia [J]. Med J Islam Repub Iran, 2014, 28:48.

[14] Menenakos C, Albrecht HC, Gretschel S. Bilateral giant inguinoscrotal hernia. Presentation of a novel combined two-stage repair approach [J]. J Surg Case Rep, 2020, 2020(3): 12.

[15] Fischer E, Wantz GE. Traditional Preperitoneal Approach to Inguinal Hernias [J]. Semin Laparosc Surg, 1994, 1(2):86–97.

[16] Nishiwada S, Ishikawa H, Tsuji Y, et al. Kugel patch method prevents the development of a femoral hernia after inguinal herniorrhaphy [J]. Surg Today, 2015, 45(1):57–62.

[17] Kugel RD. Minimally invasive, nonlaparoscopic, preperitoneal, and sutureless, inguinal herniorrhaphy [J]. Am J Surg, 1999, 178(4):298–302.

[18] Takata H, Matsutani T, Hagiwara N, et al. Assessment of the incidence of chronic pain and discomfort after primary inguinal hernia repair [J]. J Surg Res, 2016, 206(2):391–397.

[19] Lin R, Lin X, Lu F, et al. A 12-year experience of using the Kugel procedure or adult inguinal hernias via the internal ring approach [J]. Hernia, 2018, 22(5):863–870.

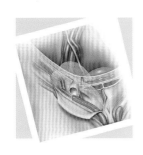

第13章

筋膜解剖与腹股沟疝腹腔镜腹膜前手术

随着腹腔镜技术和腹膜前疝修补理论的发展，腹腔镜腹股沟疝修补术在临床上应用越来越广泛，已成为腹股沟疝修补的常规术式之一。成人腹腔镜下腹股沟疝手术主要分为两种术式，分别是完全腹膜外腹腔镜腹股沟疝修补术（TEP）和经腹腹腔镜腹股沟疝腹膜前修补术（TAPP），这两种术式的原理相同，都是腹腔镜技术下 Stoppa 手术理念的实践。

第一节　手术原理与筋膜解剖的层面及手术入路

腹腔镜手术并不产生新的解剖问题，而是在腹腔镜的视角下，需要新的手术入路解剖认识，需要重视一些原来忽略的概念，重新审视手术层面的解剖学问题，在此基础上，也会产生新的理念。

一、手术原理

最早的腹腔镜腹股沟疝手术治疗失败很大的原因是不遵循 Stoppa 的原则，1992 年，Arregui 等开创的 TAPP 手术和此后的 TEP 手术，遵循了 Stoppa 手术的原则而获得了成功[1]。腹股沟疝的 TEP 手术与 TAPP 手术的原理都是在腹壁正确的层面上游离出一个空间，然后将足够大的疝修补网片置入，达到修补的目的，其原理与 Stoppa 手术相同。从开放的 Stoppa 手术到腹腔镜技术，特别是双侧腹股沟疝，技术的改进可增加术后的舒适性[2]。

二、TEP 手术和 TAPP 手术的层面问题

手术空间的构建是手术的核心问题之一，主要的问题应该是在哪个层面构建这个空间。在第 4 章中已经有详细的论述，从腹膜到腹横筋膜有 3 个间隙，分别是腹膜前间隙、耻骨后间隙和 Bogros 间隙。Bogros 间隙是大血管、输精管和膀胱所在的间隙，与直肠癌全系膜切除术中的脏层筋膜属于同一结构，直肠癌全系膜根治术中脏层筋膜两层之

间包括神经、血管、膀胱和前列腺等重要脏器，膀胱边界是两侧闭锁的脐动脉，前方是腹横筋膜及耻骨梳韧带，包绕膀胱的筋膜无论是脐膀胱前筋膜还是脐膀胱筋膜，都应该是腹膜外筋膜的一部分或者是延续，属于不能损伤的层面，因此 Bogros 间隙是不能损伤的层面，以免伤及其中的脏器，在游离耻骨后间隙过程中要确保在脐膀胱筋膜与耻骨联合、耻骨梳韧带之间游离间隙。理想的网片放置层面是腹膜前间隙，但是在腹部中线位置有膀胱的存在，放在这个层面将影响膀胱的扩张，因此在腹部中线的位

置，网片的放置层面是无器官的另一层面，即耻骨后间隙，Yasukawa D 等将由腹膜前间隙到耻骨后间隙称为层面转换（图 13.1，图 13.2）[3]，Zhou XL 等也有类似的观点[4]。在腹腔镜腹股沟疝手术过程中，为将两个间隙贯通，需要切开一部分的腹膜外筋膜，但是应注意保护输精管和膀胱。在理解筋膜解剖时需要注意目前的定义混乱问题，尤其是对腹横筋膜的定义，不同专著的定义差异较大，对手术方式和技巧的表述也不同，需要从不同的表述中理解其筋膜解剖内涵。

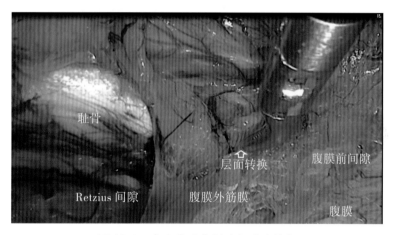

图 13.1　在疝囊的内侧进行层面转换

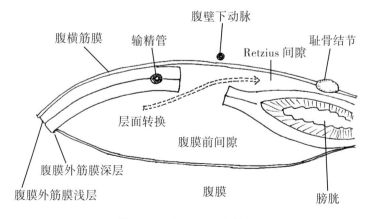

图 13.2　层面转换的解剖

第二节　经腹腹腔镜腹股沟疝腹膜前修补术

经腹腹腔镜腹股沟疝腹膜前修补术（TAPP）本质上是一种经腹腔进入腹膜前间隙的 Stoppa 手术，主要的技术要点是：进入腹腔，切开腹膜，游离足够的腹膜前间隙和耻骨后间隙放置网片。

一、手术步骤

（一）麻　醉

采用静吸复合全麻。

（二）体　位

10°~15° 头低脚高平卧位，术者站于患侧的对侧，助手于患侧持镜，监视器放于患者足侧的正中位置。

（三）套管穿刺部位

常规置入 3 个套管，脐部置入 10mm 套管，放入腹腔镜镜头，双侧腹直肌外侧平脐水平，分别置入 5mm 套管（图 13.3），为操作孔，单侧腹股沟疝患侧操作孔比健侧略高，3 个穿刺孔呈扇面分布，双侧疝 3 个穿刺孔可以在同一水平。穿刺孔的位置根据术者的操作习惯和医院的设备条件，可以灵活改变。

（四）腹腔探查

注意观察腹股沟疝的部位、大小、内容物，注意对侧有无隐匿疝、腹腔、盆腔及其他器官有无病变。

（五）建立腹膜前间隙

首先需要辨认 5 条腹膜皱襞，中间为脐正中襞，是中线的标志，脐内侧襞，位于其外侧，脐内侧襞与脐正中襞间的腹膜下为膀胱，脐内侧襞外为脐外侧襞，其下为腹壁下动静脉。回纳疝内容物，粘连带可以用电钩切断，在疝缺损的上缘用电钩或带电的剪刀在脐内侧韧带与髂前上棘之间切开腹膜（图 13.4），游离腹膜的上下瓣，注意辨认腹壁下动静脉、股动静脉、死冠，不要切开腹横筋膜，内侧游离至腹直肌后的耻骨后间隙耻骨联合后，外侧至腰大肌和髂前上棘，上方至联合腱上 2cm 以上，下方至 Cooper 韧带下 2cm（图 13.5）。

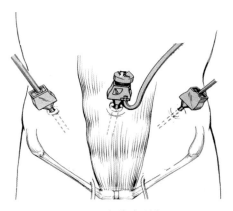

图 13.3　套管穿刺部位

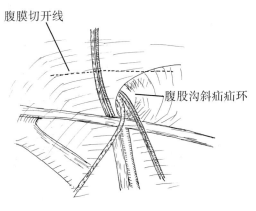

腹膜切开线

腹股沟斜疝疝环

图 13.4　虚线为腹股沟斜疝腹膜切开线

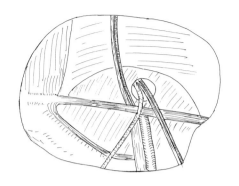

图 13.5　腹膜切开后游离显露的解剖剖标志

（六）疝囊的游离

从筋膜解剖的角度看，在切开疝囊外侧的腹膜时，单纯切开腹膜，不要切开腹膜外筋膜，在腹膜外筋膜与腹膜之间游离，属于真正的腹膜前间隙（图13.6），而在疝囊内侧切开腹膜时，游离的层次为腹膜外筋膜浅层与耻骨结节之间，本质上为腹膜外筋膜浅层与腹横筋之间的耻骨后间隙（图13.7）。疝囊的游离应以疝囊的腹膜为指示，在疝囊上游离其他层面的筋膜，但是由于疝囊部位筋膜解剖复杂，因此难以做到完全按筋膜层面游离，在上的内侧，腹膜前间隙转为耻骨后间隙，即为本章第一节所提到的层面转换。

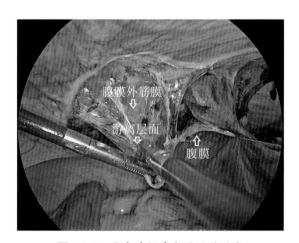

图 13.6　疝囊外侧手术层面的游离

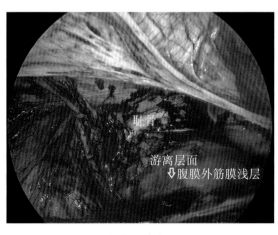

图 13.7　疝内侧手术层面的游离

（七）疝囊的处理

直疝疝囊在游离腹膜前间隙时就与腹壁分离，直接回纳，小的斜疝疝囊也可以直接游离回纳，大的斜疝疝囊无法完全回纳腹腔，可以切断疝囊，远端旷置，在放置网片完成后缝合腹膜的疝环缺损，股疝多数疝囊可以回纳，如无法回纳可以向内侧或上方切开股环，避免向外侧切开股环，否则有损伤股动静脉可能，实在无法游离疝囊，也可以切断疝囊，远端旷置。

（八）输精管（或子宫圆韧带）腹壁化

将输精管（或子宫圆韧带）从腹膜上向外侧游离一定的距离，以避免放置的网片发生卷曲，游离的距离不同的学者有不同的标准，一般为 6cm，女性的子宫圆韧带与腹膜粘连较男性紧密，需要耐心分离。

（九）网片的放置

网片的大小一般为 10cm×15cm，根据患者的体型，也可以选用 15cm×15cm，可以适当对网片进行剪裁，但是不能剪开网片使输精管（或子宫圆韧带）通过，将网片卷成圆管状，通过套管放入，将网片放入腹膜前间隙并展开，完全覆耻骨肌孔（图 13.8），将网片钉合于耻骨疏韧带带、陷窝韧带、腹直肌，其他部位可酌情钉合固定，注意壁下动静脉、股动静脉、神经的走行，避免钉合，也可以采用黏合固定和缝合固定。

（十）关闭腹膜

连续缝合关闭腹膜（图 13.9），注意横断疝囊的部位必须缝合，以免发生术后肠粘连，肠管被腐蚀等严重并发症。

（十一）关闭脐部穿刺孔

撤出器械，放出 CO_2，缝合关闭脐部穿刺孔。

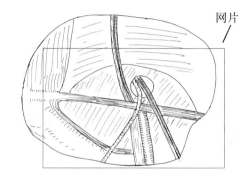

网片

图 13.8 网片的覆盖范围

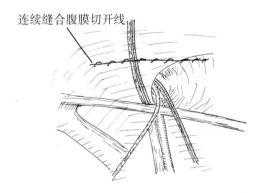

连续缝合腹膜切开线

图 13.9 连续缝合腹膜切开线

二、术后处理

（1）术后进行生命征监护及吸氧，一般要求至少 6h。

（2）术后进食时间可以根据手术的情况决定，一般术后 6h 可以恢复进食半流质饮食，由于手术进入腹腔，对肠管有一定的干扰，部分患者需要分离肠管与疝囊的粘连，这部分患者需要可适当延长禁食时间。

（3）有感染高危因素者，手术后

第 1 天可以预防性应用抗生素。

（4）手术后 24h 后拔除导尿管。

（5）提倡早起下床活动。

（6）手术后避免激烈运动，尤其是网片不固定的病例。

三、手术相关问题

（一）死　冠

部分患者腹壁下动脉和闭孔动脉间有一吻合支，出现率大约为 77%，有时较为粗大，称为异常的闭孔动脉支，在股静脉内侧耻骨梳韧带的后面通过，损伤时可以电凝止血，有时闭孔侧的一端可能缩回而不易被发现，术后出现阴囊血肿，甚至死亡，因此又称"死冠"。手术操作要求精细，严密止血，保持术野的整洁是发现潜在问题的关键。

（二）松弛腹横筋膜的处理

当腹股沟疝疝囊较大，特别是腹股沟直疝，腹横筋膜松弛明显，这种松弛的腹横筋膜手术后可能使网片与其一同膨出，可将其缝合或者钉合到耻骨梳韧带上，也有学者在 TEP 手术中将直疝疝囊缝合，初步的研究认为可以减少腹股沟直疝复发的概率[5]。对于腹股沟斜疝的远端疝囊，一般不做处理。

（三）网片的大小和固定问题

TAPP 手术秉承 Stoppa 手术的理念，通常要求选用 10cm×15cm 的网片，网片过小是复发的重要因素，要求网片至少覆盖肌耻骨孔外 2cm 以上，在内环口位置，应该超过内环口外侧 6cm。Stoppa 手术提倡不固定或尽量少固定，而 TAPP 手术通常的做法是使用钉合器

对网片进行钉合固定，进行钉合固定时，需要注意"死亡三角"与"疼痛三角"，前者指腹壁下动脉与生殖血管之间的区域，损伤股动脉和静脉将造成非常严重的后果，后者指输精管和髂耻束之间的区域，有腰丛的分支通过，包括股外侧皮神经、生殖股神经的生殖支和股支、股神经，又以股外侧皮神经和生殖股神经的股支最为表浅，容易损伤，注意避免钉合和避免破坏其前面的脂肪组织是保护的主要手段。目前的研究认为固定与不固定网片在复发和术后慢性疼痛上没有差异[6]，但临床上对于网片的固定有多种观点共存，为最大可能避免复发，可以采用以下对策。

（1）使用黏合固定网片，可以避免钉合带来的血管损伤和神经损伤引起的神经痛。

（2）不固定网片的情况下，需在麻醉复苏时，用手按压手术部位，以免患者在复苏时由于患者的挣扎和呛咳，而使网片被腹压推移鼓起，造成术后即刻复发。

（3）使用 3-D 网片无缝合固定可以达到与钉合固定相同的安全性，使用自固定网片也可以减少术后的腹股沟疝术后的疼痛而不增加复发率。

（四）对侧隐匿疝的处理

TAPP 手术的优点之一是可以探查对侧腹股沟，发现隐匿疝的可能，但是我们一直在混淆一个概念，即鞘突并不等于隐匿性腹股沟斜疝，原因为：①除了先天的腹股沟斜疝外，鞘突与腹股沟斜疝的病因也无直接的病理关系；②正

常情况下直疝三角和股环部位的腹膜均有轻微凹陷，到底何种程度的凹陷为隐匿疝，没有客观的标准。因此我们没有足够的依据鉴别鞘突与隐匿性斜疝，手术中发现对侧鞘突并同时进行 TAPP 手术缺乏客观依据。

（五）双侧腹股沟疝的同时手术

TAPP 手术作为 Stoppa 手术的技术延伸，在进行双侧腹股沟疝的同时手术时，应该遵循 Stoppa 手术的原则，采用一张足够大的完整网片，同时覆盖双侧耻骨肌孔及以外的区域。双侧腹股沟疝的 TAPP 手术，采用两张 10cm×15cm 的网片，在 Reidzius 间隙两张网片部分重叠，虽然在复发率等指标上与采用一张网片没有差异[7]，但不规范。

（六）腹膜关闭技术

TAPP 手术的腹膜关闭技术是本术式手术技术的热点讨论话题之一，在关闭方式上有钉合、缝合和黏合，几种方式在手术后并发症和生活质量上没有差异。对于缝合关闭技巧，不同专家有不同的手技。临床上可出现手术后小肠疝入腹膜前间隙形成腹内疝的案例，有学者称之为"Peritoneal pocket hernia[8]"，可能出现导致肠坏死的情况发生，因此无论采用何种关闭技术，必须保证确切的关闭。

四、术式优缺点与适应证、禁忌证

TAPP 手术复发率与开放性的腹膜前技术没有区别。传统上认为腹腔镜手术具有较高的复发率，可能与技术因素上的学习曲线有关，并非术式本身的问题。关于腹腔镜手术的并发症与开放性手术相比，有人认为总体并发症比开放性手术高，有人认为与开放性手术相同，目前的医疗条件下 TAPP 手术的总体安全性高，但腹腔镜手术的严重并发症发生率比开放性手术高，腹腔镜技术的主要缺点是会发生罕见的但具有毁灭性影响的并发症，也存在 CO_2 气腹相关的特殊并发症。由于 TAPP 手术进入腹腔，因此有其独特的优势，可以对腹腔进行探查，尤其是合并慢性下腹部疼痛的患者，有时可以发现一些慢性的盆腔疾病。

（一）手术适应证

TAPP 手术是使用腹腔镜进行的一种腹膜前修补术，其修补原理和开放性手术是一脉相承的，各种类型的腹股沟疝，如斜疝、直疝、股疝等，复发疝、特别是加强腹股沟管后壁手术后的复发疝，均为合适的适应证。腹股沟疝合并慢性腹痛是 TAPP 手术理想的适应证，可以同时对腹腔及盆腔进行腹腔镜探查，从而可能发现慢性腹痛的病因。一般认为，采用腹股沟疝前入路手术后复发的病例，后入路的 TAPP 手术是合适的适应证。在目前的技术条件下，对于腹股沟疝的急诊情况，有些学者尝试使用 TAPP 手术[9]，有条件时可以选择性地开展。

（二）禁忌证

心肺疾患等不适合 CO_2 气腹的患者以及下腹部严重粘连这不适合 TAPP 手术。

第三节　完全腹膜外腹腔镜腹股沟疝修补术

TEP与经腹腹腔镜腹膜外间隙腹股沟疝修补术同是腹腔镜下的腹膜前技术，只是手术入路的不同，前者经腹腔切开腹膜进行腹膜前间隙的游离，后者一般不进入腹腔，而是直接进入腹膜前间隙，腹膜前间隙游离完成后，其他步骤与TAPP手术基本相同。

一、传统的TEP技术入路

人们习惯将脐下置入腹腔镜镜头的套管称为第一套管，其他两个套管分别被称为第二及第三套管，第一套管的位置是恒定的，不同的是第二及第三套管的位置，国内医生通常使用中线布孔法（图13.10）。

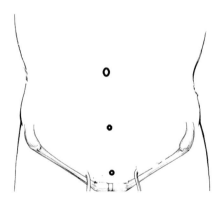

图13.10　套管穿刺部位示意图

（一）Phillips技术

Phillips技术与普通腹腔镜手术一样建立气腹，然后在脐下将Trocar穿刺进入腹腔，在腹腔镜的监视下，在两侧的腹直肌外缘各做5mm的小切口，用Kelly血管钳钝性分离，穿过腹壁肌层和腹横筋膜，到达腹膜前间隙，置入5mm套管，建立腹膜外气腹，然后将脐下的套管和腹腔镜镜头逐渐退出，见到腹膜外脂肪后将Trocar和镜头引入新的腹膜前间隙。

主要的特点是：进入腹腔，3个套管的穿刺位置基本平脐，腹膜前间隙的游离基本上在直视下完成。

（二）Mckernan技术

Mckernan技术包括手工法和球囊法。

1.手工法

在脐下做长20mm的切口，逐层切开，直至腹直肌，钝性分离腹直肌至腹直肌后鞘，在腹直肌前鞘缝普理灵线1根，用手指或分离子向耻骨联合方向分离，形成隧道，置入10~11mm Hasson套管针插入隧道，用留置缝线固定，放入腹腔镜镜头，镜头上带有5mm的钝性探测器，可以探测周围2cm的范围，用探测器分离腹膜前间隙，至耻骨联合和Cooper韧带，然后建立腹膜外气腹，使压力保持在12mmHg以下。

2.球囊法

置入套管的方法与上文相同，在套管内置入球囊，球囊透明，通过腹腔镜镜头，可以在直视下观察球囊扩张形成的腹膜前间隙。

完成腹膜前间隙的初步分离后，置

入另外 2 根套管，在耻骨联合上 1 横指处穿刺置入 5mm 套管，在脐与耻骨联合的中间位置穿刺置入另一个 5mm 套管或 10mm 套管。

主要的特点是：无论是手工法还是球囊法，基本上在直视下完成，套管的穿刺孔在腹部正中线。

（三）Dulucq 技术

在耻骨联合上方 4cm 腹部正中线处用气腹针穿刺，盲穿耻骨后间隙，充气建立腹膜外间隙气腹，设定压力为 1~15mmHg，CO_2 流量为 1L/min，调整气腹针朝向，指向不同的方向，扩大腹膜外间隙，充气 1.5L 后停止充气。然后在脐下做长 10mm 的切口，逐层切开，置入 10mm 套管，放入腹腔镜镜头。

主要特点：气腹针初步的腹膜前间隙为非直视下操作，增加副损伤的风险，除了 3 个 Trocar 穿刺孔外，另外增加建立腹膜外间隙气腹的穿刺孔，增加了感染的风险。

（四）Bringman 技术

在脐下作小切口，逐层切开，进入腹膜前间隙，然后用手指游离腹膜前间隙，可以触及耻骨及耻骨梳韧带，并适当向左右侧游离，形成腹膜前间隙，在脐部穿刺孔的两侧，在手指的引导下置入 5mm 套管，最后在脐下置入 10mm 套管，放入腹腔镜镜头。

主要特点：用手指先大体游离腹膜前间隙，由于手指的触觉原因，副损伤发生率低，然后再置入套管。

（五）直接镜推技术

在脐下做长约 10mm 切口，逐层切开，钝性分离腹直肌，见到腹直肌后鞘后，将镜头对准耻骨联合方向，在镜头的直视下，可以见到网状的疏松结缔组织，用镜头钝性分离腹膜前间隙，然后置入 10mm 套管。也可以先置入套管，然后再用镜头分离腹膜前间隙。

主要特点：直视下操作，可以避免副损伤，简单易行。

在国内使用最多的是直接镜推法，条件允许的地区或医院也有使用气囊进行分离的 Mckernan 技术，但是由于气囊价格较高，受到医保费用控制标准的限制。以上其他的腹膜前分离技术，在国内较少应用。

这些技术入路的特点是忽略腹膜外筋膜解剖层次，虽然可以顺利完成手术，但难以精确把握手术的层面问题。在 TEP 手术中，多数操作方式是采用镜推法，笔者建议避免用这种钝性分离拓展过大的空间，因为镜推法拓展空间属于钝性分离，容易破坏腹膜外筋膜，无法进行精细的筋膜解剖。

二、筋膜筋膜解剖理念下的手术入路

随着筋膜解剖学理念的推广，以筋膜解剖理论为指导的 TEP 手术入路可以更加精细地完成手术，从而建立更好的手术操作层面，因此逐渐被熟悉和推广。

（一）手术方法

在脐下偏离腹部正中线一定距离处建立第一个 Trocar，采用镜推法拓展的空间至腹直肌后鞘的下缘，然后再通过电钩或电剪在直视下锐性游离空间，可以准确确认筋膜的层次，更有利于准确于游离腹膜前间隙进入的层面，在弓状线水平，可见白色蜘蛛网状的结构，类似于结肠癌手术中的 Toldz 筋膜（图13.11），这是腹膜外筋膜浅层与深层之间的融合筋膜，腹膜外筋膜与腹膜之间的腹膜前间隙（图 13.12），继续沿这个层面并剪开上面的腹膜外筋膜浅层（有时看不出明显的层次），即向耻骨方向游离，可以进入耻骨后间隙，如向外侧拓展，剪开其下层筋膜，即腹膜外筋膜，

进入的间隙就是腹膜与腹膜外筋膜间的腹膜外间隙，为手术操作的主要间隙。

（二）注意事项

腹膜和腹横筋膜都是容易辨认的解剖结构，腹膜外筋膜就是外科医生习惯称之为腹膜外脂肪的结构。腹膜外筋膜与腹膜之间的腹膜外间隙也容易分离，主要的问题是腹膜外筋膜深层和浅层之间的层次有时不容易分离，也不容易辨认，导致耻骨后间隙和 Bogros 间隙在实际的手术操作中不易实际区分。为精

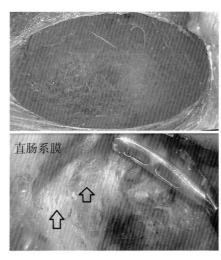

图 13.11　腹膜外筋膜浅层与深层的融合部位，类似直肠癌手术中的直肠系膜周围的融合筋膜（箭头所示），为白色蜘蛛网样的结构

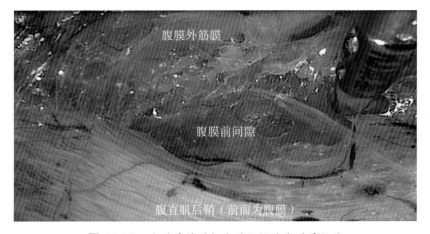

图 13.12　腹膜外筋膜与腹膜之间的腹膜前间隙

确进行筋膜解剖，在实际的手术中，通过细致的操作和在脑海中不断构建解剖的思维，尽可能达到按筋膜层次进行手术解剖的要求。由于个体差异，如无法做到准确分离筋膜层次，可以尽量靠近腹膜进行游离。在腹直肌后鞘与腹直肌之间，或者腹横肌、腹直肌与腹膜外筋膜之间，如果看到明显的血管分支，甚至看到腹壁下血管，说明层次过浅，这层次处于腹膜外筋膜浅层与腹壁肌层之间，应该修正入路向腹膜方向剪开腹膜外筋膜，进入腹膜与腹膜外筋膜深层之间的间隙。在手术中，理想的层面是真正的腹膜前间隙（图13.13），在手术入路中，如果见到类似Toldz筋膜的棉絮状的疏松组织，进入的层面是腹膜外筋膜深层和浅层之间的间隙，这是内脏所在的层面，即膀胱和输精管，需要剪开腹膜外筋膜的深层，进入腹膜与腹膜外筋膜深层之间的间隙（图13.14）。

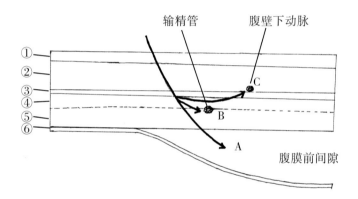

①皮肤及皮下组织，②腹壁肌层，③腹横筋膜，④腹膜外筋膜浅层，⑤腹膜外筋膜深层，⑥腹膜

图13.13　A入路可以进入腹膜前间隙，是真正的手术空间。B入路进入腹膜外筋膜的两层之间，这是输精管所在的层面，也可完成手术，但不是理想的层面。C入路，如果看到松弛的腹壁下动脉，说明进入腹横筋膜与腹壁肌肉之间的层面，层面过浅

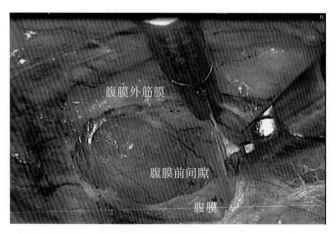

图13.14　腹膜前间隙

（三）筋膜理论指导下手术入路的优点

理论上，筋膜解剖指导下的手术输精管的腹膜外筋膜深层和浅层可以完整保留，可以避免输精管与网片的直接接触，从而避免与网片粘连引起输精管活动受到限制，避免射精疼痛的并发症，也避免了网片对输精管的侵蚀，另外可以保持输精管自主神经，避免神经被破坏引起罕见的男性性功能问题。不同个体的腹膜外筋膜厚薄不同，实际操作中不一定可以达到理想的解剖目的，腹膜外筋膜对保护输精管与网片的接触作用也无实验和临床依据去证实，但是筋膜理论对指导精细化手术的重要指导意义值得肯定。

三、筋膜理论下的 TEP 手术步骤

除了腹膜前间隙的分离技术有差别外，TEP 手术的其他步骤无明显的差别，手术主要步骤如下。

（1）麻醉、患者体位、主刀、第一助手、器械护士及监视器等与 TAPP 手术相同。

（2）采用中线布孔法，在脐下做一长 1cm 的切口，因腹壁白线腹壁层次不清，切口可略偏患侧，逐层切开，直至腹直肌后鞘，Veress 针建立气腹，将 10mm Trocar 穿刺进入腹膜前间隙，用筋膜理论指导下的入路方法，向耻骨联合方向推进，通过套管插入腹腔镜镜头，通过镜头可以在直视下利用镜头建立腹膜前间隙。在脐的外侧腹直肌外侧

缘和脐下各做长 5mm 的切口，或者在腹部正中线置入第二及第三套管，在腹腔镜的监视下穿刺进入腹膜前间隙，然后放入弯钳和剪刀，继续完善腹膜前间隙的分离，采用钝性和锐性结合的方法，向内侧通过层面转化，内侧分离耻骨后间隙的中线至对侧 2cm，下端分离至耻骨梳韧带下 2cm，上方至少在联合腱上 2cm。

（3）疝囊的处理：直疝的疝囊，在分离腹膜前间隙时与腹横筋膜分离，小的斜疝疝囊也可以完全从精索上游离，大的斜疝疝囊，可以在确认无疝内容物后结扎，然后切断，疝囊的远端旷置。小的股疝疝囊可以完全游离下来，有时需要部分切开股环以游离疝囊。

（4）将输精管（子宫圆韧带）从腹膜上游离下来，使输精管（子宫圆韧带）腹壁化，一般要求的长度是 6cm。

（5）全面检查腹膜前间隙及耻骨后间隙，确认解剖标志，出血点予电凝止血。

（6）修剪网片，一般采用 10cm×15cm 的网片，早期的手术一般将网片剪出缺损通过精索，缺损部分钉合固定于腹壁，目前一般不主张剪开网片，只要输精管达到足够长的腹壁化，可完全放置补片。

（7）将网片卷成卷烟状从脐部的 Trocar 置入，然后将网片展开，使之平整，并完全覆盖耻骨肌孔外 2cm，外侧超过内环口 6cm，网片根据术者的习惯可以固定或不固定，注意事项与 TAPP 手术相同。

（8）在腹腔镜直视下撤出器械，缝合关闭脐下穿刺孔，其余两个穿刺孔可以不缝合。

四、术后处理

与 TAPP 相同。

五、手术相关问题

TEP 在腹膜外间隙的狭小空间内进行操作，因此对套管的穿刺部位有较高的要求，同时也与手术者的操作习惯有直接的关系。第一套管的穿刺位置在脐下，不能在脐部穿刺，脐部腹壁层次不清，容易进入腹腔，另外腹部白线位置腹壁的各层次解剖结构融合，也不容易分清层次，因此如果是单侧的腹股沟疝，可以适当偏向患侧。TEP 的其他注意事项与 TAPP 相同。

六、手术的优缺点与适应证、禁忌证

与 TAPP 不同的是，TEP 除采用

Phillips 技术外，其他技术没有探查腹腔及发现隐匿疝的优势，TEP 建立腹膜前间隙的技术要求更高，并且建立的腹膜前间隙后手术空间更小，因此手术难度较大，学习曲线稍长。两者同属于腹腔镜下的腹膜前间隙修补技术，但是 TAPP 进入腹腔操作，对腹腔有一定的影响，有产生腹腔粘连的可能，TEP 技术除 Phillips 技术外，对腹腔内没有直接的影响。除此以外，其评价与 TAPP 相同。理论上 TEP 的适应证、禁忌证与 TAPP 手术相同，但是 TEP 在技术上要求更高，因此有下腹部手术史的患者，特别是前列腺手术或者复发疝，腹膜前间隙的建立更加困难，对适应证的掌握应该更严格。巨大的腹股沟疝，TEP 操作困难，也应慎重考虑手术适应证，术者的技术能力也是重要的考虑因素之一。有的学者将 TEP 应用于腹股沟疝嵌顿疝的急诊手术，但如果不进入腹腔，无法观察肠管的活力，因此需要谨慎选择适应证。

第四节　单孔腹腔镜腹膜外间隙腹股沟疝修补术

随着腹腔镜技术的发展，减少 Trocar 穿刺孔，可达到更好的美容效果，双孔或单孔腹腔镜技术在腹股沟疝的腹膜前技术中得到应用，甚至使用更小直径的针孔式腹腔镜。单孔腹腔镜手术的安全性和疗效是值得肯定的[10]，随着腔镜技术及新手术器械的普及，可以预想这种尝试会逐渐增多。单孔手术手术

操作困难，特别是缝合困难，各器械之间平行进入术野，难以形成操作三角，相互影响更加明显，手术时间也更长，因此常用于不需要缝合或缝合较少的 TEP，而较少用于 TAPP。常用设备是多孔套管，有 3 个相互隔开的孔道，关节连动杆是可弯曲的操作杆，分别置入腹腔镜镜头和操作器械。手术时在脐下

做一个 2cm 的切口，逐层切开，直至腹直肌后鞘，然后置入多孔套管，进行腹膜前间隙的游离，放入网片及网片的展开与普通的 TEP 手术类似，只是操作更困难。单孔 TEP 手术一般只限于经验丰富的医生开展，目前没有通用的适应证原则，主要用于体积小的腹股沟斜疝和腹股沟直疝，不同的中心对禁忌证有不同的把握，有的中心的禁忌证主要是巨大腹股沟疝、腹股沟嵌顿疝、腹股沟复发疝。

第五节　腹股沟疝的机器人手术

随着技术和经济的发展，机器人辅助手术或者机械臂手术在外科的应用逐渐增多，在腹股沟疝手术中也有尝试。机器人或机械臂腹股沟疝手术的原理与腹腔镜手术的原理相同，具有同样的安全性。机器人手术在某些领域可能具有技术优势，例如：机器人辅助手术可能使单孔的腹股沟疝手术避开技术的挑战，在 TAPP 手术中机器人辅助在复杂的疝手术中更有优势，例如前列腺手术后的机器人 TAPP 手术 [11]，机器人辅助手术可以为网片的展开提供更好的条件。虽然在国外的社区医院也可以安全地开展机器人腹股沟疝手术 [12]，但在国内手术中，机器人仍然是昂贵的医疗设备，因国内外的人力资源及手术设备成本差异较大，机器人腹股沟疝手术在国内卫生经济学方面存在争议。

第六节　TEP 与 TAPP 的区别及术式选择

TEP 手术与 TAPP 手术效果没有差别 [13]，一般而言，TEP 手术在技术上比 TAPP 复杂，但是 TEP 的手术时间更短，主要的原因可能是 TAPP 手术缝合腹膜需要一定的时间。一般先开展 TAPP 手术，积累一定的经验后再开展 TEP 手术，如果采用 TEP 手术，在手术中遇到困难时，应该改为 TAPP 手术。

一、TEP 与 TAPP 的区别

TAPP 手术分离腹膜前间隙的解剖参考实物是腹膜，以腹膜为基准，准确进行筋膜解剖和间隙游离。由于 TEP 手术在筋膜间隙间入路，需要在筋膜间隙间手术，筋膜的辨认更加困难，需要坚实的筋膜解剖学基础。

二、TEP 与 TAPP 的术式选择

如果是一般的腹股沟疝，术者可以根据自己的技能特点选择其中的一种术式[14]。对于特殊的病例，怎样选择手术，不同的学者有不同的理解，也没有统一的标准，这取决于具体的病情及术者的临床经验。至于如何选择手术，一般的原则如下，但应该根据术者的经验进行选择。

（一）合并慢性腹痛

慢性腹痛的诊断与治疗是疑难临床问题，是相当棘手的问题，腹股沟疝合并慢性腹痛是 TAPP 手术独特的适应证，通过腹腔镜的探查有可能发现慢性腹痛的病因，可以进行确切的诊断。腹腔镜探查对慢性腹痛的诊断的准确率已经达到相当理想的水平，并进行相应的处理，在女性患者中优势更加明显。

（二）巨大的腹股沟疝

巨大的腹股沟疝疝环直径大，可能存在内脏与疝囊粘连筋膜而形成难复性腹股沟疝的可能，TEP 手术操作困难，容易损伤疝囊，另外也容易在无意中损伤疝囊的内容物，特别是肠管，由于 TAPP 手术进入腹腔，可以在直视下操作，更有利于脏器粘连的分离和回纳[15]，而 TEP 手术没有直视下操作的优势，在结扎和切断疝囊时，也无法直接观察疝内容物，肠管损伤的可能性更大，可能造成严重的后果。另外，疝囊与其他层次粘连，也会造成游离困难，虽然技术高超者可以顺利完成 TEP 手术，但从手术原理的角度看，建议选择 TAPP 手术。

（三）腹股沟嵌顿疝

对于腹股沟嵌顿疝，一般建议采用开放性手术，但是随着腹腔镜技术的发展，逐渐有学者将腹腔镜技术用于嵌顿疝，通常采用的是 TAPP，可以从腹腔内进行疝内容物的回纳，松解粘连，甚至肠管切除吻合，其安全性和有效性已经得到认可[16]。虽然 TEP 手术可切开疝囊，拉出疝内容物后，再缝合腹膜，但这种方法技术要求高，更重要的是对疝囊内嵌顿物活性的判断和处理有很大的困难，也无法观察全部肠管，有遗漏坏死肠管的可能。如果需要进行 TEP 手术的尝试，建议采用 Phillip 技术入路，可以进入腹腔观察。

（都 敏，赵永灵，李 亮）

参考文献

[1] Sharma A, Chelawat P. Endo-laparoscopic inguinal hernia repair: What is its role? [J]. Asian J Endosc Surg, 2017, 10(2):111–118.

[2] Kushwaha JK, Enny LE, Anand A, et al. A Prospective Randomized Controlled Trial Comparing Quality of Life Following Endoscopic Totally Extraperitoneal (TEP) Versus Open Stoppa Inguinal Hernioplasty [J]. Surg Laparosc Endosc Percutan Tech, 2017, 27(4):257–261.

[3] Yasukawa D, Aisu Y, Hori T. Crucial anatomy and technical cues for laparoscopic transabdominal preperitoneal repair: Advanced manipulation for groin hernias in adults [J]. World J Gastrointest Surg, 2020, 12(7):307–325.

[4] Zhou XL, Luo JH, Huang H, et al. Totally Extraperitoneal Herniorrhaphy (TEP): Lessons Learned from Anatomical

Observations [J]. Minim Invasive Surg, 2021, 2021:5524986.

[5] Ng AY, Lin J, Ching SS, et al. Does primary closure of direct inguinal hernia defect during laparoscopic mesh repair reduce the risk of early recurrence? [J]. Hernia, 2020, 24(5):1093–1098.

[6] Qureshi S, Ghazanfar S, Leghari AA, et al. A comparative follow up study of transabdominal preperitoneal mesh repair in inguinal hernias with or without mesh fixation [J]. J Pak Med Assoc, 2021, 71(1(A)):28–30.

[7] Issa N, Ohana G, Bachar GN, et al. Long-Term Outcome of Laparoscopic Totally Extraperitoneal Repair of Bilateral Inguinal Hernias with a Large Single Mesh [J]. World J Surg, 2016, 40(2):291–297.

[8] Issa M, Sidhu A, Lam D, et al. Peritoneal pocket hernia after laparoscopic femoral hernia repair: a rare cause of bowel obstruction [J]. ANZ J Surg, 2020, 90(9):1782–1784.

[9] Tazaki T, Sasaki M, Kohyama M, et al. Laparoscopic transabdominal preperitoneal repair for recurrent groin hernia after failed anterior-posterior repair [J]. Asian J Endosc Surg, 2021, 14(3):470–477.

[10] Lee YJ, Kim JH, Kim CH, et al. Single incision laparoscopic totally extraperitoneal hernioplasty: lessons learned from 1,231 procedures [J]. Ann Surg Treat Res, 2021, 100(1):47–53.

[11] Eto S, Yoshikawa K, Yoshimoto T, et al. Strategy for laparoscopic repair of inguinal hernia after robot-assisted radical prostatectomy [J]. Asian J Endosc Surg. 2022,, 15(1):155–161.

[12] McGuirk M, Abouezzi Z, Zoha Z, et al. Robotic Inguinal Hernias Performed at a Community Hospital: a Case Series of 292 Patients [J]. Surg Technol Int, 2021, 39: 197–203.

[13] Aiolfi A, Cavalli M, Del Ferraro S, et al. Total extraperitoneal (TEP) versus laparoscopic transabdominal preperitoneal (TAPP) hernioplasty: systematic review and trial sequential analysis of randomized controlled trials [J]. Hernia, 2021, 25(5):1147–1157.

[14] Ortenzi M, Williams S, Solanki N, et al. Laparoscopic repair of inguinal hernia: retrospective comparison of TEP and TAPP procedures in a tertiary referral center [J]. Minerva Chir, 2020, 75(5):279–285.

[15] Lee SR. Feasibility of laparoscopic transabdominal preperitoneal hernioplasty for incarcerated inguinal hernia [J]. JSLS, 2021, 25(3):e2021.00053.

[16] Kepičová M, Ihnát P. Laparoscopic versus open hernia repair in patients with incarcerated inguinal hernia [J]. Rozhl Chir, 2021, 100(9):440–444.

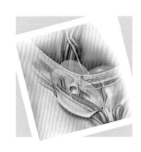

第 14 章

腹股沟疝"二合一"修补术的原理与技术

腹股沟疝"二合一"修补术是两种手术理念的结合，而不同的疝修补网片或疝修补装置也有其独特理念，因此，总体而言，"二合一"理念有其特殊之处，也是特殊病例理想的适应证。

第一节　腹股沟疝"二合一"修补术的原理

目前，最常见的腹股沟疝"二合一"修补手术为 Gilbert 手术和 Modified Kugel 手术，两者手术原理和手术步骤基本相同，但也有不同之处。

一、Gilbert 手术的理念

Gilbert 手术的概念出现于 1985 年，1997 年 Gilbert 在总结以往经验的基础上设计了一种"二合一"疝修补装置，称为普理灵疝修补装置（Prolene polypropylene hernia system，PHS），后来，该装置在材料上进行改进。目前常用的疝修补装置为超普材料制成，为部分可吸收的大网孔轻量型网片，称为超普疝修补装置（Ultrapro hernia system，UHS），采用 PHS 或 UHS 的腹股沟疝手术被称为 Gilbert 手术。PHS 双层疝修补装置（图 14.1）上层网片为长方形，类似于 Lichtenstein 平片，放置于腹股沟管，下层网片为圆形或椭圆形，放置于腹膜前间隙，可以完全覆盖耻骨肌孔外 2cm，中间为连接体（或者颈部），可以在无张力的情况下加强腹股沟管后壁且加强肌耻骨孔（图 14.2），也有人认为中间的连接柱可以起到网塞修补作用，或起到修补腹横筋膜缺损的作用[1]，因此将其称为"三合一"修补术。笔者认为从修补的原理看，双层网片已经起到了修补的作用，没有必要再增加网塞修补，这与 Gilbert 设计的初衷不符[2]，因此所谓的"三合一"实际是一种商业推广的噱头。Gilbert 认为内环口是下腹壁肌肉的间隙，一旦内环扩大，覆盖其上的腹横筋膜薄弱，内脏即疝出。在腹横筋膜前放置网片阻止脏器的疝出是最好的方法，上层网片有加强效果的作用。由于连接柱连接上片和下片，将两个间隙的网片结合在一起，可以起到避免网片移位的作用，而无须缝合固定，因此，Gilbert 手术另一内涵是无缝合[3]，如果疝环较大，存在网片移动的可能性，可以将疝环的腹横筋膜与连接柱缝合固定[4]，固定连接柱即可防止疝修补装置的移动[5]。由于少缝合或免缝合，Gilbert 手术可以减少由缝合导致的术后慢性疼痛。

二、Modified Kugel 手术的理念

另一重要的腹股沟疝"二合一"修补术为 Modified Kugel 手术，又称改良 Kugel 手术，采用巴德公司生产的 Modified Kugel 网片（图 14.3）进行手术。Modified Kugel 手术与 Gilbert 手术步骤大致相同，不同的是 Modified Kugel 网片为两件型，上片放置在腹膜前间隙，覆盖肌耻骨孔，与 Kugel 网片类似（图 14.4），带有定位带，为两层单丝自膨性聚丙烯网片，有椭圆形和圆形两种。另一网片放置在腹股沟管后壁，为下片，与 Lichtenstein 手术的原理相同。虽然 Modified Kugel 手术与 Gilbert 手术都是"二合一"的双层修补术，但两者的内涵还是有差别，Modified Kugel 手术的上片和下片都需要缝合固定。需要指出的是 Modified Kugel 手术并非在 Gilbert 手术的基础上改进，而是在 Kugel 手术的基础上改进，目的是从外科医生熟悉的腹股沟入路进入腹膜前间隙，同时用另一网片加强腹股沟管后壁。

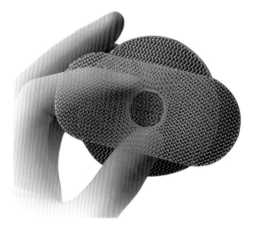

图 14.1　普理灵疝修补装置

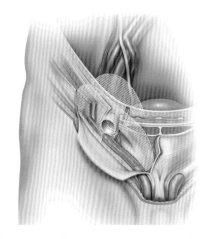

图 14.2　网片放置后的效果图（图片引自爱惜康网站）

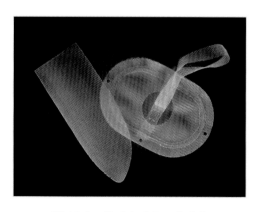

图 14.3　Modified Kugel 网片

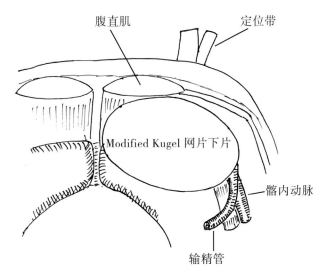

图 14.4　放置 Modified Kugel 网片下片

三、腹膜前间隙的入路

腹膜前间隙放置疝修补网片是腹股沟疝无张力修补术的术式之一，手术技术的关键因素是建立一个足够大的腹膜前间隙。一般而言，腹股沟斜疝的腹膜前间隙手术入路为内环口，而腹股沟直疝和股疝的入路为切开直疝三角的腹横筋膜进入腹膜前间隙。

（一）解剖学基础

由于前入路的手术常以腹壁下动脉为解剖标志，此处所指的腹横筋膜为基础解剖学定义的腹横筋膜，即腹横肌的深层深筋膜，因此，从术野观察由浅到深依次是：腹壁下动脉和腹横筋膜、腹膜外筋膜浅层、输精管或膀胱、腹膜外筋膜深层、腹膜（图 14.5）。手术需要进入的层面是腹膜与腹膜外筋膜深层之间的腹膜前间隙，因此手术进入腹膜前间隙需要经过腹横筋膜、腹膜外脂肪两个层次。由于进入腹膜前间隙的操作主要为钝性游离，有时为非直视下操作，因此，无法对腹膜前筋膜进行精确的辨认和解剖。基于精确筋膜理论的腹膜前间隙、Bogros 间隙和耻骨后间隙无法清晰游离出来，因此在"二合一"手术中将这 3 个间隙笼统称为腹膜前间隙。

（二）颈 - 肩技术

对于腹股沟斜疝，进入腹膜前间隙的技术被称为颈 - 肩技术。由于内环口被腹内斜肌和腹横肌覆盖，还有提睾肌的包裹，在游离疝的过程中，容易将疝囊与肌肉表面交界的部位误认为疝囊颈部，而实际的疝囊颈部是疝囊与腹横筋膜平面的部位。真疝囊颈部与假疝囊颈部相对狭窄，如果说疝囊是头部，这个狭窄部位类似于人类的颈部，颈部以下的区域为肩部。由于颈部狭窄，腹膜与腹横筋膜之间缺乏腹膜外筋膜的脂肪组织，有时难以分出层次，而肩部具有较为完整的腹横筋膜和腹膜外筋膜，腹膜容易被分开而进入腹膜前间隙，可在颈

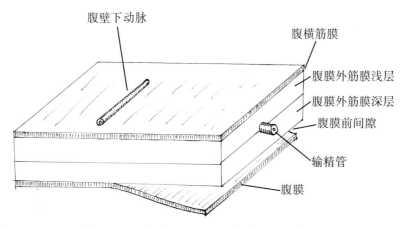

图 14.5　腹壁下动脉、腹横筋膜、腹膜外筋膜浅层、输精管、腹膜外筋膜深层、腹膜结构关系模式图

肩交界处切开腹膜筋膜和腹膜外筋膜，进入腹膜前间隙。对于腹股沟直疝，从直疝三角进入腹膜前间隙，常常沿直疝的疝囊颈部环形切开，进入腹膜前间隙，在本质上，也属于颈 – 肩技术（图 14.6）。

四、腹股沟疝"二合一"修补术的优缺点、适应证和禁忌证

腹股沟疝"二合一"修补术最大的优点是：下片加强肌耻骨孔，上片进一步起加强作用，疗效确定，并且技术简洁，可重复性好。Gilbert 手术的免缝合或少缝合理念，可以减少术后慢性疼痛的发生率。由于双侧修补的联合加强作用，尤其适用于腹腔内压力增高的情况，例如肝硬化腹水合并腹股沟疝[6]，同时下层网片可以有效阻止原发疝的疝出而复发，也可阻止其他新发疝的出现。对双侧修补术缺点的争论集中在其双侧修补是否有实际意义上。有观点认为单纯的腹膜前修补已经足够，没有必要增加上片，因为这样会增加异物，并增加由

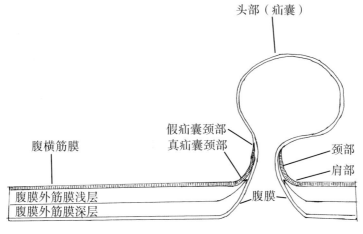

图 14.6　肩 – 颈技术

165

此导致的并发症，如感染和异物感等。腹股沟疝"二合一"的双层修补术适用于各种类型的腹股沟斜疝、腹股沟直疝

和股疝，适应证较广，其禁忌证为腹膜前间隙游离困难者。

第二节　腹股沟疝"二合一"修补术的手术步骤和手术相关问题

Gilbert 手术与 Modified Kugel 手术除腹膜前间隙网片放置的操作稍有差异外，手术操作技术和原则基本相同。本文以 Gilbert 手术为例讲解其手术过程，Modified Kugel 手术可以参考 Gilbert 手术过程，此外也有其他生产商提供类似的双层疝修补网片，虽然形状及规格稍有差异，但手术过程和注意事项基本相同。

一、Gilbert 手术

（一）手术步骤

（1）麻醉：硬膜外阻滞麻醉或局麻，也可以采用其他麻醉方式。

（2）切口：腹股沟韧带中点上

3cm 至耻骨结节，长约 6cm，切口可以适当延长或缩短。

（3）逐层切开皮肤、Camper 筋膜、Scarpa 筋膜、腹外斜肌腱膜，游离腹外斜肌腱膜，上至联合腱上 3cm，下至腹股沟韧带，要求充分放置上层网片。

（4）游离并提起精索，如是斜疝，切开提睾肌，游离疝囊至腹膜前的脂肪，要求尽量完全游离疝囊，一般不要切开疝囊，但较大的疝囊可以横断，远端旷置，近端缝合关闭，沿内环口分离腹膜前间隙。根据术者习惯，可以用手指分离或纱布分离（图 14.7）。如果是直疝，需要注意合并斜疝的可能，可以切开提睾肌探查，然后沿直疝的疝囊颈部切开

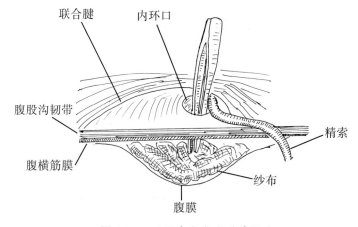

图 14.7　用纱布分离腹膜前间隙

腹横筋膜，游离腹膜前间隙，此时可以提起腹壁下血管以利于游离。股疝和疝囊回纳较难，可在腹股沟韧带下游离疝囊，切除多余疝囊后缝扎疝，一般可以回纳腹腔，如实在无法回纳疝囊，可以切断腹股沟韧带，放置补片后再重建腹股沟韧带。腹膜前间隙游离的要求是：外侧至髂腰肌，内侧至腹直肌后，下至耻骨梳韧带下，上至联合腱上，输精管腹壁化。

（5）双层疝修补装置的放置：将网片的上片沿长轴折三折后对折，用镊子或卵圆钳夹住（图 14.8），把下片以网片的连接柱为中心叠成伞状，经疝环对准脐的方向将网片推向腹膜前间隙，然后向外拉出。可将下层网片大致展平，然后可用拉钩拉起腹横筋膜，用镊子或手指补充展平网片，但腹膜前间隙是立体的凹形，完全展平补片是不可能的。如果是股疝，有学者将下片与耻骨梳韧带缝合固定 1~2 针。将腹横筋膜与网片连接体缝合，缩小缺损。展平上层网片，可以适当修整补片以适应腹股沟管，网片应超过耻骨结节外 2cm，并剪开网片以通过精索。Gilbert 手术为免缝合理念，但也可以进行适当的固定，将上层网片缝合固定 3 针，分别在耻骨结节、腹股沟韧带、联合腱。也有的学者只在上片剪开的部位缝合 1 针，其他部位不做固定。

（6）检查手术创面，严密止血，复位精索，缝合腹外斜肌腱膜并重建外环口，逐层缝合切口。

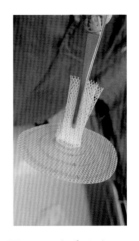

图 14.8　折叠后的 UHS

（二）术后注意事项

术后无须特殊处理，提倡下床活动，可进行一般的正常生活和非体力工作，避免激烈运动和体力劳动。

（三）手术相关问题

1. 巨大疝囊与复发的原因

在临床实践上，我们发现在采用双层疝修补装置的无张力修补术中，巨大的腹股沟直疝往往复发率稍高，其原因在于巨大疝囊回纳腹腔后造成的空间形成腹膜前间隙的假象。在巨大疝囊回纳腹腔后，开始分离腹膜前间隙，如果采用纱布的钝性分离方法，纱布在填塞的过程中，可能只是填塞了疝囊，腹膜前间隙只是稍被分离，并且由于疝囊的空间较大，也会在手指探查时造成输精管腹壁化的假象。实际上手指透过腹膜触及腹壁的内侧面，这时候放置的下层网片是不合格的，因此容易复发。在疝囊较大的斜疝患者中也存在同样的问题，但是不如直疝明显。为了避免"假腹膜前间隙"和"假输精管腹壁化"可以采用以下办法。

（1）不要回纳疝囊，高位结扎或缝扎疝囊，切除远端疝囊，可以避免回纳疝囊造成的假象，但此时在游离腹膜前间隙时，可造成疝囊横断部位（缝合后）的撕裂，需要注意操作。

（2）在分离腹膜前间隙时，先不回纳疝囊，而是牵拉疝囊，在疝囊和精索内筋膜之间分离腹膜前间隙和输精管腹壁化，完成分离后再回纳疝囊。

2. 下层网片的放置

由于腹股沟区的腹膜前间隙并不是一个平面，而是一个穹窿顶样的凸面，因此网片不可能放置平整，但是网片不能形成明显的折叠。术后网片的皱缩，可能导致网片折叠边缘卷曲起来，使网片覆盖的面积减少而造成复发。因此，网片可以有一定的弯曲，但必须使下层补片达到基本平整地覆盖腹膜前间隙的肌耻骨孔及其以外的区域，并且无网片折叠和卷曲的情况。

3. 输精管腹壁化的长度

腹膜前修补术的一个重要步骤是输精管腹壁化，被认为是预防复发的一个关键步骤。关于输精管腹壁化的长度有不同的观点，长度从 3~4cm 到 5~7cm 不等。作者认为输精管腹壁化是为了放置下层补片，必须有足够的空间使下层网片展平，只要能够满足下层补片充分展开以及边缘无卷曲即可。

4. 是否可剪除上片

由于腹股沟疝"二合一"技术并非单纯以 Stoppa 手术理念为基础，Gilbert 手术是一种免缝合固定技术，疝修补装置的上片及连接柱均有其意义，因此不宜将其作为单纯腹膜前技术的 Stoppa 技术而剪除上片。

二、Modified Kugel 手术

Modified Kugel 手术时将下片卷成卷状，用卵圆钳夹住，用组织钳提起腹壁下动静脉，将补片放入腹膜前间隙，先朝向耻骨结节方向，然后朝向髂前上棘方向，保持定位带在腹膜前间隙外，牵拉定位带有利于下片的展开，示指伸入腹膜前间隙网片的指袋，可以在各个方向上配合网片展平。剪除大部分定位带，将定位带残端的两片分别缝合于腹内斜肌下缘和腹股沟韧带。上片的放置类似于 Lichtenstein 手术，放置前将网片剪出缺损通过精索，放于腹股沟管后壁，要求覆盖耻骨结节 2cm，网片通过精索部分缝合一针，然后分别将网片固定在耻骨结节、腹股沟韧带与腹内斜肌下缘。由于 Modified Kugel 疝修补网片为两片式，特别是椭圆形的下片，网片面积加大，因此有专家认为可以舍去上片，单纯采用下片来修补[7]。单纯采用下片的手术理念与 Stoppa 手术相同，虽然不影响一般病例的治疗效果，但不符合 Modified Kugel 的理念，不适合用于特殊病例。

（谢肖俊，李 亮，江燕飞）

参考文献

[1] Legutko J, Pach R, Solecki R, et al. Rys historyczny leczenia chirurgicznego przepuklin. The history of treatment of groin hernia [J]. Folia Med Cracov, 2008,

49(1/2):57–74.

[2] 唐建雄，黄磊 . 疝外科学 [M]. 上海：上海科学技术出版社，2020：64–73.

[3] Gilbert AI. Sutureless repair of inguinal hernia [J]. Am J Surg, 1992, 163(3):331–335.

[4] Gilbert AI. The importance of fixing onlay patches [J]. Hernia, 2003, 7(4):171.

[5] Gilbert A, Graham M, Voigt W. A bilayer patch device for inguinal hernia repair [J]. Hernia, 1999, 3(3):161–166.

[6] Yang S, Yu Y, Wang Y, et al. Gilbert double layer graft method for groin hernias in patients with ascites: A retrospective study of 81 patients [J]. Surgery, 2020, 168(1):135–140.

[7] Chen PH, Chiang HC, Chen YL, et al. Initial experience with application of single layer modified Kugel mesh for inguinal hernia repair: Case series of 72 consecutive patients [J]. Asian J Surg, 2017, 40(2):152–157.

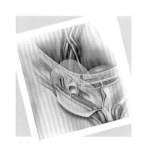

第 15 章

股疝的特殊性与术式选择

以腹股沟韧带为界，股疝位于肌耻骨孔的下半部，解剖的不同导致手术入路也有不同的特点，相对于腹股沟斜疝和腹股沟直疝，股疝的解剖问题特殊，因此，在治疗理念上也有特殊的地方。

一、股疝的病因及治疗理念

腹股沟斜疝、腹股沟直疝是由于腹壁肌的肌肉筋膜间隙病变或变性引起，疝内容物从股环疝出为股疝，在病因上与腹股沟斜疝和腹股沟直疝有不同之处。股疝多发生于多次妊娠生产的中老年女性，与多次妊娠生产引起腹股沟韧带、陷窝韧带松弛，导致股环的围成结构松弛扩大有关。

（一）股疝病因的特殊性

股疝多见于多次妊娠生产的中老年女性，与组织胶原代谢改变的关系较弱，因此其特殊性体现在其病因上，主要为以下方面。

1. 腹横筋膜薄弱理论

腹横筋膜薄弱理论在腹股沟疝外科上有重要的影响。如果用胶原代谢理论进行解释，即随着年龄的增长，胶原代谢发生变化，导致股疝的出现，存在自

相矛盾之处：胶原代谢的改变多发生于老年人群，但股疝的发病率在老年人群中并不高，发病率只占所有腹股沟疝的3%[1]，因此腹横筋膜的改变在股疝发病中的意义值得商榷。

2. 男性股疝

男性股疝少见，多发生在高龄患者中，也与股环的围成结构有直接的关系，其原因可能与髂腰肌的萎缩有关，特殊情况下具有女性化骨盆特征的男性，也较易发生股疝。男性与女性的股疝发病特点有较大差异：男性的股疝病因较为复杂，同时合并腹股沟斜疝、腹股沟直疝，或极易发生隐匿性腹股沟斜疝或腹股沟直疝；女性的股疝病因较为单纯，一般只是多次妊娠和生产导致股环的围成结构异常所致，绝大多数不合并腹股沟斜疝和腹股沟直疝。由于股疝在男性和女性中病因和解剖学的差异，同时，考虑到手术的疗效以及术后出现腹股沟斜疝和腹股沟直疝的风险，手术方式和手术入路的选择也存在差异化。

股疝的病因、病理生理与腹股沟斜疝和腹股沟直疝不同，在临床表现上股疝也有其特殊性。股疝的特殊性还表现为与潜在的严重并发症有关[2]，例如小

肠嵌顿坏死等，与股环的围成结构为坚韧的韧带组织有关，因此不能单纯移植其理论用来指导股疝的治疗。

（二）股疝治疗的理念问题

由于股疝的特点是股环的围成结构松弛，导致脏器从股环疝出，这个特点与帕斯卡定律和 Stoppa 手术的理念最贴合，理念问题即为治疗的理论依据问题，因此对于股疝而言，进行开放或腹腔镜下的 Stoppa 手术最为合适，例如经腹腹腔镜腹股沟疝腹膜前修补术（TAPP）、完全腹膜外腹腔镜腹股沟疝修补术（TEP）、Kugel 手术等。根据具体的病情和手术条件，其他术式也可以达到治疗目的，例如 Gilbert 等。关于股疝修补术的理念问题，应注意以下两方面。

1. 网塞手术是否符合理念？

网塞修补虽然可以达到修补的目的，但目前应用较少。由于股疝与腹股沟斜疝、腹股沟直疝病理及病理生理上的差异，网塞修补术是否可移植到股疝的治疗中存在争议。笔者认为，网塞修补术在理念上对于股疝而言，有以下方面的不利因素：①网塞修补术应用于股疝，缺乏腹外斜肌腱膜的阻挡作用，网塞的表面即为皮肤。②网塞可能对股动脉及静脉形成压迫，还可能出现网塞侵蚀股静脉的罕见情况，引起相应的并发症。

2. 女性股疝组织修补术的疗效问题

由于女性股疝与腹股沟斜疝、腹股沟直疝病理及病理生理上的差异，对于组织修补术在女性股疝上的应用考虑也应有所不同。从复发的角度看，平均每

46 例股疝无张力修补术可以达到预防 1 例复发的目的[3]，由此可见股疝的组织修补术复发率并不是很高，在可接受的范围内。女性股疝的病因为股环围成结构的松弛造成，因此经股入路，缝合腹股沟韧带和耻骨梳韧带，也可以达到较为理想的疗效，而对于修补后张力较大的 McVay 手术，理论上反而有较高的复发率。由于男性股疝与女性股疝具有不同的病因，因此理论上男性股疝的组织修补术疗效较差。以上观点虽然理论分析合理，但因股疝发病率不高，在目前疝修补网片广泛应用的情况下，缺乏足够可参考的临床数据。

二、股疝手术入路与不同术式需要注意的问题

股疝的手术入路与腹股沟斜疝、腹股沟直疝一样，包括前入路和后入路。前入路是指经腹股沟区逐层切开皮肤、浅筋膜、腹外斜肌腱膜等进行手术治疗，后入路手术即经腹股沟区以外的区域，直接进入腹膜外间隙进行手术。股疝由于解剖特殊，还存在股入路的手术方式，即在股三角，逐层切开皮肤、筋膜等进行手术。

（一）腹股沟入路的手术

主要的术式为 UHS 手术、Modified Kugel 手术或 Kugel 手术等，由于这些术式的腹膜前网片面积较 TAPP 或 TEP 手术使用的网片面积小，可最大限度地预防复发，建议将下片与耻骨梳韧带缝合固定一针。由于 Kugel 手术难以缝合固定，需要注意网片的放置位置，尽量

覆盖股环以外的所有区域。

（二）股疝的股入路无张力修补术

股疝的股入路手术相对简单，在单纯的网塞修补术和缝合腹股沟韧带和耻骨梳韧带的组织修补术中，Song Y 等证明采用网塞修补具有良好的远期疗效。对于男性患者而言，股疝的病因较为复杂，如果进行股入路的网塞修补或组织修补术，术后复发的风险较高，最重要的是术后隐匿的腹股沟斜疝和腹股沟直疝继续发展，而成为临床症状明显的腹股沟疝。也有学者尝试从股入路游离腹膜前间隙，放入 3-D 网片，达到全肌耻骨孔修补的目的，并认为手术时间短而疗效好，但可以检索到的报道较少。

（三）股疝的组织修补术

股疝的组织修补术包括 McVay 手术和缝合腹股沟韧带、耻骨梳韧带的手术，由于 McVay 手术后张力大，目前应用少。女性股疝的病因主要是股环的围成结构松弛，因此缝合腹股沟韧带与耻骨梳韧带的修补较为符合病因论，但男性股疝病因复杂，不建议使用。

（四）后入路的股疝手术

TEP、TAPP、Stoppa 手术的理念符合股疝的病因，因此理论上是最为理想的术式，但在实际临床上，这些术式与其他有效术式相比，在疗效上并没有本质差异，仍需大量的临床数据去证实。

三、术式的选择

采用不同的手术入路和术式治疗股疝，复发率和复发时间没有差异[4]，对于股疝术式的选择而言，理念问题是重要的考虑基础，医疗技术因素、卫生经济学因素以及患者的具体身体状况也是重要的评估因素，另外，还需要结合患者自身的意愿进行选择。

（李　亮，谢肖俊）

参考文献

[1] Goethals A, Azmat CE, Adams CT. Femoral Hernia [M]. Treasure Island (FL): StatPearls Publishing, 2021.

[2] Coelho JCU, Hajar FN, Moreira GA, et al. Femoral hernia: uncommon, but associated with potentially severe complications [J]. Arq Bras Cir Dig, 2021, 34(2):e1603.

[3] Lockhart K, Dunn D, Teo S, et al. Mesh versus non-mesh for inguinal and femoral hernia repair [J]. Cochrane Database Syst Rev, 2018, 9(9):CD011517.

[4] Clyde DR, de Beaux A, Tulloh B, et al. Minimising recurrence after primary femoral hernia repair; is mesh mandatory? [J]. Hernia, 2020, 24(1):137–142.

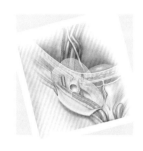

第16章

腹股沟疝的腹腔内修补技术

腹腔镜下腹腔内网片植入术（IPOM）是在腹腔内肌耻骨孔区域的腹膜上覆盖足够大的网片，加强这一薄弱区域。这种术式随着所谓"防粘连补片"的出现而推广，其基本理念与Stoppa手术相同，也可以认为其属于巨大网片在腹腔内加强内脏囊的术式之一。

一、手术步骤

（1）麻醉：采用静吸复合全麻。

（2）体位：采用头低脚高位，监视器的放置与经腹腹腔镜腹股沟疝腹膜前修补术（TAPP）及完全腹膜外腹腔镜腹股沟疝修补术（TEP）相同。

（3）套管穿刺部位：在脐下做一长10mm的切口，直视下逐层切开，放入气腹针，建立气腹，置入10mm套管，放入腹腔镜镜头，探查腹腔；在腹腔镜的监视下在两侧相当于麦氏点的位置穿刺置入5mm套管。

（4）分离腹腔粘连，辨认腹腔解剖结构，注意腹膜皱襞的情况，注意髂血管、股动静脉、输精管的走行，估计生殖股神经、股外侧皮神经的走向，注意输尿管的走向。

（5）疝囊的处理：疝囊内容物应完全回纳腹腔，疝囊可以不处理，但是遗留的疝囊可能形成积液或者在腹股沟区形成永久的膨隆，因此一般主张常规切除疝囊。将疝囊拉向腹腔方向，切开疝囊，仔细将其分离下来，注意不要损伤输精管和血管，较大的疝囊无法完全游离，可以在疝囊颈部横断，远端旷置。

（6）放置网片：将防粘连的网片卷曲成卷烟状放入腹腔，要求完全覆盖肌耻骨孔外至少3cm，一般12cm×15cm可以满足要求。展开网片，调整网片位置，首先将网片与Cooper韧带钉合，然后将网片按间距1.5cm的距离钉合固定于腹壁，注意输精管和精索血管之间的危险三角要避免钉合，生殖股神经和股外侧皮神经经过的区域也需注意避免钉合。也可以采用缝合固定、生物蛋白胶黏合固定或者使用腹壁穿刺针行腹壁悬吊固定。

（7）放空腹腔CO_2气体，撤出器械，缝合脐部穿刺孔，其余穿刺孔可以不缝合。

二、术后处理

术后予生命征监护、吸氧，根据病

情决定禁食时间，适当补液。

三、手术相关问题

总体而言，在腹腔镜手术中 IPOM 手术在技术上更加易行，由于 IPOM 手术网片的放置层次与腹膜前间隙手术不同，手术操作也有其特殊之处。

1. 死亡三角的不钉合问题

由于死亡三角为大血管通过，钉合引起的血管损伤可造成严重的并发症，但是该部位可能导致肠管进入，进而引起肠管嵌顿和疝的复发，可以用黏合固定作为这个部位的补充固定。

2. 疼痛三角处的注意事项

应该避免钉合到神经，否则术后可能引起顽固的神经源性疼痛，也可以在神经通过的区域切开腹膜，确认无神经通过后再钉合固定网片，以避免神经损伤。

3. 网片固定的其他问题

缝合固定的方法因操作麻烦，很少使用，使用较多的是钉合固定，也有学者采用进行黏合固定，黏合固定可以避免血管损伤和神经损伤的问题。也有学者采用腹壁的悬吊固定与钉合固定结合的方法，除了网片的四周固定外，还有学者将网片的中心悬吊固定于腹壁，认为可以使网片与腹壁贴合紧密，更好地与腹壁融合。另外，尽量避免网片的四周翻起，彻底清除网片上的残余血液等，最大限度地减少粘连的发生。如果腹股沟疝的滑动性很大，网片可能连同腹膜一同滑出。而复发是该术式的特点。对于肥胖患者，腹膜外脂肪较厚，各种固定的方法很难固定到腹壁肌层或 Cooper 韧带，解决问题的办法是切开腹膜直接暴露耻骨结节、Cooper 韧带等，再钉合固定。

四、手术的优缺点及适应证、禁忌证

总体而言，IPOM 手术的安全性与其他术式相比没有明显的差异，由于 IPOM 手术可避免对腹壁神经的影响，在减少术后慢性疼痛方面的优势从该术式诞生开始至今一直没有过多的改变，但在复发率上，争议较大。早期的研究甚至认为其复发率过高而不应应用在腹股沟疝手术中[1]，随着技术的成熟，目前复发率高已经不是该术式的主要问题，技术成熟的术者可以达到与其他术式相当的复发率。腹股沟复发疝对腹股沟区解剖有影响，而 IPOM 手术避开了这些影响，因此有观点认为该术式对复杂的腹股沟复发疝有优势[2]。由于该术式的特点，网片与输精管没有接触，有人认为可以减少生殖损害的风险，但这种观点缺乏临床观察的依据。由于防粘连网片价格昂贵，卫生经济学效益差是其重要的缺点之一。IPOM 适用于成人各种类型的腹股沟疝，包括腹股沟斜疝、腹股沟直疝、股疝、复发疝等。有严重的下腹部粘连，手术分离困难为手术相对禁忌证，严重心肺疾患等为手术绝对禁忌证，但术式的选择也取决于术者的技术水平。

（严　聪，李　亮）

参考文献

[1]　Kingsley D, Vogt DM, Nelson MT, et al. Laparoscopic intraperitoneal onlay inguinal herniorrhaphy [J]. Am J Surg, 1998, 176(6):548–553.

[2]　Hyllegaard GM, Friis-Andersen H. Modified laparoscopic intraperitoneal onlay mesh in complicated inguinal hernia surgery [J]. Hernia, 2015, 19(3):433–436.

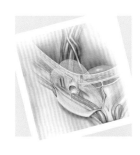

第17章

成人腹股沟疝手术理念与术式选择

腹股沟疝外科学的特点是术式多，并且各种术式的疗效都较为理想，各种术式也有不同的特点，这是腹股沟疝外科学区别于其他外科学的特点之一，但是也带来了术式选择的问题。因此，如何选择术式是腹股沟疝外科学重要的问题之一。

一、各种术式的理念

从前文中可以总结出成人腹股沟疝修补术的4种基本手术理念，其代表性的术式分别为组织修补术、Lichtenstein手术、网塞手术、Stoppa手术。其他术式可能在时间上存在先后，但是基本手术原理不脱离上述理念，或者是上述理念的组合（表17.1）。

以上术式是目前成人腹股沟疝（包括股疝）修补术中的常用术式，其中有些术式应用较多，有些术式应用较少，

表 17.1　成人腹股沟疝修补术常用术式

手术名称	理念	意义
Bassini	立足于解剖与功能异常，进行解剖重建 + 功能重建	自体组织修补
McVay	立足于解剖与功能异常，解剖重建 + 功能重建	自体组织修补，拓展适应证至股疝
Shouldice	立足于解剖与功能异常，解剖重建 + 功能重建	自体组织修补 Bassini 真正意义的改进
Lichtenstein	在胶原代谢异常导致腹横筋膜薄弱的病因论的基础上，假体替代腹横筋膜的成形修补术	无张力的解剖修补术
Plug	无张力的解剖修补术，免缝合或少缝合	用于复发疝，最小范围的分离即达到无张力的解剖修补，手术简便，术后慢性疼痛少
Plug+Mesh	无张力的解剖修补术，免缝合或少缝合	拓展网塞手术的适应证至原发疝，其他意义同网塞手术
Stoppa	根据帕斯卡定律腹膜容易从腹壁的薄弱缺损膨出，立足于腹壁修补，用足够大的网片加强肌耻骨孔，可以达到有效的修补目的	立足于经典力学，用压强和腹壁缺损解释腹股沟疝；全肌耻骨孔解剖修补

续表

手术名称	理念	意义
Kugel	与 Stoppa 理念相同	最小的切口达到 Stoppa 的基本目标
Gilbert	Lichtenstein+Stoppa+ 免缝合或少缝合	双重修补，减少术后慢性疼痛
Modified Kugel	Lichtenstein+Stoppa	双重修补
TAPP	同 Stoppa 手术	微创手术入路，同时探查腹腔
TEP	同 Stoppa 手术	微创手术入路
IPOM	同 Stoppa 手术	微创手术入路，同时探查腹腔

其原因不完全是手术理念问题，与当地的医疗水平和医疗实际条件也有直接的关系。在这些理念的基础上，还应该进一步深入认识以下问题。

（一）只有组织修补术进行了功能重建

无论是 Lichtenstein 手术，还是经腹腹腔镜腹股沟疝腹膜前修补术（TAPP）、完全腹膜外腹腔镜腹股沟疝修补术（TEP），都使用人工合成疝修补网片进行修补，形成以合成疝修补网片为骨架，成纤维细胞、纤维细胞和胶原组织与人工合成疝修补网片复合的组织，从而起到阻止腹腔脏器疝出的作用，但这个新形成的组织没有肌肉收缩功能，只是单纯发挥物理上的阻隔作用，因此本文称为解剖修补。而组织修补术形成的新内环部位，为肌肉组织包绕输精管，可以发挥肌肉主动收缩的作用，可以达到功能上的重建。

（二）Lichtenstein 手术与 Stoppa 手术的理念不同

Lichtenstein 手术和 Stoppa 手术是两种手术理念的代表术式之一，但两者的理念并不相同。Lichtenstein 手术的理论基础是胶原代谢异常导致腹股沟区腹横筋膜薄弱，因此使用人工合成的疝修补网片替代薄弱的腹横筋膜，从而达到修补的目的，其核心的理念是腹横筋膜的成形修补术。Stoppa 手术是帕斯卡定律与肌耻骨孔解剖结合的产物，帕斯卡定律认为密闭空间的压力容易从薄弱的地方突破，肌耻骨孔是腹部的天然薄弱区，使用足够大的网片加强，可以达到阻止疝出的作用，其核心的理念并非腹横筋膜薄弱理论，而是腹壁修补。成人腹股沟疝一般见于男性，为腹壁肌肉筋膜功能和组织学改变的结果，虽然腹横筋膜薄弱的理论不能完全代表其病理生理的改变，但 Lichtenstein 手术毫无疑问可以有效加强这个区域。Stoppa 手术最先应用于腹股沟复发疝或疑难疝，这种情况下腹股沟区甚至肌耻骨孔已经被破坏，或者合并腹内高压，因此从理念的角度看，原发性腹股沟疝合并腹内压增高的情况下，应用 Stoppa 理念是合适的选择。

（三）"缝合＝疼痛"的理念合理吗？

在腹股沟疝外科学里，有没有缝合就没有疼痛，这种理念已经很普遍，也有其合理性，但其具体的理念源头不清，主要为：①组织修补术的"张力"缝合有分离的倾向，导致组织牵拉而感到明显的疼痛。② Lichtensteinn 手术疝修补网片的缝合固定，有缝合到神经的风险。③耻骨结节部位的骨膜感觉神经末梢缝合，缝合刺激也可以引起明显的疼痛。在国内的实践中，并没有发现缝合固定与疼痛如此密切的关系，表现在国内普遍开展 Lichtenstein 手术，但没有观察到文献报道的明显术后慢性疼痛的现象；国内因特殊的医患关系，为减少复发，在一些不要求缝合或少缝合固定的术式中，例如 Gilbert 手术，也普遍进行缝合固定，未曾观察到术后慢性疼痛明显增高的现象。虽然没有发现不同人群对疼痛现象感受差异的研究报道，但在日常工作中，仍然可以发现亚洲人与欧美人在疼痛感受上的差异，例如在肠易激综合征中，同样的病情，欧美人往往感受为疼痛，而亚洲人往往感受为腹胀。因此，在实际的工作中，接受目前没有缝合就没有疼痛的理念的同时，应该根据具体的情况，全面客观看待问题。

（四）采用脱细胞支架补片进行腹股沟疝修补术是否改变手术理念？

脱细胞支架补片，即常说的生物补片，其治疗作用是通过植入细胞生长的支架，期待可以生成新的组织，替代病理的组织。在这个过程中，原来的细胞支架逐渐分解，被新生成的支架替代。生物补片的治疗原理属于再生医学范畴，与合成疝修补网片的假体替代原理具有不同的理念，并且通过再生医学生成的新的组织是否仍然像机体原有的组织一样有病理的改变，如胶原代谢异常等，目前没有更多的文献可以回答这个问题。腹股沟疝并非腹壁组织完全缺损，而是由腹壁筋肉筋膜的病理改变和功能失调引起，因此不能将目前腹股沟疝手术理念简单地平移到以再生医学为原理的脱细胞支架补片的修补手术上。

在以上各种理念中，网塞修补也属于无张力修补术的一种，有其独特的理念优势，但是由于锥形网塞的特殊并发症问题，主要是对孔腔脏器的侵蚀和感染问题，目前的应用逐渐减少。但在某些特殊的情况下，也可以有独特的优势，例如 Lichtenstein 手术由于网片剪开部位裂开引起复发，网塞手术可以简单有效地完成修补复发的作用。

二、现代人体质条件下，腹股沟疝组织修补术的适应证是否不同？

在实用的疝修补网片发明之前，Bassini 手术和 Shouldice 是常见的术式，但当时的手术适应证并不能简单地套用在现代人中。其原因如下：现代社会医疗发达，儿童腹股沟疝基本在儿童时期已经治愈，成人的腹股沟疝以成年以后发病为主，而在以前的成人腹股沟疝病例中，很大一部分患者为儿童时期未治疗的腹股沟疝延续而来；现代人体力活动及体力劳动强度不足，与以前体力劳动及体力活动为主的生产生活方式相比，肌肉含量、筋肉筋膜的质量存在较大的差异；现代人肥胖比例高，腹内压高，因此，加拿大的 Shouldice 医院在术前要求患者减重至合适的水平。在现代人的体质条件和疾病谱的条件下，对于成人腹股沟疝的组织修补术，应该更加全面地评估手术适应证问题。

三、腔镜技术与开放技术

腹腔镜技术与开放技术的优劣问题一直是热点的争论之一，如果单纯从技术的角度看，很难得出结论。首先是腹腔镜技术是否完全微创，如果不是，开放手术本身创伤并不大，为何还要采用腹腔镜技术？腹腔镜技术以 TAPP 和 TEP 为代表，秉承 Stoppa 手术的理念，相对于开放手术有以下优点：①可以在直视下游离足够的腹膜前空间，直视下放置疝修补网片，因此手术效果确切。②相对于开放技术，可以在筋膜解剖的指导下，更加精细地完成手术。开放腹膜前技术的困难是网片的展平问题，网片的折叠往往是术后慢性疼痛和复发的主要原因[1]，腹腔镜下的 Stoppa 手术更加确切，但疑难病例，如多次复发的病例，在技术上存在更多问题。此外，以下问题也是常见的争议话题。

（一）鞘状突与腹股沟隐匿疝的鉴别：腹腔镜下所见是否有足够依据？

腹腔镜手术的优势之一是可以对腹腔进行探查，从而发现是否合并对侧腹股斜沟疝或隐匿性腹股沟斜疝，这也成为支持腹腔镜手术的重要依据之一。鞘状突是腹股沟斜疝的病因之一，这一点

毫无疑问，但并非所有的鞘状突都发展成为腹股沟斜疝。解剖学研究和手术观察都已经证明，成人腹股沟疝的鞘状突并非腹股沟斜疝的始发部位。正常的鞘状突在腹壁表现为轻度的凹陷，因此在腹腔镜探查时发现的鞘状突可能是正常的鞘状突，即使鞘状突稍大，也很难鉴别其与隐匿性腹股沟斜疝的不同。

（二）巨大腹股沟疝：是否有必要追求腹腔镜手术？

腹腔镜手术已经是一项成熟的外科技术，可以顺利完成各种疑难和复发腹股沟疝的手术，但是对于巨大腹股沟疝，是否使用腹腔镜技术有较大的争议。虽然腹腔镜手术有较大的技术风险和特殊的并发症，但近年来，不断有学者报道成功病例，笔者认为在技术可控的情况下，可以尝试使用腹腔镜手术。

（三）单孔腹腔镜手术和机器人手术的问题

随着器械的改进以及技术的发展，单孔腹腔镜技术在腹股沟疝的治疗中应用也逐渐增多。单孔腹腔镜技术只是手术入路的改进，不改变治疗理念，也不改变治疗结果，但技术难度增大。单孔腹腔镜技术在腹股沟疝外科的应用并非原则问题，可以根据术者和单位的技术条件考虑是否选用。使用机器人进行腹股沟疝手术，也不改变腹股沟疝的治疗理念，只是手术工具的不同，可以根据具体的条件选择使用。

开放技术和腹腔镜技术都是一种技术手段，每位术者的技术能力和技术能力结构存在差异，在术式的选择上，根

据各自熟练的程度灵活选择，但不应偏离技术的基本理念问题。

四、合并症的考虑

外科手术属于局部治疗，但全身的整体情况可在不同程度上影响治疗结果。对腹股沟疝外科而言，重要的影响因素是腹内压的增高，各种腹内压的增高，都会影响到治疗的效果，例如便秘、慢性咳嗽、腹水等导致的腹内压增高。在明显腹内压增高的病例中，Modified Kugel 手术与附加缝合固定的 Gilbert 手术，既可达到 Stoppa 修补的要求，又有双重加固的作用，是目前较为理想的选择之一。

五、对生殖的影响

对腹股沟疝手术是否影响男性生殖的担心一直存在，学界很早就观察到儿童时期行腹股沟疝疝囊高位结扎术的患者成年后生育能力较没有结扎的患者低。随着疝修补网片的应用，这种合成材料的疝修补网片对输精管的压迫和侵蚀，对男性生殖能力的影响可能更大。因腹膜前手术对输精管的游离范围最大，网片与输精管接触的面积也最大，因而影响也最大。手术是否对生殖有影响的问题争议较大，也有不少的临床观察认为没有影响。从目前的临床实践看，真正影响到生育的患者比例并不高，疝

修补网片和各种术式仍然是安全的[2]，因此不必过于担心，但应向患者说明该风险的相关问题，落实知情同意制度。

六、小　结

理想的术式应该具备以下特点[3]：低并发症风险，主要是复发和术后慢性疼痛；容易学习并熟练掌握；快速康复；结果可复制；有较好的卫生经济学效益。腹股沟疝修补术众多术式都是有效的术式，说明最佳的术式并不存在[4]，并且各地医疗条件差异巨大，如何选择合适的术式，可以根据以下原则进行：从修补原理的角度归纳到基本的理念问题，然后对病情进行全面评估，选择最合适的修补理念，最后根据术者和单位的技术条件，选择适合的术式。

（李　亮，谢肖俊，严　聪）

参考文献

[1] Shirin Towfigh, MD. Inguinal hernia: four open approaches [J]. Surg Clin N Am, 2018, 98 (2018) 623–636.

[2] Dilek ON. Hernioplasty and testicular perfusion [J]. Springerplus, 2014, 3:107.

[3] Chen DC, Morrison J. State of the art: open mesh?based inguinal hernia repair [J]. Hernia, 2019, 23:485–492.

[4] HerniaSurge Group. International guidelines for groin hernia management [J]. Hernia, 2018, 22(1):1–165.

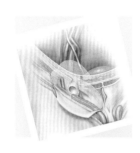

第18章

巨大腹股沟阴囊疝的治疗

巨大腹股沟疝顾名思义就是疝囊体积大的腹股沟疝，因阴囊的舒展性好，可以扩张到很大的容量，所以一般属于进入阴囊的腹股沟斜疝，因此又称为巨大腹股沟阴囊疝。巨大腹股沟阴囊疝常见于高龄老年人，通常合并较多的基础疾病或心肺功能减退，因此也是腹股沟疝治疗的难题之一。

一、巨大腹股沟阴囊疝的定义

"巨大"难以用可量化的标准去定义，临床上巨大腹股沟阴囊疝是指在直立状态下，疝囊延伸至大腿内侧中点以下[1]，多数为腹股沟斜疝。由于腹股沟直疝从直疝三角疝出，疝囊外为腹壁的皮肤，舒展性远不如阴囊，虽然也可以形成较大的体积，但一般难以形成巨大的疝囊。

二、巨大腹股沟阴囊疝引起的病理及病理生理改变

巨大腹股沟阴囊疝使大量的脏器进入并长期位于阴囊内，当阴囊内脏器回纳腹腔时，腹腔内压力升高，对呼吸和循环有不同程度的影响，严重者可引起多器官功能衰竭，甚至死亡。在病理上，

虽然疝囊巨大，但内环直径往往不是很大，有时内脏还与疝囊粘连，导致回纳困难。肝硬化腹水的患者，由于腹水和腹内高压的作用，也可以形成巨大的疝囊[2]。

三、巨大腹股沟阴囊疝的临床表现

巨大腹股沟阴囊疝主要表现为腹股沟阴囊包块（图18.1），可部分或全部回纳，一般无明显的症状，或有不同程度的胀痛。巨大疝囊影响运动和其他日常活动，尤其是对高龄患者，生活的影响更加明显。对有性生活需求的患者，巨大腹股沟阴囊疝也会影响性生活。由于阴茎可能被埋在阴囊内，导致尿液滴落在阴囊皮肤上，引起擦伤、溃疡和继发感染[3]。除了以上疝囊引起的症状外，巨大腹股沟阴囊疝可出现多种特殊的临床表现，主要与疝囊内的脏器种类有关，包括胃、十二指肠、结肠和输尿管在疝囊内引起的解剖改变而导致的相应症状或并发症。文献报道，巨大腹股沟阴囊疝可引起胃十二指肠破裂穿孔[4,5]，以及结肠梗阻和输尿管梗阻等[6]。

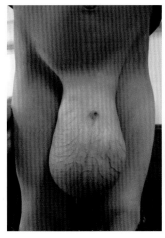
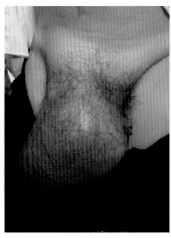
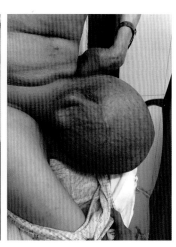

图 18.1　巨大腹股沟阴囊疝，左图为双侧，中图为单侧，右图为单侧坐位

四、巨大腹股沟阴囊疝的病情评估及治疗

巨大腹股沟阴囊疝在古代是医疗上的难题，一些美术作品中也有不少关于巨大腹股沟阴囊疝的描述（图 18.2），由此可窥见在古代巨大腹股沟阴囊疝的普遍性，即使在当今的医疗条件下，巨大腹股沟阴囊疝仍然是疑难的外科问题，需要做好充分的术前准备，制订科学的手术方案。由于目前可以参考的资料均为个案报道或小规模的病例研究，缺乏大规模的临床研究，因此难以确定标准的治疗程序，因此个体化的治疗比

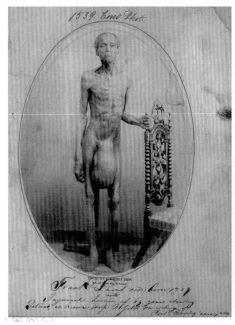
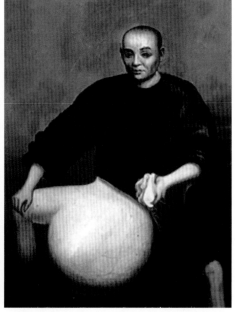

图 18.2　美术作品中的巨大腹股沟阴囊疝

严格遵守某一治疗规范更加重要[7]。虽然多数巨大腹股沟阴囊疝病情平缓，但也有不少出现严重并发症的病例，甚至有出现致死性并发症的个案报道[8]，因此巨大腹股沟阴囊疝应及时进行手术治疗。

（一）术前评估

术前评估主要是评估巨大腹股沟阴囊疝对生理的影响，以及机体脏器的储备情况，从而预测术后腹腔高压并发症的可能性及程度，做好充分的术前准备，以尽可能减少术后并发症的出现。术前需要进行一般手术的常规评估，并且重点关注以下问题。

1. 病情评估

一般的腹股沟疝无须进行特别的影像学检查，但巨大腹股沟阴囊疝需要进行 CT 检查并进行冠状面重建，为详细掌握病情和制订治疗方案提供重要的依据。CT 检查可以了解疝囊的内容物、疝囊的容积、腹腔的容积等信息，并测量疝囊与腹腔的容积比，巨大腹股沟阴囊疝疝囊腹腔容积比通常超过 20%。CT 检查还可以发现疝囊内肠管病变（例如结肠癌等），以及特殊类型的组织或脏器疝入疝囊内，曾有文献报道腹膜后巨大脂肪瘤形成腹股沟阴囊疝[9]。

2. 心脏功能评估

由于腹腔内的高压状态对心血管系统有很大的影响，可能导致严重的并发症，因此术前需要常规进行心脏评估，建议进行心脏彩超检查。由于心脏的收缩力是克服腹腔内高压对血管影响的重要因素，因此，反映心脏收缩力的射血分数（EF）为主要评估指标之一，EF 正常值为 50%~70%，40%~50% 为轻度降低，30%~40% 为中度降低，<30% 为重度降低。EF 需要结合腹腔内压力进行分析，如果腹腔内压力高，术后出现心血管并发症的风险大。对于心血管问题较为复杂的病例，建议邀请心血管内科医生会诊评估，以便更专业、更全面地进行术前评估和围手术期治疗。

3. 肺功能评估

术后腹腔高压对呼吸功能影响较大，术前需要进行呼吸功能检查，重点关注肺活量（VC）及相关指标。肺活量为一次呼吸的最大通气量，正常男性为 3500mL，正常女性为 2500mL。肺活量受呼吸肌的强弱、胸廓弹性、年龄、身高、体重等影响。临床上常用实际测量值与预测值的比率来评估，≥ 80% 为正常，65%~79% 为轻度减退，50%~64% 为重度减退，<39% 为严重减退。用力肺活量（FVC）也是呼吸功能重要的指标之一，FVC 指深吸气至肺总量后以最快的速度呼出的最大气体量。正常人 VC 与 FVC 相等，如果呼吸道梗阻，例如慢性支气管炎或阻塞性肺气肿，则 VC>FVC。临床常用第 1 秒用力肺活量（FEV1）与 FVC 的比率作为评估指标，即 FEV1/FVC×100%，正常值为 83%；或 FEV1 占预计值的百分比，即 FEV1% 为评估指标。对于慢性阻塞性肺疾病，根据 FEV1，可以将病情的严重程度分为 4 级，分别是：Ⅰ级，FEV1/FVC<70%，FEV1% ≥ 80%；Ⅱ级，FEV1/FVC<70%，50% ≤ FEV1%<80%；Ⅲ 级，FEV1/FVC<70%，30% ≤ FEV1%<

50%；Ⅳ级，FEV1/FVC<70%，FEV1%<30%，或 FEV1<50% 伴有慢性呼吸衰竭。除了呼吸功能检查外，还需要了解肺实质和组织的换气情况，术前常规动脉血气分析检查。

（二）术前准备

对于巨大腹股沟阴囊疝病例，仔细监测腹内压及其相关的并发症是非常重要的措施[10]，术前准备主要是针对巨大腹股沟阴囊疝的病理生理问题和并发症选择相应的医疗措施，以避免术后病理性的腹内高压出现，同时处理患者的基础疾病，例如糖尿病和高血压等。

1. 渐进性气腹技术

为避免术后腹内压因疝内容物回纳后而骤然增加，需术前对腹腔进行扩容，推荐使用渐进性人工气腹的方法，尽可能避免手术中为避免腹内压升高而进行部分脏器切除的问题，以及术后的并发症。主要的操作方法为[11]：在 B 超的引导下在远离疝囊的部位做腹腔穿刺，留置导管，每天或隔天往腹腔内注气，每次 300~500mL，具体注气量根据患者的耐受情况进行调整，持续 2~3 周。也可以使用肉毒毒素腹壁注射[12]，松弛腹壁肌肉。

2. 疝气带

将疝内容物完全回纳后，如患者可以耐受，则可佩戴疝气带 2~3 周，待患者适应疝内容物回纳的状况后再手术。疝气带准备法可以适应病情相对较轻的情况，但不适用于：疝内容物无法完全回纳的病例，或完全回纳后有明显不适的病例。

3. 其他准备

有的患者存在皮肤溃烂和感染，手术前需要每天消毒，治愈皮肤感染，以避免术中污染和感染的风险，必要时可留置导尿管引流尿液，避免尿液腐蚀皮肤，以有利于皮肤感染的治疗。严重的肝硬化腹水是术后腹腔间室综合征的主要原因之一，也可导致术后短期复发，或出现其他类型的腹外疝。对于必须手术的巨大腹股沟阴囊疝病例，术前需要进行经颈静脉肝内门腔内支架分流术，以消除腹水，为手术创造条件。此外，患者还需常规进行呼吸锻炼，指导患者使用呼吸训练器进行呼气和吸气的锻炼。

（三）手术方案

虽然目前无巨大腹股沟阴囊疝复发率的确切数据，但根据其病理和病理生理不难理解巨大腹股沟阴囊疝的复发率远高于一般的腹股沟疝。巨大腹股沟阴囊疝手术后的主要病理生理问题是腹内压增高，可能是引起并发症的病理性升高，或者只是轻度的升高，经过一段时间的适应后可以完全代偿。根据这个病理生理问题，Stoppa 手术理念最适合巨大腹股沟阴囊疝的治疗，渐进性气腹+Stoppa 技术[13]为理想的治疗方法，但目前发表的各种手术的个案报道都取得良好的效果，因此手术方式以个体化原则最为合适。手术的主要困难是疝囊内脏器的回纳，有的病例在技术上十分困难，以致出现明显的腹腔高压。为了减轻腹腔内的压力，而切除部分腹腔脏器，包括大网膜、小肠、结肠等，即所谓的主动减容，其优点是可以减轻腹腔内的压力，从而可以一期完成手术，其缺点是可能导致吻合口瘘及感染等并发症，带来切除健康脏器的伦理学问题；而不做主动减容，可能引起病理性的腹腔高压，从而引发相应的并发症，有的并发症甚为严重，如多器官功能衰竭等，因此主动减容仍然是一项有争议的技术。为了避免可能出现的并发症，有的病例需要二期手术。

1. Stoppa 手术

巨大腹股沟阴囊疝的 Stoppa 手术原则与一般腹股沟疝的原则相同，但也有特殊之处，主要体现在以下方面。

1）手术切口的选择

Stoppa 的常规切口为下腹部正中切口或横切口，对于一般的腹股沟疝有足够的显露，但对于巨大的腹股沟阴囊疝，有时无法实现回纳疝囊内脏器的目的，有时需要联合剖腹探查的切口，也有学者采用剖探查与腹股沟联合切口[14]，因此手术首先面临的问题是手术切口的设计。

2）脏器回纳与腹腔高压

手术的第二个关键问题是疝囊内容物回纳后的腹内压问题，腹内压过高有时可以带来致命性的并发症。腹腔内压力是重要的生理参数之一，当腹腔内压力上升到一定程度时，对人体各脏器产生不利影响，此时称为腹腔高压症，国际上统一认定腹腔内压力持续维持在 12mmHg 以上即可定义为腹腔高压症。腹腔高压症是一个严重的病理状态，如不及时处理，可导致多器官功能快速衰竭，称为腹腔间室综合征，死亡率很高。根据腹腔内压力值将腹腔高压分

为 4 级：Ⅰ级为 12~15mmHg；Ⅱ级为 16~20mmHg；Ⅲ级为 21~25mmHg；Ⅳ级 >25mmHg。Ⅲ级被认定为腹腔间室综合征，Ⅳ级可出现各系统或脏器功能障碍，死亡风险大大增加，需要及时处理，如果合并心血管和肺的病变，评估需要更加严格。由于膀胱压与腹内压近似，手术中应经导尿管测量膀胱压力，测量方法为：暂时拉拢关闭腹腔，确认导尿管通畅，然后排空膀胱，再向膀胱内注入 50mL 生理盐水，测量尺子的 0 刻度处于腋中线水平，并在吸气末读数，所得读数为厘米水柱高度（cmH_2O），然后按 $1mmHg=1.36cmH_2O$ 换算即可得到腹内压的数值。如果术中腹腔内压力Ⅲ级或Ⅳ级，加上术后腹腔脏器的水肿和肠麻痹等因素，术后腹腔高压可能更加严重，因此为避免术后严重的腹内压增高，有时需要被迫切除部分脏器以主动减容，常见被切除的脏器为大网膜和小肠，如仍然达不到要求，建议放弃修补手术，待二期充分准备后再行手术修补。

3）是否切除部分阴囊

巨大腹股沟阴囊疝手术后阴囊松弛（图 18.3），但一般可以逐渐恢复，有的术者对于过大的阴囊采用切除部分阴囊壁的方法。笔者不建议切除部分阴囊，除了阴囊可逐渐回缩的原因外，更重要的原因是当术后出现需要减压的腹腔高压时，阴囊是重要的减压缓冲空间[15]，手术取出疝修补网片即可使脏器进入阴囊，使术后的减压简单化，从而避免开放腹腔减压措施过于复杂和由此带来的一系列并发症。

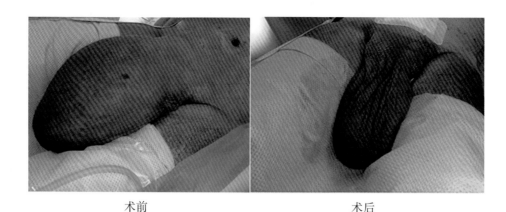

术前 　　　　　　　　　　　术后

图 18.3　术前和术后的阴囊

Kugel 手术属于 Stoppa 手术理念的一种，但规范的 Kugel 手术切口难以回纳疝内容物。有学者经腹股沟切口手术，回纳疝囊内容物后采用 Kugel 疝修补网片进行修补[16]，也取得良好的疗效，适用于疝环不是很大的巨大腹股沟阴囊疝。

2. 腹腔镜腹膜前技术

目前用于巨大腹股沟阴囊疝主要的腹腔镜技术为经腹腹腔镜腹股沟疝腹膜前修补术（TAPP），一项纳入 200 例巨大腹股沟疝患者的研究表明 TAPP 手术具有安全性和有效性[17]，同时腹腔镜腹膜前手术也属于 Stoppa 手术理念，因此在理念上也是合适的。腹腔镜手术的主要问题是疝囊内的脏器回纳相对困难，同时无法剥除疝囊，术后疝囊积液常见。术后的疝囊积液无须特殊处理，多数可以在足够长的时间后吸收。完全腹膜外腹腔镜腹股沟疝修补术（TEP）在技术上存在较大的难度，目前未见 TEP 手术用于巨大腹股沟阴囊疝的报道。

3. Gilbert 手术或 Modified Kugel 手术

Gilbert 手术和 Modified Kugel 手术都是所谓的"二合一"手术，其下片放置于腹膜前间隙，符合 Stoppa 手术的理念，上片可以进一步加固腹股沟管后壁，也符合巨大腹股沟阴囊疝的病理生理问题，是合适的术式之一。由于 Gilbert 手术是一种免缝合理念的手术，但笔者认为巨大腹股沟阴囊疝病例不适合免缝合手术，需要对疝修补装置的上片进行适当的固定。

4. Lichtenstein 手术

因 Lichtenstein 手术的理念是加强腹股沟管后壁，手术理念与基于帕斯卡定律的 Stoppa 手术不同，因此采用 Lichtenstein 手术进行巨大腹股沟阴囊疝修补的报道也不多，但对此也有不同的观点，有的术者认为 Lichtenstein 手术是最好的方法之一[18]。笔者认为，目前腹股沟疝各种术式的理念也并非全面反映本质问题，在全面评估后，尤其是术后腹内压增高风险小的病例，可以选择 Lichtenstein 手术。

（四）术后腹内压的监测及处理

手术中无明显的腹腔高压并不代表术后腹腔压力可以保持在手术中的水平，手术后由于腹腔脏器水肿、肠麻痹扩张等因素，可能出现腹腔高压症或腹腔间室综合征。在患者经过复苏回到病房后，除一般的术后监测外，还需要重点注意患者的呼吸情况、记录患者的尿量。过高的腹腔内压力可能导致肾脏的血流中断，因此尿量减少可能提示腹内高压影响了肾脏的灌注，可见，尿量减少是一个危险的指标，需要及时处理。建议常规经导尿管测量腹内压，当腹内压达到危险值时，及时开放腹腔减压，或取出疝修补网片，让腹腔脏器进入阴囊，达到减压的目的。

（五）急症的处理

急症，包括由巨大腹股沟阴囊疝引起的胃十二指肠穿孔或非巨大腹股沟阴囊疝引起的一般急腹症，目前缺乏足够的指导性资料，但一般建议分期处理[19]，先处理急症问题，然后再择期行疝修补术。

（江志鹏，李　亮）

参考文献

[1] Basukala S, Rijal S, Pathak BD, et al. Bilateral giant inguinoscrotal hernia: A case Report [J]. Int J Surg Case Rep, 2021, 88:106467.

[2] Barros LL, Cruz MG, Farias AQ. Giant inguinal hernia in a decompensated cirrhotic patient [J]. Clin Gastroenterol Hepatol, 2021, 19(3):e23.

[3] Khatiwada P, Devkota A, Panthi S, et al. Living with a giant inguinoscrotal hernia for 35 years-a case report [J]. J Surg Case Rep, 2021, 2021(10): 458.

[4] Ishii K, Numata K, Seki H, et al. Duodenal rupture due to giant inguinal hernia: A case report [J]. Int J Surg Case Rep, 2017, 38:142–145.

[5] Vinod VC, Younis MU. Gastric strangulation and perforation caused by a giant inguinal-scrotal hernia [J]. Turk J Emerg Med, 2021, 21(3):122–124.

[6] Trivedi D, Trompetas V, Karavias D. Giant sliding inguinoscrotal hernia causing megaureter and large bowel obstruction [J]. J Gastrointest Surg, 2021, 25(6):1633–1634.

[7] Trakarnsagna A, Chinswangwatanakul V, Methasate A, et al. Giant inguinal hernia: Report of a case and reviews of surgical techniques [J]. Int J Surg Case Rep, 2014, 5(11):868–872.

[8] Chida Y, Inokuchi R, Kumada Y, et al. A case of lethal giant inguinal hernia [J]. Clin Case Rep, 2016, 4(3):301–302.

[9] Nardi WS, Diaz Saubidet H, Porto EA, et al. Resection of a giant retroperitoneal lipoma herniating through the inguinal canal [J]. BMJ Case Rep, 2021, 14(1):e239301.

[10] Misseldine A, Kircher C, Shebrain S. Repair of a giant inguinal hernia [J]. Cureus, 2020, 12(12):e12327.

[11] 江志鹏，邹湘才，李亮，等. 腹股沟疝手术策略与技巧 [M]. 广州：广东科学技术出版社，2021：138–143.

[12] Lucas-Guerrero V, González-Costa A, Hidalgo-Rosas JM, et al. Botulinum toxinA as an adjunct to giant inguinal hernia reparation [J]. Cir Cir, 2020, 88(Suppl 1):71–73.

[13] Miller DB, Reed L. Successful outcome of a giant inguinoscrotal hernia: a novel two-staged repair using preoperative progressive pneumoperitoneum and transversus abdominis release [J]. J Surg

Case Rep, 2020, 2020(12): 511.

[14] Chen KL, Ong F, Phan-Thien KC. Single stage repair of a giant inguinoscrotal hernia by a combined laparotomy and inguinal approach [J]. ANZ J Surg, 2021, 91(10):2201–2202.

[15] Qaja E, Le C, Benedicto R. Repair of giant inguinoscrotal hernia with loss of Domain [J]. J Surg Case Rep, 2017, 2017(11): 221.

[16] Lin R, Lu F, Lin X, et al. Transinguinal preperitoneal repair of giant inguinoscrotal hernias using Kugel mesh [J]. J Visc Surg, 2020, 157(5):372-377.

[17] Fujinaka R, Urade T, Fukuoka E, et al. Laparoscopic transabdominal preperitoneal approach for giant inguinal hernias [J]. Asian J Surg, 2019, 42(1):414–419.

[18] Hn D, Kumar Cd J, Shreyas N. Giant inguinoscrotal hernia repaired by Lichtensteins technique without loss of domain -a case report [J]. J Clin Diagn Res, 2014, 8(9): 7–8.

[19] Sayad P, Tan AZ. A case report of a gastric perforation in a giant inguinoscrotal hernia: A two-step approach [J]. Int J Surg Case Rep, 2019,55:174–178.

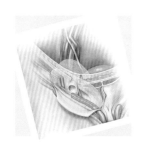

第 19 章

腹股沟膀胱疝与腹股沟输尿管疝的治疗

在解剖关系上，膀胱位于腹股沟区或与腹股沟区毗邻，膀胱常常进入疝囊或成为疝囊壁的一部分，因此与腹股沟疝关系密切，但腹股沟疝涉及膀胱的患病率小于 4%[1]，输尿管也可疝入腹股沟管内，但更为罕见。

一、腹股沟膀胱疝的定义

1951 年腹股沟膀胱疝被首次报道，当时被描述为阴囊囊肿[2]，2014 年的《泌尿外科学名词》中将其称为膀胱疝（bladder hernia），但疝和腹壁外科领域习惯称之为腹股沟膀胱疝（inguinal bladder hernia）。腹股沟膀胱疝是指膀胱成为腹股沟疝疝囊的一部分或疝入疝囊内的腹股沟疝，多见于腹股沟斜疝或腹股沟直疝，股疝罕见。对于输尿管疝入腹股沟管的情况，缺乏规范化的命名和定义，临床上习惯称之为腹股沟输尿管疝（inguinal ureter hernia）。

二、腹股沟膀胱疝的病理及病理生理

在病理解剖上，腹股沟膀胱疝主要表现为膀胱疝入疝囊，有时膀胱憩室也

可疝入疝囊内。从解剖关系上看，腹股沟直疝更有可能合并膀胱疝入，或成为疝囊壁的一部分，从而成为滑动性腹股沟疝（图 19.1），腹股沟膀胱疝有时也可表现为难复性腹股沟疝。膀胱的疝入，有时可引起输尿管进入膀胱的部位受压，导致输尿管梗阻，从而出现尿路梗阻的表现，有时可引起急性肾功能损害[3]。有的患者整个膀胱疝入疝囊内，成为巨大腹股沟阴囊疝[4]。膀胱被疝环卡压，导致缺血坏死的病例有时也可见于临床，但更为罕见。在文献报道在腹股沟膀胱疝中可发现膀胱肿瘤[5]。从输尿管形成的局部解剖关系看，输尿管进入坐

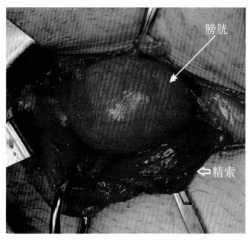

图 19.1　膀胱从直疝三角疝出

骨大孔成为坐骨大孔疝的可能性相对较大，输尿管单独疝入腹股沟管成为腹股沟输尿管疝非常罕见。

三、腹股沟膀胱疝的临床表现及诊断

腹股沟膀胱疝主要见于老年人，尤其是高龄老人，多数为男性，也可见于肥胖、尿路梗阻或盆底肌肉薄弱的患者。一般没有临床表现，有时可引起膀胱受压或刺激的相应症状，主要症状为腹股沟区或下腹部不适感，主要体征为腹股沟区包块，常伴间断性分期排尿、排尿时伴有疝块胀痛、尿频、尿急等泌尿系统症状。特征性的表现为：膀胱充盈时疝块增大，排尿后缩小。膀胱憩室疝入疝囊内，临床表现异质性也很明显，也有表现为血尿的报道[6]。女性腹股沟膀胱疝更为少见，Çalışkan S 等认为女性出现排尿困难时应想到腹股沟膀胱疝[7]。单纯的腹股沟输尿管疝通常无明显的不适，如果有不明原因的肾积水、肾功能衰竭伴有腹股沟疝时，应想到输尿管疝入腹股沟的可能[8]。由于腹股沟膀胱疝或者输尿管疝通常无症状，一项基于 CT 诊断的研究发现[9]：1126 例患者中有 32 例（2.8%）出现腹股沟膀胱疝，其中只有 5 人（15.6%）有尿频或残余尿感等泌尿系统症状。临床上腹股沟膀胱疝或腹股沟输尿管疝通常是在手术中被发现而确诊[10]，因此对于一般的病例，难以想到腹股沟膀胱疝或输尿管疝。腹股沟膀胱疝有时也存在急症，有时可引起急性尿潴留[11]，或膀胱嵌顿，

甚至绞窄坏死，腹股沟输尿管疝急诊病例报道罕见。术前诊断可以避免术中不必要的膀胱或输尿管损伤，超声和 CT 是常用的检查手段，其中 CT 是最理想的诊断手段之一[12]，可以直观显示进入疝囊内的膀胱和输尿管（图 19.2）。理论上 MR 的软组织分辨能力强，更有影像学上的优势，但从目前的报道看用于诊断腹股沟阴囊疝或腹股沟输尿管疝的病例很少。

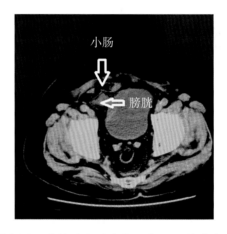

图 19.2　急诊的腹股沟嵌顿疝，CT 检查发现膀胱疝入

四、腹股沟膀胱疝的病情评估及治疗

一般的腹股沟疝病例术前无须进行影像学检查，腹股沟膀胱疝或腹股沟输尿管疝多数情况下缺乏典型的临床表现，因此在诊断时，如无特殊情况，难以与腹股沟膀胱疝或腹股沟输尿管疝联系起来。

（一）术前评估

术前临床表现提示或经影像学检查发现腹股沟膀胱疝或输尿管疝，术前评

估的主要内容是如何防止手术损伤膀胱或输尿管。对于巨大腹股沟阴囊疝内含有膀胱的病例，术前评估和准备与一般巨大腹股沟阴囊疝相同，手术原则也相同，手术后也应做相应的监测。

（二）手术方式的选择

一般的腹股沟膀胱疝或腹股沟输尿管采用开放手术，手术的重要问题是避免损伤膀胱和输尿管等，由于多数患者为高龄患者，因此简洁有效的 Lichtenstein 手术成为常见的术式之一，当然其他术式，例如 Gilbert 手术等，也是理想的选择，在合适的病例和合适的技术条件下，也可以采用腹腔镜技术[13]。笔者认为腹腔镜技术在腹股沟输尿管疝的手术中，更有利于输尿管的显露，可能在技术上更为有利。

（三）腹股沟膀胱疝或腹股沟输尿管疝的急诊问题

腹股沟膀胱疝治疗的难点是：急诊情况下如何判断膀胱的活力，以及是否切除活力可疑的膀胱。单纯的腹股沟输尿管疝的急诊问题一般见于双侧输尿管受压引起尿路梗阻，导致急性肾功能衰竭，但实际病例非常罕见，输尿管由于嵌顿而缺血坏死的病例也罕见有报道。

1. 如何判断膀胱的活力？

由于膀胱血运丰富，对膀胱嵌顿的病例，如何判断膀胱坏死的原则与判断肠坏死的原则不能完全等同。在解除膀胱嵌顿后，当膀胱活力可疑时如何处置，目前没有公认的成熟经验可以借鉴。可以使用热毛巾湿敷等措施判断肠管是否坏死，但对于活力可疑的膀胱，需要耐心观察更长的时间。

2. 是否切除活力可疑的膀胱

对于面积不大的膀胱坏死或可疑坏死，切除后不至于对膀胱容积造成影响，可以放心切除，但对于大面积的膀胱坏死或可疑坏死（图 19.3），切除后可能造成膀胱容积明显的变化，给患者术后的生活质量带来明显的影响。与肠坏死相比，膀胱坏死或可疑坏死有以下不同。

1）不切除活力可疑的膀胱组织，与不切除肠管的结果不同

肠内容物为污染物质，肠坏死后可

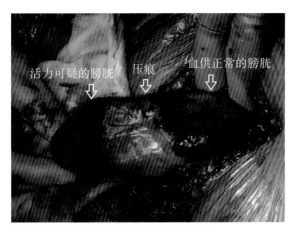

图 19.3　活力可疑的膀胱

能污染腹腔，引起腹膜炎，从而引起严重的并发症，有时有生命危险，需要再次手术。膀胱内的尿液为无菌液体，即使术后膀胱坏死，只要导尿管通畅，不会造成感染等并发症，并且膀胱上皮生长迅速，可以较快爬行过来，覆盖坏死创面。

2）膀胱与肠管的活力恢复能力不同

膀胱比肠管具有更丰富的血供，具有更强大的代偿能力，活力可疑的组织恢复能力比小肠强。

因此，对于大面积活力可疑的膀胱组织，可以不切除[14]，手术中以大网膜覆盖其上，并保证导尿管引流通畅。一般情况下，膀胱部分坏死的部位形成膀胱憩室，可以保证膀胱对腹腔的密闭性，患者可以有充足的时间恢复，待患者恢复后再进行二期手术，切除膀胱憩室，或进行腹股沟疝修补手术。

（丁　宇，谢肖俊，李　亮）

参考文献

[1] Mejri R, Chaker K, Mokhtar B, et al. Inguinal bladder hernia: a case report [J]. J Surg Case Rep, 2021, 2021(9): 386.

[2] Farrokh D, Mortazavi R, Dehghani S, et al. Inguinal Bladder Hernia: Use of Virtual Computed Tomographic Cystography [J]. Iran J Med Sci, 2019, 44(5):430–431.

[3] Tome J, Neidert N, Szostek J. Inguinoscrotal Bladder Hernia Causing Hydroureteronephrosis and Acute Kidney Injury [J]. Mayo Clin Proc, 2021, 96(1):18–19.

[4] Cullen GD, Singh P, Gregoire JR. Inguinoscrotal herniation of the bladder: A rare case of obstructive uropathy [J]. Urol Case Rep, 2021, 39:101751.

[5] Binjawhar A, Alsufyani A, Aljaafar M, et al. Vesical tumor within an inguinal bladder hernia: A case report [J]. Urol Case Rep, 2021, 38:101680.

[6] Biswas S, Morel EM, Petersen K, et al. Incarcerated Bladder Diverticulum in a Femoral Hernia Presenting as Recurrent Hematuria [J]. Cureus, 2020, 12(8):e9681.

[7] Çalışkan S, Türkmen M, Sungur M. Inguinal Bladder Hernia in Female Patient [J]. Iran J Med Sci, 2018, 43(6):671–672.

[8] De Angelis M, Mantovani G, Di Lecce F, et al. Inguinal Bladder and Ureter Hernia Permagna: Definition of a Rare Clinical Entity and Case Report [J]. Case Rep Surg, 2018, 2018:9705728.

[9] Hasegawa S, Ogino N, Kanemura T, et al. Clinical characteristics of inguinal bladder hernias and total extraperitoneal repair [J]. Asian J Endosc Surg, 2021, 14(3):394–400.

[10] Allameh F, Faraji S, Garousi M,et al. Inguinoscrotal herniation of bladder and ureter: A case report [J]. Urol Case Rep, 2021, 39:101821.

[11] Bernhardson ND, Shepherd MH, Shermer CD. Massive bladder inguinal hernia leading to acute urinary retention [J]. Am J Emerg Med, 2021, 39:253.e3–253.e5.

[12] Branchu B, Renard Y, Larre S, et al. Diagnosis and treatment of inguinal hernia of the bladder: a systematic review of the past 10 years [J]. Turk J Urol, 2018, 44(5):384–388.

[13] Chang HH, Wen SC. Extraperitoneal laparoscopic repair of huge inguinoscrotal bladder hernia: A case report and literature review [J]. Urol Case Rep, 2021, 38:101735.

[14] 江志鹏，邹湘才，李亮，等. 腹股沟疝手术策略与技巧 [M]. 广州：广东科技出版社，2021：205–209.

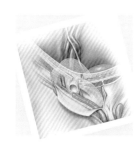

第 20 章

腹股沟疝手术的麻醉选择、局部麻醉技术及疼痛管理

腹股沟疝手术方式多样，围手术期麻醉策略丰富，如何选择手术和麻醉还存在术者和麻醉医生的偏好问题，对于腹股沟疝外科的专科医生而言，正确认识和掌握局麻技术有重要的实践意义。

第一节　腹股沟疝手术的麻醉选择及误区

根据术式的不同，局麻、椎管内麻醉和气管插管全身麻醉都是腹股沟疝手术常见的麻醉选择。有些特殊的病例，例如巨大腹股沟阴囊疝，手术操作可能对心血管系统和呼吸系统产生明显的影响，需要做好充分的术前准备。

一、麻醉评估

与其他手术一样，手术者和麻醉医生都应在术前对患者进行全面的评估，尤其是特殊的病例，更应重视术前的评估问题。麻醉医生在术前一定要访视患者，术前访视目的包括：熟悉患者的全身状况，建立良好的医患关系，制定个体化麻醉方案。

（一）了解病情

查阅病历资料和相关辅助检查结果，补充询问与麻醉有关的病史，特别是重要器官的疾病史，用药史及药物过敏情况等。如果是急症，如腹股沟嵌顿疝，还要了解水、电解质平衡的情况。

（二）了解手术医生的意图

由于腹股沟疝的术式多样，手术前麻醉医生与手术者交流非常重要，可以详细了解病情，如腹股沟疝的类型及拟选择的手术方式等，有利于手术的顺利进行。

（三）体格检查

对患者进行体格检查，重点是麻醉专科查体，如气道综合评估、心肺功能评估等。检查脊柱情况以评估是否存在椎管内麻醉禁忌证。

麻醉评估一般根据美国麻醉医师协会（ASA）评估标准（表 20.1）进行，但即使是 Ⅰ、Ⅱ 级患者和简单的手术，

表 20.1　ASA 身体状态分级标准

ASA 分级	定义	成人病例（包括但不仅限于）
I	正常健康患者	健康、不吸烟、不饮酒或少量饮酒
II	轻微系统性疾病的患者	只有轻微的疾病，没有实质性的功能限制。包括（但不限于）吸烟者，社交饮酒者，怀孕，肥胖（$30kg/m^2 < BMI < 40kg/m^2$），控制良好的高血压、糖尿病患者，轻度肺疾病患者
III	严重系统性疾病的患者	实质性功能限制、一种或多种中度至重度疾病。包括（但不限于）控制不良的高血压、糖尿病，慢性阻塞性肺疾病，病态肥胖（$BMI \geqslant 40kg/m^2$），活动性肝炎，酒精依赖或滥用，植入心脏起搏器，射血分数中度降低等
IV	严重系统性疾病并持续威胁生命	包括（但不限于）最近新发（<3 个月）的心肌梗死、植入冠脉支架、脑卒中等，心肌缺血或严重的瓣膜功能障碍，射血分数重度降低，败血症等
V	非手术干预无存活希望的奄奄一息的患者	包括（但不限于）腹主动脉或胸主动脉瘤破裂，重度创伤，颅内出血伴压迫，缺血性肠病伴多器官功能障碍等
VI	被宣布脑死亡的患者，其器官将被摘除以供捐赠	

增加"E"表示急诊手术（急诊指的是如果延误患者治疗，会显著增加对患者生命或身体部位的伤害）

仍然有一定的死亡率，麻醉医生和手术医生都应该认真对待。腹股沟疝外科的特殊问题是：因为高龄患者腹股沟疝发病率高，合并症多，并且腹股沟疝会对患者生活质量产生较大影响，家属照顾困难，往往积极要求手术。这时需要临床医生和麻醉医生客观全面评判，避免根据经验做一般性的评估后就进行麻醉和手术。

二、麻醉选择的原则

麻醉选择的第一原则是在保证患者生命安全的情况下尽可能满足手术的需要，其次要考虑患者的需求，最后要根据所在医院的医疗技术条件制定个体化方案。从手术涉及的范围以及对全身的影响看，可以将手术分为四类，分别是：前入路非腹膜前手术、开放腹膜前手术、腹腔镜手术和巨大腹股沟阴囊疝手术。

（一）前入路的非腹膜前手术

前入路的非腹膜前手术主要包括：Bassini 手术、Shouldice 手术、Lichtenstein 手术、网塞 + 平片的 Rutkou 技术。此外，Millikan 手术的网塞虽然放在腹膜前，但腹膜前游离范围局限，因此对麻醉的影响也不大，与非腹膜前手术类似，UPP 网塞也属于类似的情况。这类手术属于局限的腹壁腹横筋膜以上的浅表手术，可以在局麻下顺利完成手术，一般不需要附加静脉麻醉。局麻虽然安全性好，但无法避免阻滞不完善的情况，有时需要附加静脉麻醉，或术中更改为气管插管全麻。此外，局麻不适合婴幼儿和精神高度紧张的成人。

（二）开放腹膜前手术

开放腹膜前手术包括腹股沟入路的腹膜前手术和后入路的开放腹膜前手术，具体的术式主要是：Gilbert 手术，Kugel 手术、Modified Kugel 手术、Stoppa 手术、Nyhus 手术等。这类手术的特点是需要对腹膜前间隙进行大范围的游离，局麻难以达到良好的效果，如采用局麻技术，一般需要在游离腹膜前间隙时附加静脉麻醉，如果采用椎管内麻醉，即可较为理想地麻醉手术的区域。但是对于手术范围更大 Stoppa 手术，虽然椎管内麻醉也可以顺利完成手术，但有的情况下需要较好的肌松效果，气管插管的全麻是理想的选择。椎管内麻醉包括硬膜外阻滞麻醉和蛛网膜下腔阻滞麻醉，可以导致术后的尿潴留，特别是蛛网膜下腔阻滞麻醉术后尿潴留问题普遍，因此需要术后留置导尿管。

（三）腹腔镜技术

腹股沟疝的腹腔镜手术主要包括：经腹腹腔镜腹股沟疝腹膜前修补术（TAPP）、完全腹膜外腹腔镜腹股沟疝修补术（TEP）、IPOM。腹腔镜手术游离范围较大，并涉及 CO_2 气腹，对酸碱平衡和呼吸影响较大，以气管内插管麻醉为理想选择。

（四）巨大腹股沟阴囊疝手术

巨大腹股沟阴囊疝的手术理念以 Stoppa 手术为基础，主要的问题是回纳疝囊内容物引起术中和术后的腹腔高压，因此对呼吸和循环的影响较其他术

式要大，需要采用气管内插管麻醉。

麻醉的选择除了遵循医学原则外，不同的人群也有不同的需求[1]，因此患者的需求也是重要的考虑因素，有的患者不希望知晓手术过程，可以考虑在全麻下进行手术。麻醉方式的选择还与医院或医生的理念有关，有的观点认为手术中应做到完全无痛，并且尽最大可能避免对患者心理产生影响，因此所有术式都采用全麻。目前新型喉罩吸入麻醉有别于气管插管的吸入全麻，对呼吸控制不严格的手术，特别是一般腹股沟疝手术，也是理想的选择。还有学者采用椎旁阻滞技术，但技术要求高[2]。常见的麻醉，如局麻、椎管内麻醉和全麻在并发症方面没有差别[3]。目前腹股沟疝手术的麻醉选择没有绝对的标准，可以根据患者全面的病情评估和需求灵活选用。

三、麻醉选择的误区

不同外科医生的职业经历不同，对问题的认识也存在差异，因此麻醉的选择有时与手术医生的偏好和认识有关。此外，患者也通过各种途径了解手术和麻醉的相关问题，在不同的程度上，也会影响患者对手术和麻醉的选择。

1. 局麻效果通常不理想

由于个体差异，客观上局麻存在效果不理想的案例，但正确实施局麻，出现这种情况概率很低。有的术者对这个问题缺乏正确的认识，因此对局麻有不同程度的抵触，有的患者也担心效果不理想而不同意采用局麻。由于局麻对全身影响小，不影响中枢神经系统，因此手术后没有全麻的头晕和疲惫感，局麻

药物还可以在术后维持一段时间的镇痛作用。如果术后疼痛管理完善，患者的舒适性更好，局麻更有利于患者术后的恢复[4]，因此有的学者强烈推荐局麻下的腹股沟疝手术[5]。局麻的问题是技术难以标准化，不同的实施者在效果上存在差异，其效果不像椎管内麻醉和全麻那样容易标准化，也有学者报道局麻患者的满意度不如椎管内麻醉和全麻[6]，这也是局麻效果存在不同观点的原因之一。

2. 椎管内麻醉下的腹腔镜手术

为了节约医疗费用或其他原因，有的术者采用椎管内麻醉进行腹腔镜手术，并在技术上顺利完成手术。虽然在麻醉镇痛的角度椎管内麻醉可以满足腹腔镜手术范围的要求，但腹腔镜手术的 CO_2 气腹对心血管有潜在的影响，存在医疗安全隐患，因此不建议使用。

四、注意患者的需求

在当今的医疗条件和观念下，医生和患者看问题的角度都面临改变，丹麦的一项针对腹股沟疝局麻的研究表明[7]：①患者认为术中疼痛很重要，而医生认为术中疼痛影响技术的发挥。②患者清醒的情况下无法进行手术教学。③在目前全麻参照标准的情况下，局麻面临（行政后勤）管理上的挑战。④从患者的角度看，因为术中疼痛的问题应该避免使用这种麻醉，而不是因为存在术中疼痛的不完善技术问题而需要进一步改进麻醉技术。一项美国退伍军人腹股沟疝手术病例调查发现[8]：2014—2018 年，局麻的使用逐年下降，从 38.2% 降到 15.1%。局麻的效果与全麻等同，因此是否为医学原因，仍不清楚，但不可否认局麻在年老体弱者中具有可以明显减少并发症的优势[9]。优点和缺点都是相对，虽然目前局麻在腹股沟疝被普遍推荐和认可，但仍需要注意人文和法律问题，注意与患者进行客观深入的沟通。

第二节　常用局麻药物

临床常用的局麻药物有一个基本的化学结构：芳香基 – 中间链 – 氨基。芳香基为亲脂性，亲脂性有利于药物穿透神经膜，影响药物的作用强度；氨基为亲水性，亲水性有利于药物输送到神经纤维及轴索浆，中间链为酯或酰胺结构，因此在化学结构上局麻药分为酯类和酰胺类。一般认为局麻药与神经膜的受体相结合，抑制膜上钠通道的作用，阻断了钠离子的流入，使其去极化速度减慢而起作用。常见的酯类局麻药为可卡因、普鲁卡因、丁卡因等，常见的酰酯类局麻药为利多卡因、丁哌卡因、罗哌卡因等。因为氨基是一种弱碱，性质不稳定并且难溶于水，因此常与酸结合，如盐酸或碳酸，形成相应的盐，易溶于水，性质稳定。局麻药的非离子成分与该药穿透神经膜的强度有关，是局麻药起效强度的决定因素，我们知道药物的解离常数（pKa）越接近于人体的 pH 值，离解度越低，因此局麻药更多地呈非离子状态，起效就越快。反之身体局部的 pH 值，也会影响药物的起效时间。药物作用强度的另外的一个影响因素是与血浆蛋白的结合强度，结合强度越大，作用时间越长。

一、常用局麻药物

（一）普鲁卡因

普鲁卡因是临床应用的合成局麻药，为酯类局麻药，主要应用于皮下浸润，pKa 8.9，起效时间慢，时效约 1h，能被血浆中胆碱酯酶迅速代谢，半衰期小于 8min，因此全身毒性低，最大剂量 1000mg。

（二）丁卡因

丁卡因是最早的医用局麻药之一，为酯类局麻药，目前主要应用于气道的局部麻醉，需要注意，pKa 为 8.5，时效 3~4h，麻醉效能和毒性均较普鲁卡因强 10 倍，由于毒性大，一般不作浸润麻醉，即使用作表面麻醉，亦应注意剂量，最大剂量不超过 100mg。

（三）利多卡因

利多卡因为氨酰基酰胺类中效局麻药。具有起效快，弥散广，穿透性强，无明显扩张血管作用的特点。pKa 为 7.9，时效 2h，成人一次最大剂量 400mg。

（四）丁哌卡因

丁哌卡因为长效酰胺类局麻药，起效慢，但持续时间长，在外周神经阻滞中，感觉阻滞时间为 4~12h。但是丁哌卡因心血管毒性大，有心跳骤停的报道，且不易复苏。pKa 为 8.1，最大剂量 200mg。

（五）罗哌卡因

罗哌卡因在效能上与丁哌卡因相似，不同的是心血管毒性明显减少。利多卡因、丁哌卡因和罗哌卡因之惊厥量之比为 5 : 1 : 2；致死量之比约为 9 : 1 : 2。罗哌卡因有血管收缩的作用。pKa 为 8.1，最大剂量 200mg。

目前临床上利多卡因和罗哌卡因使用非常普遍，罗哌卡因可用于术后切口的阻滞，以发挥长效的止痛作用，作为术后多模式疼痛管理的措施之一。

二、血管收缩剂和缓冲剂

在临床实践上，部分医生习惯在局麻药中加入血管收缩剂，目的是延长麻醉作用时间，同时降低血管内吸收速度，从而减少全身毒性，而且能收缩局部血管，减少术野出血，另外可能与其 α 肾上腺能的抗感受作用相关。常用的有肾上腺素和去甲肾上腺素。使用碳酸氢盐作为缓冲剂，可以取得更好的麻醉效果，但在腹股沟疝手术中使用不多。

第三节　局麻技术

局麻技术通过局麻药物暂时性阻断相应区域神经信号的传导，使这些神经支配的区域产生麻醉作用。在腹股沟疝手术中常用的是局部浸润麻醉、区域阻滞麻醉和神经阻滞麻醉。神经阻滞麻醉需要接受专业的训练，在国内多数由麻醉医师实施。局部浸润麻醉、区域阻滞麻醉一般由手术医生实施，因此掌握局麻技术在腹股沟疝外科中有重要的意义。

一、局部浸润麻醉

将局麻药物逐层注射于手术区域的组织内，阻滞神经末梢而达到麻醉作用，称为局部浸润麻醉。对于腹股沟疝手术，麻醉的 3 个关键部位分别是：皮下、腹外斜肌腱膜下、内环周围的腹膜前间隙。在手术中，当出现麻醉欠佳的部位时，可以补充注射局麻药。Koyama R 等将这种方式称为"三步法"[10]，并在实践中取得良好的效果，操作方法如下。

1. 第一步：皮下浸润麻醉

在手术切口的一端进针，针面斜向下，注射形成皮丘，然后将针拔出，在第一个皮丘的边缘进针形成第二个皮丘，同法在切口上形成皮丘带，麻醉起效后切开皮肤和皮下组织。逐层进行切开，根据术中患者的疼痛情况追加局麻药物。

2. 第二步：腹外斜肌腱膜下浸润

切开皮肤和浅筋膜后，可以将局麻药物注射到腹外斜肌腱膜下，对髂腹下及髂腹股沟神经有较好的阻滞作用，但是由于生殖股神经包裹在精索内，麻醉效果较差。切开腹外斜肌腱膜后，在游离精索和游离疝囊的过程中，仍可出现疼痛的部位，可追加局麻药物，必要时可追加生殖股神经的阻滞。

3. 第三步：腹膜前间隙浸润

如需要进入腹膜前间隙，在游离内环后，在内环口往腹膜前间隙注射局麻药，然后游离腹膜前间隙。

该麻醉对加强腹股沟管后壁的无张力修补术或传统的有张力修补术，常见疼痛的部位为内环口附近、耻骨结节部位，追加麻醉后，可以达到理想的麻醉效果，追加麻醉药物时，将药物注射在组织间隙之间[11]，然后循间隙分离，可以达到更好的游离效果。笔者分离腹膜前间隙时，有时麻醉效果不够理想，需要注射足够的局麻药或耐心等候药效的发挥，必要时可以临时追加静脉麻醉。

二、区域阻滞麻醉

在手术区域的四周及其底部注射局麻药，阻滞通入手术区的神经纤维，称为区域阻滞麻醉。区域阻滞麻醉的基本原则与局部浸润麻醉相同，麻醉效果也没有差异，不同的是局部浸润麻醉为一边手术一边麻醉，区域阻滞麻醉一次性将手术的区域的不同部位全部浸润，主要操作步骤如下。

1. 皮肤及皮下各层的麻醉

皮下浸润，沿切口皮下注射局麻药，与局部浸润麻醉的皮丘注射相同，浸润切口全长。皮内注射，针尖穿刺至皮内，在此层沿切口注入局麻药，一般为 3mL。深部皮下注射，在与皮肤垂直的方向进针至深部皮下脂肪组织内，注射局麻药，一般为 10cm。

2. 腹外斜肌腱膜下的麻醉

腱膜下注射，在切口的外侧角经皮下脂肪穿刺，突破腹外斜肌腱膜，此时有突破感，注射药物 10mL。这一步骤对髂腹下及髂腹股沟神经有较好的阻滞作用，但是生殖股神经由于包裹在精索内麻醉效果较差，游离疝囊是有疼痛感，需要再次追加生殖股神经的阻滞。也有学者在内侧耻骨结节上皮肤穿刺至耻骨结节后注射局麻药。

与局部浸润麻醉一样，在手术过程中，可能存在疼痛的部位，通过追加麻醉可以达到理想的麻醉效果。

三、解剖定位法髂腹下神经及髂腹股沟神经阻滞麻醉 + 局部浸润麻醉

在神经干、丛、节的周围注射局麻药，阻滞其冲动传导，使受它支配的区域产生麻醉作用，称为神经干和神经丛或神经节阻滞麻醉，属于局麻的一种。在腹股沟区的神经支配中，主要有 3 组神经：髂腹下神经、髂腹股沟神经及生殖股神经，因此麻醉主要针对这 3 组神经进行，通常情况下是进行髂腹下及髂腹股沟神经的阻滞麻醉。成功操作的关键是熟悉这些神经的解剖，有徒手进行的解剖定位法和超声引导下的神经阻滞麻醉两种方法。由于皮肤感觉神经交叉支配现象明显，髂腹下神经、髂腹股沟神经阻滞对皮肤的痛觉阻断效果差，因此需要与皮下的局部浸润麻醉结合。

1. 方法一

在髂前上棘做第 1 个标记，在髂前上棘向内、向下 3cm 处做第二个标记，消毒，做皮丘，在第 2 个标记的位置进针，针头向头侧及外侧，碰到髂骨的内侧后，注射局麻药 10mL，然后于稍陡一点的位置在同一部位进针，认真体会穿刺针通过腹壁的 3 个肌层，在退针的过程中再次注射局麻药，重要的是使药物注射到腹壁的各个层次，如果患者腹壁肌较发达或肥胖，可以在更陡的角度再次进针，然后从第一个标记部位向脐做皮下的局部浸润麻醉，再从脐到耻骨结节部位做皮下浸润麻醉。

2. 方法二

从髂前上棘内侧 2cm 处垂直进针，能感觉到腹外斜肌、腹内斜肌、腹横肌的筋膜面的突破感，退针至腹横肌水平，即腹横肌与腹内斜肌之间的间隙，注射局麻药 5mL，最好能做扇状的注射，形成阻断面。

方法一可以多次进针进行药物注射，因此可以在较大的范围内阻滞，适合于体格较大的患者。方法二操作简单，但是主要范围较为局限，适合于体格较小或儿童患者，这两种方法的问题都是进入腹腔或血管时易误穿刺，引起肠穿

孔及血管损伤等问题。

四、超声引导下的髂腹下、髂腹股沟神经阻滞麻醉＋局部浸润麻醉

解剖定位法的缺点是对技术依赖性高，无准确的部位指示，掌握起来困难，因此并发症发生率稍高，有时不能准确阻滞目标神经。超声引导下可准确进行腹壁层面神经阻滞，并可以留置导管进行持续的阻滞，因此效果确切。与徒手穿刺的神经阻滞麻醉一样，同样也需要与皮下的局部浸润麻醉结合使用。

1. 主要操作技术

扫描神经，一般采用短轴切面扫描神经，注意将外侧髂嵴保留在视野内，仔细辨认腹壁的各层结构（图20.1），特别是3层腹肌的结构。这时将穿刺针穿刺到腹内斜肌与腹横肌的平面，可采用由内向外（指患者的内侧向外侧）的平面内技术或平面外技术，如果可见到神经，将药液注射于两根神经之间，可采用多点注射技术，注射后可见腹内斜肌与腹横肌被局麻药分离，呈囊带状。如估计手术时间长，为了便于追加药物或需要术后持续镇痛等，可以留置导管。一般需要助手配合，可以根据注射药物后局麻药的扩散情况或注射少量气体确定导管末端的位置，气泡在超声检查中表现为高回声的亮泡。

2. 定位困难时的处置

由于神经直径小，有时不能见到，部分患者肌层之间的间隙也不容易辨认，这时可采用多普勒技术，辨认旋髂深动脉，旋髂深动脉与髂腹下神经及髂腹股沟神经同在腹内斜肌与腹横肌之间的间隙，可作为其解剖标志，见到旋髂深动脉的信号的同一平面即为腹内斜肌与腹横肌的间隙，可在旋髂深动脉的间隙层面注射药物，达到确切阻滞神经的目的。在注射药物之前一定要回抽确认，确保药物不会进入血管内。也可以同时采用神经刺激仪使阻滞的神经和神经支配区域得到精确的定位。

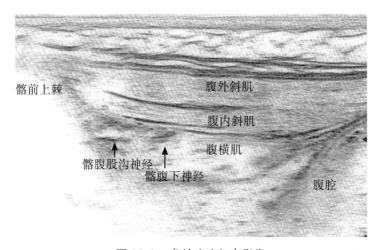

图 20.1　穿刺时的超声影像

与局部浸润麻醉和区域阻滞麻醉相比，神经阻滞麻醉可以更加有效和精确阻滞髂腹下神经和髂腹股沟神经，效果更加可控，麻醉的范围也稍大，但该法无明显的皮肤和皮下组织麻醉的作用，需要附加皮下的局部浸润麻醉。神经阻滞麻醉与椎管内麻醉相比，其优点为没有腰椎穿刺的风险及尿潴留的问题。因此，超声引导下的神经阻滞麻醉 + 局部浸润麻醉可以更好预防术后疼痛，且具有更好的术后恢复质量[12]，甚至有研究认为其优于椎管内麻醉[13]，在高龄和基础疾病严重的患者中优势明显。超声引导下的髂腹下神经、髂腹股沟神经阻滞麻醉还可用于术后慢性疼痛的诊断和治疗，可以通过神经阻滞，定位诊断受损或病变的神经。

第四节　疼痛的管理

由于腹股沟疝的手术切口不长，手术范围较为局限，完善的术后疼痛管理可以达到舒适医疗的目的，因此高效的疼痛管理有重要的意义。应加速康复外科理念，提倡完善的多模式疼痛管理的理念，完善的多模式疼痛管理是从疼痛信号的产生、疼痛信号的传递和疼痛信号的感知三个环节阻断疼痛，从而达到满意的止痛效果。对于腹股沟疝手术而言，理想的完善多模式疼痛管理包括以下措施。

一、阻断疼痛信号的产生

疼痛信号的产生从手术开始前就应阻断，而不是手术结束后才阻断，以达到最佳的效果。在手术刀切开皮肤的同时，皮肤内的感受器可以感受到疼痛刺激而产生疼痛信号，因此，手术前预先局麻，阻断皮肤的疼痛感受器即可阻断疼痛信号的产生。如果手术前不阻断，而是手术后阻断，在手术过程中，疼痛信号虽然不被感知，但在信号传递过程中对效应器官产生的病理生理效应持续存在，因此完善的疼痛管理在切开皮肤之前就应开始。

二、阻断疼痛信号的传导

一般的腹部手术采用硬脊膜外阻滞麻醉阻断神经信号的传导，这种方法也可用于腹股沟疝手术，例如 Stoppa 手术，但更常用的方法是髂腹下神经和髂腹股沟神经的阻滞。可以在术前将局麻药注射在其在腹内斜肌与腹横肌的共同走行平面内，也可以在术中将局麻药注射到这个区域。

三、阻断中枢神经系统对疼痛的感知

全麻是阻断中枢神经对疼痛感知的手段，由于腹股沟疝手术的特点，有的手术方式并不需要阻断中枢神经系统的感知，术中患者保持清醒状态，因此术后的疼痛管理一般不阻断中枢神经系统的感知。在精神紧张的患者中，使用镇静药物可降低患者对疼痛的敏感性，也可发挥积极的镇痛作用。

以上手段主要在术中完成，其意义为完全阻断疼痛的病理生理效应，有利于患者的快速康复，但由于具体病情和医疗条件不同，在实际条件下不一定都能做到以上的管理细节。从腹股沟疝手术的特点看，手术切皮前阻断疼痛信号的产生，手术结束后予长效局麻药物再次阻断仍可以收到明显的效果。手术后继续口服非甾体类止痛药物，要求规律服药，而不是疼痛时再使用，以保持稳定的血药浓度，可发挥最大的镇痛效果。通过以上一系列细节的管理，即可达到完善的多模式疼痛管理的目的。

（李　亮，钱　量，都　敏）

参考文献

[1] Yi B, Tran N, Huerta S. Local, regional, and general anesthesia for inguinal hernia repair: the importance of the study, the patient population, and surgeon's experience [J]. Hernia, 2021, 25(5):1367–1368.

[2] Rani KR, Vaishnavi R, Vikas KN, et al. Comparison of Paravertebral Block with Conventional Spinal Anesthesia in Patients Undergoing Unilateral Inguinal Hernia Repair [J]. Anesth Essays Res, 2020, 14(1):29-32.

[3] Grosh K, Smith K, Shebrain S, et al. Local anesthesia as an alternative option in repair of recurrent groin hernias: An outcome study from the American College of Surgeons NSQIP? database [J]. Ann Med

Surg (Lond), 2021, 71:102925.

[4] Killian AC, Yang GP. Commentary on: "Using local rather than general anesthesia for inguinal hernia repair is associated with shorter operative time and enhanced postoperative recovery" [J]. Am J Surg, 2021, 221(5):900–901.

[5] Balentine CJ, Meier J, Berger M, et al. Using Local Anesthesia for Inguinal Hernia Repair Reduces Complications in Older Patients [J]. J Surg Res, 2021, 258:2564–2572.

[6] Wongyingsinn M, Kohmongkoludom P, Trakarnsanga A, et al. Postoperative clinical outcomes and inflammatory markers after inguinal hernia repair using local, spinal, or general anesthesia: A randomized controlled trial [J]. PLoS One, 2020, 15(11):e0242925.

[7] Olsen JHH, Laursen J, Rosenberg J. Limited use of local anesthesia for open inguinal hernia repair: a qualitative study [J]. Hernia, 2022, 26(4):1077–1082.

[8] Meier J, Stevens A, Berger M, et al. Use of local anesthesia for inguinal hernia repair has decreased over time in the VA system [J]. Hernia, 2022, 26(4):1069–1075.

[9] Meier J, Berger M, Hogan T, et al. Using local rather than general anesthesia for inguinal hernia repair may significantly reduce complications for frail Veterans [J]. Am J Surg, 2021, 222(3):619–624.

[10] Koyama R, Maeda Y, Minagawa N, et al. Three-step tumescent local anesthesia technique for inguinal hernia repair [J]. Ann Gastroenterol Surg, 2020, 5(1):119–123.

[11] Singh R, Byam J, Radwan RW, et al. Local or general anesthesia when repairing inguinal hernias? [J]. Am J Surg, 2021, 222(1):52.

[12] Shim JW, Ko J, Lee CS, et al. Better timing of ultrasound-guided transversus abdominis plane block for early recovery after open inguinal herniorrhaphy: A prospective randomised controlled study

[J]. Asian J Surg, 2021, 44(1):254–261.

[13] Kaçmaz M, Bolat H. Comparison of spinal anaesthesia versus ilioinguinal-iliohypogastric nerve block applied with tumescent anaesthesia for single-sided inguinal hernia [J]. Hernia, 2020, 24(5):1049–1056.

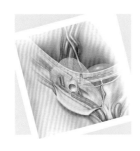

第 21 章

女性腹股沟疝的特点及治疗原则

腹股沟疝主要见于男性患者，女性腹股沟疝在临较为少见，因此，长期以来对女性腹股沟疝的研究欠缺，有的医生仍然套用男性腹股沟疝的治疗方法，因此有必要从解剖和胚胎发育的角度加深对女性腹股沟疝相关问题的认识。

第一节　Nuck 管的解剖与女性腹股沟斜疝

Nuck 管是女性胚胎发育时腹膜鞘突的残留，相当于男性的鞘状突，为女性腹腔与大阴唇间形成一个通道，或潜在的通道，是女性腹股沟斜疝的疝出通道。

一、Nuck 管的解剖

Nuck 管位于腹外斜肌与内斜肌、腹横筋的间隙间，终止于大阴唇。Nuck 管的形成与男性睾丸和阴囊的发育类似，由于女性不形成阴囊的结构，Nuck 管由壁腹膜内陷形成，长度较男性短。出生时 Nuck 管的内环口部位首先关闭，通常在出生后 1 年内整个 Nuck 管完全闭锁，与男性鞘突的闭锁时间规律类似。Nuck 管的形成与引带和腹膜鞘突关系密切，引带类似男性的睾丸引带，

引导卵巢下降至盆腔，然后停止下降，不进入腹股沟管。引带与子宫圆韧带的形成和卵巢的发育有密切的关系，胚胎时期引带连接卵巢、子宫的外侧角和大阴唇，引带的作用是引导卵巢下降，子宫存在的意义是阻止卵巢继续下降[1]，因此卵巢不会进入腹股沟管。刚出生的婴儿，卵巢位于骨盆入口，随着发育，逐渐下降至骨盆腔。引带连接卵巢和子宫的部分成为卵巢固有韧带，引带连接子宫与大阴唇的部分成为子宫圆韧带，卵巢固有韧带和子宫圆韧带都含有平滑肌纤维（图 21.1）。MRKH（Mayer-Rokitansky-Küster-Hauser）综合征是一种女性罕见的疾病，常合并腹股沟斜疝，其特点为[2]：具有正常女性的表型，阴道发育不全，子宫发育不全或缺失，卵

巢正常。由于 MRKH 综合征子宫发育不全，无法阻止卵巢的下移，因此卵巢往往与男性睾丸发育一样，下移进入 Nuck 管内（图 21.2）。

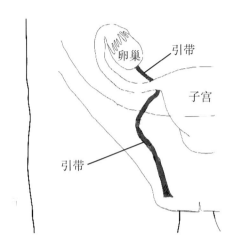

图 21.1　子宫圆韧带与卵巢固有韧带

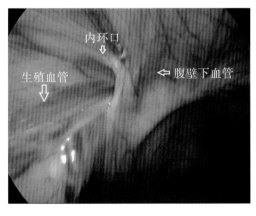

图 21.2　Mayer-Rokitansky-Küster-Hauser 综合征（MRKH 综合征）女童合并腹股沟斜疝，可见生殖血管通过内环，表明卵巢进入 Nuck 管（图片由佛山市南海区人民医院梁伟潮医生提供）

二、女性腹股沟斜疝的临床表现及诊断

女性腹股沟斜疝的形成与 Nuck 管的发育有密切的关系，Nuck 管内环口部位未闭锁是形成腹股沟斜疝的主要原因，如果内环口部位闭锁，Nuck 管未闭锁，即形成囊肿，称为 Nuck 囊肿（图 21.3）。

1. 女性小儿腹股沟疝

小儿女性腹股沟斜疝的发病率远低于男性，但是也有学者认为，小儿女性腹股沟疝的发病率可能被低估，主要的观点是女性腹股沟疝的临床表现隐蔽，部分患儿只有在哭闹时才出现腹股沟包块，不容易引起家长的注意，因此容易漏诊。由于女性腹股沟斜疝也相对少见，并与先天性因素有关，因此对于女童的腹股沟斜疝，应注意有无合并先天性发育异常或畸形的可能。

2. 成年女性腹股沟斜疝

育龄妇女的腹股沟疝危险因素包括[3]分娩、年龄增加、并发症、吸烟和肥胖。成年女性的腹股沟斜疝多数具有 Nuck 管发育异常的基础，有的患者儿童时出现腹股沟斜疝，但随着身体的发育，腹股沟疝消失，在妊娠腹内压增高时再次出现腹股沟斜疝，有的患者在产后，腹股沟斜疝可消失，也有的患者可持续存在至产后。

3. 鉴别诊断

典型的女性腹股沟斜疝可以根据症状和体征做出初步诊断，需要排除 Nuck 囊肿、交通性 Nuck 囊肿，欧洲的疝外科指南还建议所有的女性腹股沟疝都需要排除股疝[4]。当发现卵巢位于 Nuck 管内，应进行全身检查，以排除 MRKH 综合征。当 Nuck 囊肿的内环口部位未闭锁时，可遗留细小的开口，即形成类

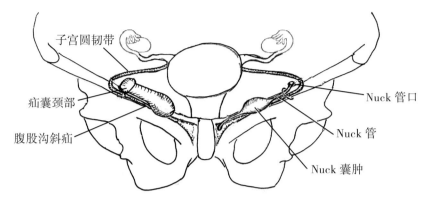

图 21.3 女性腹股沟斜疝、Nuck 管与 Nuck 囊肿

似男性交通性鞘膜积液的病理改变，称为交通性 Nuck 囊肿，但内脏一般不会疝进去。这种类型的 Nuck 囊肿在站立时，由于液体不断流入，腹股沟区包块可逐渐增大，平卧时，由于液体流入腹腔，腹股沟区包块消失，类似于腹股沟疝的病理改变，容易误诊。由于女性腹股沟管外环口细小，有时疝囊无法疝出体表，使疝囊位于腹外斜肌腱膜与腹内斜肌之间的间隙内，往往被误诊为半月线疝[5]（图 21.4），在年老体弱的患者中，腹壁肌肉筋膜松弛，有时也可形成较大的包块。半月线疝也往往被误诊为腹股沟疝[6]，或者半月线疝合并腹股沟斜疝、腹股沟直疝[7]，因此女性腹股沟斜疝的非典型情况多，虽然属于少见情况也需要认真鉴别诊断。

4. 影像学检查

由于 Nuck 囊肿与腹股沟斜疝的治疗原则不同，因此对于女性腹股沟斜疝的病例应常规进行影像学检查以鉴别 Nuck 囊肿等疾病。评估病情首选超声检查[8]，如果超声无法达到诊断的目的，可以采用 MRI 检查，CT 检查在急诊中

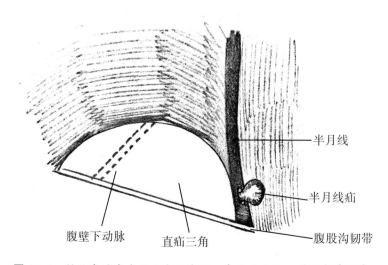

图 21.4 低位半月线疝位于腹股沟区，多见于女性，往往容易误诊

采用较多。

三、女性腹股沟斜疝的治疗

对于儿童女性的腹股沟斜疝，可以开腹或在腹腔镜下行疝囊高位结扎术，手术中注意探查有无子宫和卵巢的发育异常，或其他先天性发育问题。由于成年女性的腹股沟斜疝，行加强腹股沟管后壁的无张力修补术或组织修补术，术后出现股疝的概率较高。Schmidt L 等报道术后出现股疝的概率 40.9%[9]，建议行加强全肌耻骨孔的无张力修补术，可以行腹腔镜手术或开放性手术，由于女性腹股沟疝为少见病例，目前没有证据表明哪一种手术最优[10]。由于女性腹股沟斜疝不宜采用 Bassini 手术和 Shouldice 手术，原因是手术后由于组织的牵拉，导致股环的围成结构增大，从而容易出现股疝，如果必须采用组织修补术，需要采用 McVay 手术。单纯的 Nuck 囊肿直接切除即可，交通性的 Nuck 囊肿常被误诊为腹股沟斜疝，而接受腹股沟斜疝的手术治疗方式。

第二节　女性腹股沟区的解剖特点与腹股沟直疝

由于女性骨盆与男性相比，女性的髂窝更浅，骨盆更宽，因此也导致了腹股沟区形态的明显不同，这种不同也体现在腹股沟斜疝和腹股沟直疝的特点上，因而不能将男性腹股沟斜疝、腹股沟直疝的治疗原则直接"移植"到女性。

一、女性腹股沟区的解剖特点

由于女性的耻骨弓高度较男性低，导致女性腹股沟区在身体纵轴方向的距离短，但由于女性骨盆宽大，因此腹股沟区在冠状面上距离相对长，相对于男性的腹股沟区，女性的腹股沟区长而窄。

（一）女性的腹壁肌及其腱膜可以更有效地覆盖腹股沟区

由于女性腹股沟区的特点，腹壁肌，特别是腹内斜肌与腹横肌的下缘位置低，可以有效地腹股沟区，完全遮蔽直疝三角。

（二）女性腹股沟管的形态更利于发挥保护作用

由于女性没有像男性的精索结构，只是子宫圆韧带通过，内环口及外环口细小，加上腹股沟区的特点，在立体的结构上形成的腹股沟管相对于男性更长，角度相对于腹壁更加倾斜，因此腹股沟管在结构和功能上的保护作用更强。

（三）女性的半月线较男性宽

由于女性的骨盆宽大，下腹部腹壁肌边缘的腹白线较男性宽，白线疝的发病率较男性高，在腹股沟区，也可出现低位白线疝。

由于女性腹股沟区的以上解剖特

点，使女性的腹股沟管后壁被完美地保护起来，因此无论是文献报道，还是临床实践，女性腹股沟直疝罕见。

二、女性腹股沟直疝的临床表现及诊断

女性腹股沟直疝罕见，其临床表现与男性相同，主要表现为直疝三角的可复性包块。因女性腹股沟直疝罕见，需要排除合并股疝的可能，一些罕见的情况也需要注意：①临床诊断需要警惕腹壁发育异常或其他先天性发育异常的疾病；②成年女性出现可疑的腹股沟直疝，也需要警惕地位半月线疝的可能。

三、女性腹股沟直疝的治疗

女性腹股沟直疝的治疗与女性腹股沟斜疝的治疗原则相同。

第三节　女性股管的围成结构与股疝

股疝是女性常见的腹外疝之一，与女性股三角的解剖特点有直接的关系。

一、股环的围成结构

股环在腹股沟韧带以下，由于女性骨盆的特点，股环较男性宽大。股环被腹股沟韧带、耻骨梳韧带、腔隙韧带围绕，称为围成结构。在腹股沟韧带之上为腹横筋膜，但是单独的腹横筋膜对抵抗腹腔内压力的作用有限。女性由于妊娠的原因，这些韧带变得松弛，使其围成的范围变大，腹腔盆腔脏器容易疝出。

二、女性股疝的临床表现及诊断

股疝的临床表现为股三角、腹股沟韧带以下部位的包块，一般为可复性包块，有时由于疝内容物与疝囊粘连，或者由于疝囊颈部较小，包块长期疝出而不能回纳。股疝一般没有明显的不适，也可以出现腹股沟区不同程度的胀痛。由于股环的围成结构为韧带，质地坚韧，突然较多的腹腔脏器进入疝囊，可发生嵌顿，甚至缺血坏死。女性股疝嵌顿是女性肠梗阻的原因之一，并且往往被误诊。当阑尾进入股疝疝囊时，这种股疝称为 De Garengeot 疝，属于罕见病例，只有 31.5% 的病例在术前影像学检查确诊[11]。De Garengeot 疝可出现急性阑尾炎，表现为腹痛、股三角、腹股沟区疼痛和红肿，但因其少见，往往容易误诊。

三、女性股疝的治疗原则

常见的股疝无张力修补术为网塞修补术和基于 Stoppa 理念的腹膜前无张力修补术，也可采用组织修补术，术式为 McVay，但在目前的医疗条件下，组织修补术很少应用。

第四节 女性肌耻骨孔的解剖特点与腹股沟疝手术的争议

由于女性肌耻骨孔的解剖特点与男性不同，以腹股沟韧带为界。相对而言，男性的肌耻骨孔腹股沟韧带以上的部分较女性面积大，而女性腹股沟韧带以下的部位面积较男性大，这个特点导致了男性与女性腹股沟斜疝、腹股沟直疝和股疝特点的不同，也导致了治疗原则上的差异。女性腹股沟斜疝、腹股沟直疝加强腹股沟管后壁的无张力修补术，或 Bassini 等组织修补术，术后出现股疝的可能性较大，女性腹股沟斜疝、腹股沟直疝和股疝作为一个整体的"肌耻骨孔疝"的特点较男性明显，根据这个特点非常适合选择根据帕斯卡定律而设计的 Stoppa 手术理念。因此，目前多数腹股沟疝治疗指南基本达成共识，推荐以腹膜前无张力修补术作为女性腹股沟疝，包括腹股沟斜疝、腹股沟直疝和股疝的术式。但女性腹股沟疝手术也存在一些争议。

一、对于手术中子宫圆韧带处理的争议

子宫圆韧带含有平滑肌纤维，以近子宫端明显，腹股沟段子宫圆韧带含平滑肌纤维明显减少，子宫圆韧带的平滑肌纤维在妊娠期增粗，这是对妊娠期激素反应的结果。少见情况下，妊娠期间子宫圆韧带的静脉发生曲张，而误诊为腹股沟疝[12]。是否可切除子宫圆韧带是腹股沟疝外科的争议话题之一，主张保留子宫圆韧带的理由是担心对生殖功能的影响，而主张不必强求保留子宫圆韧带者认为子宫圆韧带对生殖无影响。作者认为应从盆底学和生殖的两个角度进行分析，可对手术中处理子宫圆韧带提供参考建议。

（一）从盆底学分析子宫圆韧带的意义

盆腔筋膜形成 3 条与子宫有关的重要韧带：①宫颈阔韧带又称子宫主韧带，自盆腔侧壁延伸至宫颈和阴道上壁；②子宫骶韧带，骶骨下部延伸至宫颈和阴道上部，子宫颈韧带和子宫骶韧带对子宫的固定起主要作用；③子宫阔韧带和子宫圆韧带是较为松弛的结构，子宫能前后移动一定的距离，这两条韧带对子宫的固定作用较小。从盆底学的角度来说，子宫主要由肛提肌和增厚的盆腔筋膜固定，子宫是内脏脱垂的中心器官，与子宫脱垂有关学说中，都没有提到子宫圆韧带的意义，子宫脱垂的手术修复时子宫圆韧带也不在处理的范围内。

（二）从生殖的角度分析子宫圆韧带的意义

子宫圆韧带还有保持子宫的前倾前屈位的作用，机理可能是由胚胎发育时期引带的缩短引起，但是在身体发育

完成后，子宫的前倾前屈位已经固定，不会因为切断子宫圆韧带而有明显的改变。另外从女性生殖的角度看，卵巢排卵并进入输卵管等过程，与子宫圆韧带无解剖和生理上的联系。因此切断子宫圆韧带不会带来生殖上不利的影响。

本质上子宫圆韧带是引带的存留，从以上的分析看，无论是从生殖，还是从盆底学的角度，切断子宫圆韧带不会带来不利的影响，切断子宫圆韧带，或手术中无意离断子宫圆韧带，都不会带来不利的结果。Liu Y 等认为[13]：切断子宫圆韧带不增加性交困难、痛经、慢性盆腔疼痛、子宫脱垂的发生率，但具有缩短手术时间的优点。目前主要的问题是这方面的临床研究尚不足，因此尚无足够的客观依据作为基础。从技术角度而言，由于女性腹股沟斜疝的解剖特点，疝囊与子宫圆韧带之间的分离相对困难，特别是在腹腔镜手术下，这是手术的难点之一。由于子宫圆韧带与疝囊分离困难，需要切断子宫圆韧带，或者子宫圆韧带纤细，很难完全避免在游离疝囊的过程中损伤子宫圆韧带，甚至引起子宫圆韧带离断的可能，所以在技术能够达到的情况下，以尽量保留子宫圆韧带为好。有的专家将切断的子宫圆韧带缝合在网片上，或者重新缝合接在一起，也可以作为一种处理的方法。

二、女性腹股沟疝无张力修补术是否影响妊娠

女性腹股沟疝推荐在妊娠前进行手术，以避免妊娠期腹股沟嵌顿疝等并发症。由于担心疝修补网片无法随着妊娠而伸展，妊娠前是否可以接受腹股沟疝无张力修补术成为有争议的问题之一。腹股沟区位于腹壁的边缘，也是骨盆的边缘，为腹壁肌肉附着的部位，而妊娠期间腹壁肌肉筋膜伸展的主要部位在腹壁中部，不是肌肉附着的边缘部位，因此妊娠前进行腹股沟疝无张力修补术不影响妊娠期间腹壁的伸展。此外，剖宫产手术的切口位置也高于腹股沟区疝修补网片的区域，不需要担心疝修补网片对手术的影响。因此，妊娠前接受腹股沟疝无张力修补术不影响妊娠。

三、Nuck 囊肿是否需要同时进行腹股沟疝无张力修补术

Nuck 囊肿术前常被诊断为腹股沟疝，有的病例可以在术前通过影像学诊断出来，有的病例被误诊为腹股沟斜疝而在手术中才能确诊。单纯的 Nuck 囊肿一般手术切除即可，也有的术者附加内环口缝扎术或使用疝修补网片进行修补，这种情况以交通性 Nuck 囊肿更多见。因此，是否在 Nuck 囊肿切除术中使用疝修补网片也是女性腹股沟疝有争议的话题之一。理论上，由于腹壁肌肉和筋膜在腹股沟区的完美覆盖作用，切除了 Nuck 囊肿后，对腹股沟管解剖影响的因素已经消除，即使内环口扩张，在缝合结扎后也恢复了原来的结构，因此无须使用疝修补网片进行修补，但如果腹股沟管后壁被破坏，应采用疝修补网片进行修补[14]。腹股沟管后壁被破坏的情况等同于女性腹股沟直疝，应进行

全肌耻骨孔修补。由于 Nuck 囊肿属于少见病，目前可参考的案例不多，也缺乏权威的指南，因此无公认的参考标准，治疗方案以个体化为原则。

第五节　妊娠期腹股沟疝急诊手术相关问题

妊娠期女性的腹股沟疝原则上不进行择期手术，应该在妊娠前，或者生产后身体完全恢复正常、哺乳期结束后进行手术为佳。由于妊娠期腹壁强度和腹内压增高引起的妊娠期新发腹股沟疝，在产后有自愈的可能[15]，并且很少发生嵌顿，也应以谨慎观察为主。妊娠期出现腹股沟疝的急诊情况，如腹股沟嵌顿疝或者绞窄疝，应该紧急进行手术。妊娠期手术本身就是一种对妊娠不利的因素，手术后也需要使用硫酸镁等药物抑制子宫的收缩，尽量避免出现流产或先兆流产。手术中的特殊问题如下：

一、尽量避免污染物或坏死物质进入腹腔

手术时要尽量避免肠坏死的坏死的物质或肠内容物流入腹腔盆腔，否则有刺激子宫引起流产可能，因此应该尽量避免肠管滑回腹腔或者坏死物质经过内环口流入腹腔。

二、是否可使用疝修补网片？

妊娠期间，孕妇腹内压高，并且随着妊娠的继续和生产期间的用力，如果采用单纯的内环结扎术或者组织修补术，复发率较普通人群高。在有肠坏死的情况下禁止放置疝修补网片，但当只是肠嵌顿，没有缺血坏死的情况下，是否放置疝修补网片比非妊娠期的争议更大。腹股沟嵌顿疝的情况下放置疝修补网片的感染风险增加，妊娠期间的特殊免疫状态，使感染的风险更加突出。妊娠期的女性腹股沟嵌顿疝病例少，没有太多的参考经验，但临床上仍有术者尝试使用疝修补网片进行修补。脱细胞真皮支架补片可以大大减轻感染，可以在嵌顿疝或者绞窄疝中采用，能够避免妊娠期间复发或者生产时复发，但同样存在临床病例少，使用经验少的问题。

妊娠期间的腹股沟疝急症属于罕见病例，可参考的病例或经验不多，应以个体化治疗为原则。

（李　亮，谢肖俊）

参考文献

[1] Thomas AK, Thomas RL, Thomas B. Canal of Nuck Abnormalities [J]. J Ultrasound Med, 2020, 39(2):385–395.

[2] 江志鹏，邹湘才，李亮，等. 腹股沟疝手术策略与技巧 [M]. 广州：广东科技出版社，2021：199–204.

[3] Louie M, Strassle PD, Moulder JK, et al. Risk factors for repeat hernia repair in women of childbearing age [J]. Hernia, 2020, 24(3):577–585.

[4] Simons MP, Aufenacker T, Bay-Nielsen M, et al. European Hernia Society guidelines on the treatment of inguinal hernia in adult patients [J]. Hernia, 2009, 13(4):343–403.

[5] Cervantes BYH, Lambert RG, Lopez DM, et al. Giant intraparietal inguinal hernia misdiagnosed as spigelian hernia in an old woman [J]. Pan Afr Med J, 2020, 36:117.

[6] Sinopidis X, Panagidis A, Alexopoulos V, et al. Congenital spigelian hernia combined with bilateral inguinal hernias [J]. Balkan Med J, 2018, 35(5):402–403.

[7] Kılıç MÖ, Değirmencioğlu G, Dener C. A rare case of Spigelian hernia combined with direct and indirect inguinal hernias [J]. Turk J Surg, 2015, 33(1):40–42.

[8] Nasser H, King M, Rosenberg HK, et al. Anatomy and pathology of the canal of Nuck [J]. Clin Imaging, 2018, 51:83–92.

[9] Schmidt L, Öberg S, Andresen K, et al. Recurrence rates after repair of inguinal hernia in women: A systematic review [J]. JAMA Surg, 2018, 153(12):1135–1142.

[10] 储诚兵，刘子文，赵营，等 . 2018 年国际腹股沟疝指南解读：质量、研究与全球管理（三）[J]. 中华疝和腹壁外科杂志（电子版），2019，13（1）：1–5.

[11] Guenther TM, Theodorou CM, Grace NL, et al. De Garengeot hernia: a systematic Review [J]. Surg Endosc, 2021, 35(2):503–513.

[12] Naik SS, Balasubramanian P. Round ligament varices mimicking inguinal hernia during pregnancy [J]. Radiol Case Rep, 2019, 14(8):1036–1038.

[13] Liu Y, Liu J, Xu Q, et al. Objective follow-up after transection of uterine round ligament during laparoscopic repair of inguinal hernias in women: assessment of safety and long-term outcomes [J]. Surg Endosc, 2022, 36(6):3798–3804.

[14] Prodromidou A, Paspala A, Schizas D, et al. Cyst of the Canal of Nuck in adult females: A case report and systematic review [J]. Biomed Rep, 2020, 12(6):333–338.

[15] 中华医学会外科学分会疝与腹壁外科学组 . 青年腹股沟疝诊断和治疗中国专家共识(2020 年版)[J]. 中国实用外科杂志，2020,40（7）：754–757.

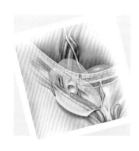

第 22 章

儿童与青少年腹股沟疝

按照人生长发育进行划分，脐带结扎到刚满 28d 为新生儿期，出生到满 1 周岁为婴儿期，1 周岁至满 3 周岁为幼儿期，3 岁至学龄前的 6~7 岁为学龄前期，6~7 岁至 12~14 岁为学龄期，女孩 11~12 岁至 17~18 岁以及男孩 13~14 岁至 18~20 岁为青春期。青少年是儿童向成人的过渡期，但青少年没有明确的定义，大致与青春期相当。因此疝和腹壁外科通常所指的儿童腹股沟疝是个模糊的概念，一般是指未成年患者，与不同年龄阶段的划分并非完全等同，但在腹股沟疝的诊治领域，儿童与青少年腹股沟疝具有不同的特点，因此有必要区别对待。

第一节　儿童及青少年腹股沟疝的病因、病理及临床表现

儿童腹股沟疝是小儿外科的常见病之一，主要与鞘状突未闭有关，男童多见，绝大多数病例是男童的腹股沟斜疝，罕见于女童。青少年腹股沟疝多数为儿童腹股沟疝的延续，病因与儿童腹股沟疝相同，但也有其特殊之处。

一、儿童腹股沟疝的流行病学及病因

儿童腹股沟疝与胚胎发育有关，男童与睾丸及鞘状突的发育密切相关，女童对应的解剖结构为 Nuck 管（详细内容可参阅本书第 21 章）。小儿的腹股沟疝发病率高于青壮年，早产儿的发病率更高，并且男童比女童多见，右侧比左侧多见。儿童腹股沟疝的发病率为 0.8%~4.4%，早产儿的发病率为 16%~25%，出生时体重低于 2500g 是显著的腹股沟疝危险因素之一[1]。由于女童的双侧腹股沟疝罕见，如果出现，无论是斜疝或者直疝，都应该考虑其他病因的可能，如睾丸女性化导致的发育

畸形等。从每年各医院报道的手术例数看，儿童腹股沟疝有逐年增多的趋势，德国 2005—2017 年 10 余年的数据表明：儿童腹股沟疝的手术例数每年增加 1.5%[2]。韩国从 2002—2017 年儿童腹股沟疝手术例数增长了 24%[3]，呈现了手术例数每年增加的特点。

（一）睾丸下降的时间

儿童的腹股沟发育的时间节点比较明确，在妊娠第 12~24 周，睾丸位于腹股沟的内口，从妊娠第 7 个月开始，沿腹股沟管下降，在妊娠第 8 个月时已完全下降至阴囊内。睾丸的发育与小肠的发育基本同步，妊娠第 6 周时由于小肠发育迅速，从脐部膨出形成脐腔，妊娠第 10 个月时，由于中肾的萎缩，肝脏生长减慢，腹腔增大，小肠退回腹腔，导致脐腔消失闭锁，但是脐环仍然存在，腹股沟的闭锁基本上与脐同步。出生后的婴儿由于脐带功能消失，脐环闭锁较腹股沟管彻底，很多婴儿出生时内环口并没有完全闭锁。

（二）鞘状突与隐匿性腹股沟斜疝的关系

在睾丸的发育过程中阴囊为腹壁的憩室性的突出，睾丸在腹膜下筋膜的深层及浅层之间移动，一直移动到阴囊，并非穿透腹壁进入阴囊，所以阴囊各层保持着腹壁的结构。阴囊憩室状突出相当于内环口部位出现闭锁，接着是提睾肌上部，最后是整个精索腹膜退化为纤维索。闭锁时腹内斜肌及腹横肌形成提睾肌（也有观点认为腹横肌不参与提睾肌的形成），腹横筋膜形成精索内筋膜，

内环口部位的腹横筋膜因折叠形成凹间韧带，而腹膜下筋膜的深层及浅层形成精索的脂肪，与腹膜外脂肪同源，腹膜闭锁的部位成为鞘状突。正常情况下，在内环口部位也存在不同程度的凹陷，鞘状突的前面为闭锁的腹膜形成的纤维组织，不利于鞘状突的疝出，鞘状突不是成人腹股沟斜疝的起始部位。因此，认为所有的斜疝都是先天性的，这种看法不全面，在腹腔镜探查时，不能将稍有凹陷的鞘状突等同于隐匿性腹股沟斜疝而接受不必要的手术。

（三）儿童腹股沟疝的小儿外科理论

小儿外科以腹壁受力点的理论来解释腹股沟疝：腹壁受力点是指腹压的最大集中点，也称冲击点，如果该处腹壁有薄弱处，即可形成疝。新生儿的腹壁受力点在脐部，因而容易出现脐疝；1 岁以后受力点下移，在腹股沟和骨盆，因而容易出现腹股沟疝和直肠脱垂。婴儿在小便时腹壁受力点集中在腹股沟的下部，靠近外环处，因此容易出现腹股沟疝，并且婴儿腹股沟管短，内环与外环容易重叠而出现腹股沟斜疝。由于婴儿腹股沟管短，内环较大时即出现内环与外环重叠现象，这种腹股沟斜疝也称为直接性疝。因此提高疝囊的位置，避免内环与外环重叠，可以提高腹股沟疝的疗效。腹壁着力点理论与疝和腹壁外科关于腹股沟疝的理论其实本质上是相同的。疝和腹壁外科认为，腹股沟管变宽变短是腹股沟疝的病因，而提高内环口的位置实质上是增加腹股沟管的长度和倾斜度，与小儿外科的内环与外环重叠的解释本质上一致。

（四）代谢与遗传因素

腹股沟管的发育与睾丸的下降有密切的关系，虽然具体的分子机制不清，可能与细胞外基质的胶原蛋白、微纤维、弹性蛋白和糖胺聚糖等异常有关[4]。在临床上可观察到腹股沟疝家族聚集的倾向，但是否存在遗传性腹股沟疝的特殊类型，目前没有明确的研究支持这一结论。Auger N 等研究发现[5]：儿童腹股沟疝可能与母亲腹股沟疝和结缔组织疾病有关，但这种关系的潜在原因需要进一步研究。

二、儿童腹股沟疝的病理解剖结构

典型的腹股沟疝病理解剖结构包括疝囊、疝囊颈部和腹壁缺损。但是由于儿童和青少年的腹股沟疝常与睾丸的发育异常关联，因此需要注意是否合并隐睾及鞘膜积液等异常情况。

（一）精索疝

睾丸在疝囊之外的腹股沟斜疝称为精索疝，是腹股沟斜疝主要的病理类型。

（二）睾丸疝

睾丸位于疝囊内的腹股沟斜疝称为睾丸疝，这种睾丸与疝内容物同在疝囊内，较精索疝少见。

睾丸疝的疝囊及鞘状突基本没有闭锁，因此常被认为是先天性疝，而精索疝的鞘状突阴囊部分已经闭锁，但精索旁的鞘状突仍未闭锁，因此也常称为后天性疝。区分两种疝的意义在于，精索疝疝囊与睾丸没有直接的关系，容易分离和高位结扎，而睾丸疝由于睾丸在疝囊内，分离疝囊困难。

三、儿童腹股沟疝的临床表现

男童表现为腹股沟可复性的包块，可以进入阴囊，女童的腹股沟包块一般在耻骨联合的上方外环口位置。哭闹或者大便用力时出现，安静合作、睡眠时可以回纳腹腔而消失。除非出现嵌顿，一般儿童的腹股沟疝没有症状，但是罕见的巨大的疝可能影响学龄前儿童的行动。

四、儿童腹股沟疝的诊断与鉴别诊断

根据临床表现，可以基本做出正确的诊断，一般无须特殊的检查，如诊断出现困难，超声检查是理想的手段。但是对于儿童腹股沟疝，应该注意一些特殊情况。绝大多数儿童腹股沟疝为斜疝，腹股沟直疝及股疝罕见，特别是双侧的腹股沟直疝及股疝更罕见，此时需要注意合并其他发育异常的可能。主要与下列疾病进行鉴别。

（一）鞘膜积液或子宫圆韧带囊肿

鞘膜积液、先天性的腹股沟疝合并隐睾都与腹股沟管的发育异常有关，表现为腹股沟或者阴囊囊性包块，不随体位或者挤压而发生变化，如果有残余的鞘状突与腹腔相通，即为交通性鞘膜积液，挤压时包块可以缩小，容易与腹股沟疝混淆。鞘膜积液一般透光试验阳性，但是儿童及婴儿组织娇嫩，即使是腹股沟疝也可能是透光试验阳性。子宫圆韧带囊肿与鞘膜积液有相同的临床表现。

（二）睾丸下降不全

睾丸在下降过程中停留在腹股沟管或者阴囊根部，形成腹股沟区包块，并且多数合并腹股沟斜疝，但是患者阴囊空虚，无法触及阴囊内容物。

（三）睾丸肿瘤

睾丸肿瘤形成的阴囊肿大，有时类似腹股沟疝，但是肿瘤触诊质地较硬，与腹股沟疝内容物进入阴囊有明显的不同。

五、青少年腹股沟疝

青少年腹股沟疝多源自未治疗的儿童腹股沟疝，其病因与儿童腹股沟疝相同，但青少年的体型接近成人，其病理具有更多的成人特点，因此治疗的考虑因素也有差异。

第二节　儿童腹股沟疝的治疗

由于儿童身体处于发育时期，并且不同的发育阶段有不同的特点，因此应该区别对待，个体化处理，根据医生的知识、技能和资源为每个病例制定合适的治疗方案。6个月龄以内的婴儿腹股沟疝有自愈的可能，考虑婴儿发育未成熟及麻醉等风险，一般主张6个月龄以上再进行手术，也有人认为1岁以内的婴儿可以暂不进行手术治疗。是否进行手术取决于婴儿的身体条件和当地的医疗条件，尤其是麻醉和监护条件，一般主张早期进行手术。其他的特殊情况，如合并便秘、长期咳嗽，或合并严重的先天性心脏病等其他畸形，应评估各种疾病诊疗的优先次序，一般也不主张先进行腹股沟疝手术。

一、非手术治疗

非手术治疗可以用特制的软纱布带压迫内环口，防止疝内容物脱出。具体的办法是：回纳疝内容物后，用特制的软纱布带对折，对折部位为头端，位于内环口位置，然后横扎于腰部，跨过对折处的髂骨翼上方，将尾端穿过对折的头端，拉紧，产生适当的压力，然后向后绕过阴囊的外侧，在腰部打结（图22.1）。主要需要注意对皮肤的擦伤和过渡压迫，可以适当放置棉垫，当婴儿大小便污染时，注意更换和清洁。一般治愈的标准是：6月龄以上的婴儿连续

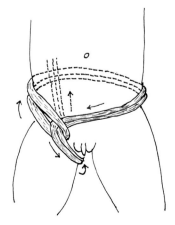

图22.1　纱布带压迫内环口示意图

2 个月无疝出。

二、手术治疗

由于儿童的腹壁随着发育而逐渐加强，进行内环高位缝扎术后，腹壁的病理因素被去除，可以随着儿童的发育而重建正常的腹股沟区解剖和功能。

（一）开放性手术的疝囊高位结扎术

儿童的腹股沟疝只要采用疝囊高位结扎术已经足够，无须进行修补，作者一般采用静脉镇静和局麻下进行手术。在内环口水平，做长约 1cm 的切口，逐层切开，游离和高位结扎疝囊，然后再逐层缝合切口。熟练的术者可以很快完成手术，但是由于儿童及婴幼儿组织较嫩，输精管与精索的组织有时在质地上差别不大，损伤输精管会影响成年后的生殖能力，需要注意精细操作。早产儿和小于 6 月的婴儿，腹股沟管很短，有时其外环口已被疝内容物扩张，内环口与外环口重叠，不需要切开腹外斜肌腱膜即可完成手术。

（二）腹腔镜疝囊高位结扎术

腹腔镜疝囊高位结扎术有腹腔镜下缝合内环口的疝囊高位结扎术和腹腔镜监视下以带线的缝针直接缝合内环口，手术主要步骤如下。

（1）确定内环口的外切缘即内切缘（图 22.2）。

（2）穿刺针钩住缝线后，从内外口外切缘穿刺，如腹膜与腹壁层次关系不明确，可以注射生理盐水鼓起腹膜（图 22.3），有利于确定穿刺的层面。

外侧缘穿刺内环口半圈后穿出腹膜（图 22.4）。

（3）将缝线从穿刺针拉出，然后将穿刺针在内环口的内切缘穿刺至腹膜下，注意穿刺针要在输精管与腹膜之间的层次穿过（图 22.5），在接近外切缘穿刺针穿出部位，将穿刺针穿出腹膜，并将缝线重新置入穿刺针的倒钩中拉出腹壁。

（4）在体外收紧缝线并打结（图 22.6），完成内环高位结扎，结扎点要求片原内环口外切缘（图 22.7），以恢复腹股沟管的长度。

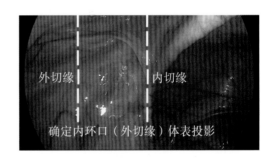

图 22.2　内环口及外切缘、内切缘

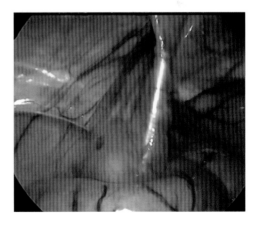

图 22.3　注射生理盐水鼓起腹膜

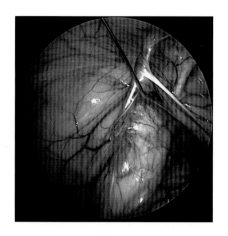

图 22.4　穿刺针穿出腹膜

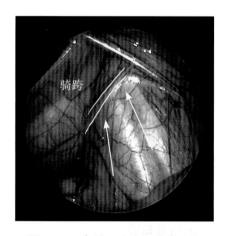

图 22.5　穿刺针骑跨输精管通过

该术式可以实现疝囊高位结扎术的要求，手术时间短，利用微型腹腔镜监视下带线缝针的疝囊高位结扎术，无须解剖腹股沟管，手术方便快捷，切口小，外表美观，适合婴儿和青少年的心理特点。腹腔镜手术与开放性手术在手术疗效上没有差异[6]，但一般认为腹腔镜手术在手术时间、术后恢复时间和双侧疝的手术上有优势[7]。为了追求更小的切口创伤和更好的美容效果，也有学者采用单孔腹腔镜的手术方式。从开放手术和腹腔镜手术的发展趋势看，从中国医

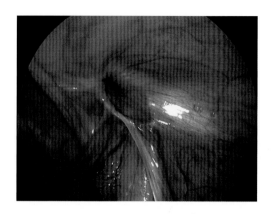

图 22.6　逐渐收紧的缝线

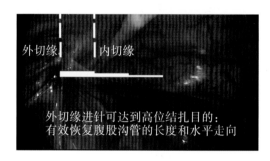

图 22.7　完成结扎后的效果

院协会的研究看，目前国内腹腔镜的开展例数逐渐增加[8]。

三、儿童腹股沟疝的急诊问题

儿童腹股沟疝也可发生嵌顿，年龄越小发生嵌顿疝生命危险的可能性越大，尤其是低出生体重的婴儿，但是由于小儿疝环弹性较成人高，一般不至于短时间内发生坏死。主要表现为婴儿烦躁不安、哭闹、拒食，有语言表达能力的儿童，可以诉说腹股沟疼痛、阴囊疼痛、腹胀等不适。局部体征为疝内容物突然增大、变硬，逐渐出现皮肤发红，腹胀甚至腹膜刺激征。

（一）手术时机的选择

一般认为，出现嵌顿疝应该急诊手

术，时间越晚处理起来越困难。但由于婴儿组织弹性较好，12h 以内也可能无明显疝内容物坏死，可以试行手法回纳，甚至有学者认为应该首选手法回纳。回纳可以在镇静甚至麻醉下进行，由于小儿组织脆弱，注意操作轻柔。但是出现以下情况需要急诊手术：①嵌顿时间较长，在 12h 以上，或者新生儿无法确定嵌顿时间；②便血者；③出现全身症状；④女性卵巢及输卵管嵌顿不易复位者；⑤复位失败，或者复位后或复位过程中，出现腹膜刺激征者。

（二）睾丸缺血的处理

儿童腹股沟疝急诊手术方法与平诊手术基本相同，以全麻为宜，必要时进行剖腹探查术，肠坏死的处理原则也与成人相同。少见的情况下，嵌顿的内容物是睾丸，由于睾丸对男性的重要性，并且睾丸的无菌性缺血坏死物质不会对机体造成严重的影响，因此对于睾丸缺血可以保守治疗[9]，并进行多普勒彩超随访至少 6 个月。如睾丸明确缺血坏死，可以切除睾丸，如睾丸部分坏死，可清除坏死部分，缺血部分睾丸仍建议保留。

四、手术并发症

腹股沟疝手术并发症有专门的章节介绍，但是儿童并非小大人，手术并发症仍有其特殊的情况，本章只介绍儿童和青少年腹股沟疝的特殊问题。

（一）输精管损伤

成年人输精管的质地与精索的其他组织比较差别明显，但是儿童及青少年，特别是儿童，输精管质地软，直径小，容易损伤，并且损伤后修复也较成年人困难，需要使用显微外科技术修复。

（二）内脏损伤

主要的副损伤发生在肠管和膀胱损伤，儿童解剖结构较成人精致，组织薄，容易在高位缝针时缝及内脏，滑疝内脏成为疝囊的一部分而更易损伤，注意精细和直视下的操作是避免和及时发现损伤的主要手段。

（三）睾丸悬吊

在缝合外环时，不慎将睾丸缝合固定，缝合前注意将睾丸复位进入阴囊，如发现睾丸位于阴囊的顶部，应注意检查确认，发现缝合睾丸，及时拆除缝线，避免成年后睾丸仍位于外环口位置。

（四）睾丸萎缩

睾丸的萎缩原因与成人相似，但是造成的后果较成人严重，造成的生殖系统的问题将是家长难以接受的并发症。如果发生精索血管的损伤，有学者建议针刺睾丸。如流出的是鲜血可以不处理；如流出的是黑色的血液，必须将血管进行显微吻合，保护睾丸的血供。

（五）复发或残余疝囊积液

复发主要有几种情况，一是即刻复发，患儿在麻醉复苏时挣扎，腹股沟疝再次疝出，主要的原因包括：①疝囊未结扎；②由于儿童疝囊较薄，手术中疝囊破裂而未发现；疝囊结扎线滑脱。可以即刻再次进行麻醉手术。二是早期复发，在小儿外科，一般认为 2 周内复发为早期复发，其原因包括：①疝囊未高位结扎，剩余的疝囊逐渐发展形成腹股沟疝；②腹壁肌肉或者筋膜发育异常，存在较严重的缺损；③存在腹腔内高压的因素，如婴儿便秘等，处理的原则仍是再次手术进行确切的疝囊高位结扎术，必要时可以进行自体组织的腹股沟管后壁修补。晚期复发与前次手术没有直接的因果关系，一般指一年以上以后的复发，根据复发的原因和患儿的年龄进行具体的处理。

第三节　青少年腹股沟疝的治疗

青少年腹股沟疝一般为未治疗的儿童腹股沟疝的延续，青少年的体型介于儿童与成年人之间，对于年龄较小的青少年腹股沟疝，可行疝囊高位结扎术，然而较大的青少年，其腹股沟疝虽然多数与先天性的因素有关，但是具有部分成年人腹股沟疝的特点，因此这部分人群的腹股沟疝治疗有其特殊性。

一、青少年腹股沟疝的特点

青少年腹股沟疝由儿童腹股沟疝延续而来，因此也是以腹股沟斜疝为主，腹股沟直疝罕见，可见部分女性股疝，男性青少年股疝甚为罕见，这部分罕见类型的腹股沟疝应全面评估，以排除是否合并其他问题。随着年龄的增长，伴随骨盆的发育，青少年的内环口相对于身体而言向外侧移动[10]，青少年腹股沟解剖以及腹股沟疝在病理解剖上与成人非常接近，除马方综合征等先天性胶原代谢异常外，青少年腹股沟疝在病理生理上一般没有胶原代谢异常、肌肉减少症等代谢问题。

二、单纯进行疝囊高位结扎是否适合青少年腹股沟疝？

儿童腹股沟疝的治疗方式为疝囊高位结扎术，这一点不存在争议。由于青少年的体型及腹股沟疝特点与儿童不同，疝囊高位结扎术是否适用于青少年存在较大的争议。青少年腹股沟疝疝囊高位结扎术的复发率为6.0%[11]，腹腔镜手术与开放手术具有相同的复发率[12]，复发率低，在可接受的范围，如为确保疗效，青少年腹股沟疝的治疗可选择组织修补术。

三、青少年腹股沟疝是否可使用合成疝修补网片治疗？

由于青少年，特别是年龄较大的青少年，体型与成人接近甚至相同，采用单纯疝囊高位结扎术或单纯组织修补术，术者常担心术后复发率高，使用疝修补网片仍有争议。首先，青少年腹股沟疝很少出现胶原代谢异常和肌肉减少症的问题，从理念上考虑，可以安全地选择组织修补术，无须使用疝修补网片。

Kim SH 等研究发现[13]：从复发的角度而言，在年龄较大的青少年腹股沟疝中，使用疝修补网片的手术与 Bassini 手术疗效相同，但使用疝修补网片的手术具有较高的术后慢性疼痛发生率。也有研究认为，疝囊高位结扎术的疗效与使用疝修补网片的结果没有差异[14]，可见在青少年腹股沟疝的治疗上，选择腹股沟疝组织修补术是安全的，对于特殊的患者，例如代谢异常的马方综合征患者、Hunter 综合征[15]等，由于组织质量差，可以考虑选择疝修补网片进行手术，但这些特殊情况缺乏足够的病例参考和权威的指南，手术前需要与患者及家属全面沟通，个体化选择治疗方案。

四、采用脱细胞真皮支架补片（生物补片）治疗青少年腹股沟疝是否科学？

合成疝修补网片不能随着身体的发育而延长且对输精管有影响，因此如无特殊适应证，不适合用于儿童和青少年的腹股沟疝治疗。为克服合成疝修补网片的弊端，同时为了确保青少年腹股沟疝的修补效果，有学者尝试使用脱细胞支架补片进行腹股沟疝修补，并取得较好的初步结果。脱细胞支架补片修补腹股沟疝的作用是利用其再生支架的作用，使迁入支架的干细胞生成类似于筋膜的组织，从而达到疝修补的作用，属于再生医学的范围，其原理不同于使用合成疝修补网片的假体替代原理。因此，使用脱细胞支架进行腹股沟疝修补术存在一个需要回答的关键问题，即在

青少年群体中再生的筋膜组织是否优于自体组织？目前初步的应用已经证明脱细胞支架补片在青少年腹股沟疝的治疗中是安全的[16]，但目前多数临床报道将使用脱细胞支架补片的手术与使用合成疝修补网片的 Lichtenstein 手术进行对照，从而得出其安全性的结论，较少与组织修补术进行比较，因此研究结果有不足之处。青少年没有胶原代谢异常和肌肉减少症的问题，自体组织修补具有足够好的疗效，而利用再生支架生成的新组织是否具有足够长久的临床疗效，以及有无必要使用再生组织来替代自体组织，这些问题目前都没有明确的答案，需要继续探索和长时间的病例随访。在目前的学科发展阶段，对使用脱细胞支架补片进行青少年腹股沟疝的修补术应持谨慎的态度。

（张庆峰，严　聪，李　亮）

参考文献

[1] Fu YW, Pan ML, Hsu YJ, et al. A nationwide survey of incidence rates and risk factors of inguinal hernia in preterm children [J]. Pediatr Surg Int, 2018, 34(1):91–95.

[2] Heydweiller A, Kurz R, Schroder A, et al. Inguinal hernia repair in inpatient children: a nationwide analysis of German administrative data [J]. BMC Surg, 2021, 21(1):372.

[3] Oh C, Lee S, Chang HK, et al. Analysis of Pediatric Surgery Using the National Healthcare Insurance Service Database in Korea: How Many Pediatric Surgeons Do We Need in Korea? [J]. J Korean Med Sci,

2021, 36(18):e116.

[4] Somuncu S. A comprehensive review: molecular and genetic background of indirect inguinal hernias [J]. Visc Med, 2021, 37(5):349–357.

[5] Auger N, Del Giorgio F, Le-Nguyen A, et al. Maternal risk factors for paediatric inguinal hernia [J]. Br J Surg, 2021, 109(1):129–135.

[6] Mahmood B, Christoffersen M, Miserez M, et al. Laparoscopic or open paediatric inguinal hernia repair - a systematic review [J]. Dan Med J, 2020, 67(7):A12190725.

[7] Al-Taher RN, Khrais IA, Alma'aitah S, et al. Is the open approach superior to the laparoscopic hernia repair in children? A retrospective comparative study [J]. Ann Med Surg (Lond), 2021, 71:102889.

[8] Shaughnessy MP, Maassel NL, Yung N, et al. Laparoscopy is increasingly used for pediatric inguinal hernia repair [J]. J Pediatr Surg, 2021, 56(11):2016–2021.

[9] Ozdamar MY, Karakus OZ. Testicular ischemia caused by incarcerated inguinal hernia in infants: incidence, conservative treatment procedure, and follow-up[J]. Urol J, 2017, 14(4):4030–4033.

[10] Botham SJ, Fillmore EP, Grant TS, et al. Age-related changes in inguinal region anatomy from 0 to 19 years of age [J]. Clin Anat, 2019, 32(6):794–802.

[11] Taylor MA, Cutshall ZA, Eldredge RS,et al. High ligation in adolescents: Is it enough? [J]. J Pediatr Surg, 2021, 56(10):1865–1869.

[12] Gibbons AT, Hanke RE, Casar Berazaluce AM,et al. Recurrence after laparoscopic high ligation in adolescents: A multicenter international retrospective study of ten hospitals [J]. J Pediatr Surg, 2021, 56(1):126–129.

[13] Kim SH, Jung HS, Park S, et al. Inguinal hernia repair with or without mesh in late adolescent males [J]. Ann Surg Treat Res, 2021, 100(4):246–251.

[14] Criss CN, Gish N, Gish J, et al. Outcomes of adolescent and young adults receiving high ligation and mesh repairs: A 16-Year Experience [J]. J Laparoendosc Adv Surg Tech A, 2018, 28(2):223–228.

[15] Tada Y, Yamamoto M, Sunaguchi T, et al. Transabdominal preperitoneal repair for an adolescent patient with Hunter syndrome: a case report [J]. Surg Case Rep, 2019, 5(1):89.

[16] 刘静，申英末，陈杰，等 . 不同类型脱细胞基质材料生物补片在青少年腹股沟疝修补术中的应用价值 [J]. 中华消化外科杂志，2020，19（7）：773–778.

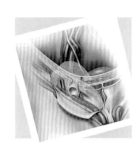

第23章

老年人腹股沟疝

在我国，老年人通常指的是60岁以上的人群，由于人口结构的老龄化逐渐加剧，世界各国都在快速迈进老龄化社会，因此老年人腹股沟疝的治疗已经成为老年医学的重要组成部分，了解老年人腹股沟疝的诊治特点有重要的意义。

一、老年人腹股沟疝的病因

老年人腹股沟疝与老年人特殊的解剖学、组织学、生理学因素及共病有关。

（一）老年人存在肌肉减少症及腱膜、韧带强度发生改变的问题

人体老化与肌肉减少症相伴随，并且随着年龄的增加而更明显，肌肉减少症是老化的重要特征之一。肌肉减少症的具体机理不清，但可导致腹壁肌萎缩及力量减弱，筋肉的腱膜，如腹外斜肌腱膜等也能发生松弛，因此容易出现腹股沟疝。由于腹股沟韧带为腹外斜肌的一部分，同样可能随着老化而松弛，由腹股沟韧带及其衍生结构围成的股环，也可能发生松弛，加上多次妊娠生产的影响，腹股沟韧带及其衍生结构松弛是老年女性股疝的重要原因之一。因此，解剖性肌肉腱膜无力是腹股沟疝的重要病因之一[1]。

（二）老年患者胶原代谢的改变明显

人体的胶原纤维主要是Ⅰ型和Ⅲ型胶原纤维，Ⅰ型胶原纤维具有较高的韧性，Ⅲ型胶原纤维的分子比Ⅰ型胶原纤维纤细，强度也较差，但是比Ⅰ型胶原纤维弹性及柔性好。故Ⅰ型胶原纤维占优势，组织强度高，而Ⅲ型胶原纤维含量越高，组织强度越差。Ⅰ型和Ⅲ型胶原纤维共同存在于一组织中，其比例决定组织的强度。随着年龄的增长，人体的胶原代谢也在发生改变，改变的结果是Ⅰ型胶原纤维逐渐减少，而Ⅲ型胶原纤维逐渐增多，胶原蛋白的总量也在减少。胶原代谢减少导致腹股沟疝是腹股沟疝病因的理论之一，在老化的过程中，腹股沟的腹横筋膜胶原含量也随年龄的增长而减少，从而增加腹股沟疝的风险。此外，多种因素可以对胶原纤维的代谢产生影响，从而增加腹股沟疝的风险，例如，吸烟通过对基质金属蛋白酶的影响改变Ⅰ型和Ⅲ型胶原纤维比例，导致Ⅲ型胶原纤维增多，改变组织的强度；与年龄有关的体内激素发生变化，如低雌激素导致胶原含量减少，组织强度降低。

（三）老年人脂肪的分布发生改变

老年人腹股沟疝合并精索脂肪瘤的比例较高，即使没有精索脂肪瘤，精索血管之间的脂肪组织也较多。这种脂肪分布的改变，主要表现在与腹膜前脂肪同时增多，而精索脂肪瘤，或者精索血管之间的脂肪组织，本质上就是腹膜前脂肪组织，这些脂肪组织的再分布对老年腹股沟疝的发生具有重要的意义。在人体直立行走的状态下，脂肪瘤牵拉腹膜，使腹膜随之下移，成为打破平衡的起始因素，同时下移的腹膜在腹腔内压力的作用下，逐渐形成腹股沟疝，此即脂肪下移学说。疝囊常位于精索与腹壁下动静脉之间，与直立位脂肪下移的方向相一致。

（四）老年人存在较多的基础疾病

老年人通常患有某些导致腹内压增高的慢性疾病，如慢性咳嗽、便秘、前列腺增生症等。这些疾病导致的腹内压增高，成为腹股沟疝的发病因素之一。并且有些问题，如便秘，治疗非常困难，往往又成为腹股沟疝术后复发的因素，成为治疗的矛盾之一。

腹股沟疝的发生是综合因素改变的结果，以上的这些因素，并非绝对会导致腹股沟疝的发生，例如很多高龄及多次生产的女性，胶原蛋白改变及盆腔韧带松弛，但是真正发生股疝的并不多，因此老年人腹股沟疝的具体病因仍然有待进一步的研究。

二、老年人腹股沟疝的临床特点

老年人出现的新发腹股沟疝包括腹股沟斜疝、腹股沟直疝和股疝，与中青年出现的腹股沟疝有不同的病因，对治疗的侧重点也有不同的考虑。人体的组织衰老和退化在中年出现，并在老年阶段表现明显，肌肉和筋膜质量的降低是各种腹股沟疝共同的特点。除此以外，还表现为以下特点。

（一）滑疝比例高

临床实践表明，老年患者滑疝发生率明显高于中青年患者，这与老年患者的胶原蛋白改变或者韧带的张力降低，以及对器官的支持和悬吊作用降低有关。

（二）巨大疝发生率高

临床上所见的巨大的腹股沟斜疝主要见于老年患者，有时也可见到巨大的双侧腹股沟斜疝，与老年躯体的特殊改变有关，也与老年患者的腹股沟疝往往病程较长，腹壁破坏大有关。

（三）合并精索脂肪瘤比例高

由于脂肪分布随年龄而改变，精索脂肪瘤的发生率高，精索脂肪瘤是腹股沟疝发生的因素之一，如手术中未发现疝囊，也有人将单纯的脂肪下移称为脂肪疝。

（四）可能出现特殊类型的腹外疝

人体的脂肪堆积随着年龄的增长而逐渐增多，但是当年龄增长到一定程度时，脂肪量开始减少，实际是肌肉和脂肪在减少，导致肌肉松弛和脂肪堆积的间隙增大，形成凹陷。由于腹直肌的外侧缘为直疝三角的边缘，当这个凹陷逐渐加深时，形成从直疝三角腹直肌外侧缘疝出的腹壁疝，为膀胱上外疝，在外观上类似于腹股沟直疝，在高龄患者中更容易出现。这种腹壁疝在腹股沟前入路的手术中，容易被误诊为腹股沟直疝，但是在腹腔镜下可以清楚判断疝囊的位置。这些特殊类型的腹股沟疝往往在术前被诊断为腹股沟疝，在术中才明确诊断。

（五）复杂腹股沟疝发生率高

临床和一些个案报道显示[2]老年人复杂性腹股沟疝常见，其原因为：由于肌耻骨孔的封闭结构组织存在更为严重的退行性改变，腹横筋膜松弛，常常出现合并疝、双侧疝或者手术后的继发疝。

（六）就诊率低、伴发病多

老年人出于思想观念、经济因素或者不愿意过多给家人增加负担等因素的考虑，往往不就诊，有些患者出现嵌顿疝或者绞窄疝才就诊。老年患者的合并症也较多，常见的主要是：糖尿病、心血管疾病、便秘及慢性咳嗽等疾病，这些合并症可能是围手术期并发症或者复发的因素之一。

（七）老年人合并心理问题较多

家庭关系、长期生活经历、独居等原因会对老年患者的性格造成不同程度的影响，有的老年人还可能合并心理疾病，这些问题对患者术后的疼痛等感受可以产生影响，并有可能发展成为与心理因素相关的腹股沟疼痛。

三、老年人腹股沟疝的围手术期管理

老年人腹股沟疝的围手术期治疗主要根据老年人的疾病和机体特点制定相应的措施，包括以下方面。

（1）老年人基础疾病多，心血管疾病、呼吸系统疾病对麻醉及手术造成一定的风险，糖尿病增加感染的风险，围手术期需要对这些合并症进行评估和治疗。

（2）前列腺增生症、便秘与慢性咳嗽等，是导致术后复发的因素之一，但慢性便秘及慢性咳嗽很难治愈，因此这些容易引起腹股沟疝术后复发的因素，在术前应得到控制。老年人尿潴留发生率高，需要做好充分的预防措施。

（3）老年人全麻后谵妄发生率高，需要做好术后谵妄治疗的准备；同时需要注意老年人可能存在的心理问题，及时给予干预，避免可能出现的心理异常。

（4）老年人静脉血栓栓塞形成的风险高，因此应进行静脉血栓栓塞（venous thromboembolism，VTE）的评估，围手术期使用抗血栓治疗并不增加老年人的出血风险[3]，需根据相关指南进行治疗。

以上问题是老年医学的一般性问题，但不同老人的身体状况异质性明显，实际的临床工作中需要根据具体的病情，全面做好围手术期的治疗。

四、老年人的特殊评估

衰弱是老化的重要特征之一，此外老年人基础疾病多，有较多的并发症，这些问题会对手术方式的选择及结局产生重要的影响，年龄相关的危险因素在老年人择期的腹股沟疝手术中有很高的发生率[4]，由于老年人的身体状况差异大，由经验判断得出的结论往往不可靠，建议采用客观的量表进行评估。

1. 衰弱（或虚弱）的评估

中华医学会外科学分会疝与腹壁外科学组推荐对老年腹股沟疝患者进行衰弱评估（表23.1）。衰弱没有明确的定义，衰弱提示机体维持内环境稳定的能力降低。中度衰弱表示患者应激耐受性差，恢复很慢，由于腹股沟疝手术创伤不大，给予康复治疗或营养支持，可以获得良好的临床结局，但对重度衰弱患者应慎重进行手术治疗。

2. 查尔森合并症指数评估

有的老年人合并较多的基础疾病，建议使用查尔森合并症指数（CCI）作为病情评估工具（表23.2）[6]。CCI主要用于评估复杂疾病的影响，是目前广泛应用的评估工具之一。CCI的意义为[7]：0分，1年死亡率为12%；1~2分，1年死亡率为26%；3~4分，1年死亡率为52%；>5分，1年死亡率为85%。CCI可以从预期寿命的角度进行评估，对手术的价值做出判断，为手术的决策和术式的选择提供依据，对于预期寿命短的患者，手术应以改善生活质量为目标。

老年腹股沟疝患者衰弱评估量表和CCI结合可以有效地评估老年人的身体状况，预测患者的寿命，从而明确手术的意义，并为术式的选择提供客观的依据。

五、老年人腹股沟疝手术时机

老年人腹股沟疝合并嵌顿的比例是否比中青年患者高，目前没有准确的统计数据，但是一般认为，其发生率较中青年患者高，部分独居老人往往在嵌顿后较长时间才就诊，肠坏死概率较高。

表 23.1　老年腹股沟疝患者衰弱评估量表 [5]

项目	内容	0分	1分	2分	3分
年龄	年龄分层	□ ≥ 85 岁	□ 75~84 岁	□ 60~74 岁	
自理能力	如厕	□完全依赖他人辅助（失禁）	□很依赖	□稍依赖	□完全自理
	吃饭	□完全依赖他人辅助（鼻饲）	□很依赖	□稍依赖	□完全自理
	认知、反应能力	□经常无法反映（痴呆）	□很迟钝	□稍迟钝	□反映正常
活动能力	乘车、购物、家务	□无法外出	□依赖他人可以完成	□自行完成但觉疲倦	□轻松完成
	上一层楼且不停顿	□无法完成	□依赖他人可以完成	□自行完成但觉疲倦	□轻松完成
	跌倒	□无法行走（坐轮椅）	□经常发生	□偶尔发生	□基本不发生

评估结果：≥ 12 分提示正常；8~11 分提示轻度衰弱；4~7 分提示中度衰弱；0~3 分提示重度衰弱

表 23.2　查尔森合并症指数

项目	分值	结果
心肌梗死（有病史，而不仅是心电图改变） 一次或多次明确或可疑的心肌梗死；病史是指因此住院，并有心电图和（或）酶的改变；仅有心电图改变的患者不计	1	□是 □否
充血性心力衰竭 对抗心力衰竭治疗有效（如洋地黄、利尿药、减轻后负荷的药物等），存在症状缓解或体格检查提示好转的劳力性呼吸困难或夜间阵发性呼吸困难	1	□是 □否
外周血管疾病（包括 ≥ 6cm 的主动脉瘤） 曾因间歇性跛行，或因动脉供血不足而行血管搭桥术；曾有坏疽或动脉供血不足；存在未治疗的 ≥ 6cm 的胸、腹主动脉瘤	1	□是 □否
脑血管疾病（脑血管事件、轻度或无后遗症的 TIA） 曾有脑血管病史，包括 TIA	1	□是 □否
阿尔茨海默病 慢性认知障碍	1	□是 □否
慢性肺病	1	□是 □否
结缔组织病 系统性红斑狼疮、多发性肌炎、混合结缔组织病、风湿性多肌痛、中到重度类风湿性关节炎	1	□是 □否
消化性溃疡 需要治疗的溃疡性疾病，包括因溃疡而导致的出血	1	□是 □否
轻度脂肪肝 无门脉高压，有慢性肝炎的非肝硬化患者	1	□是 □否
没有终末器官损害的糖尿病（排除单纯控制饮食的患者） 患者需要使用胰岛素或降糖药，若单纯饮食调整即可控制则不计分	1	□是 □否
偏瘫	2	□是 □否
中度或重度肾病 中度：血肌酐 >265μmol/L（3mg/dL） 重度：透析、肾移植、尿毒症	2	□是 □否
有终末器官损伤的糖尿病（视网膜病变、神经病变、肾病或脆性糖尿病） 中度：因糖尿病酮症酸中毒、高渗性昏迷或需要控制的住院；青少年糖尿病；脆性糖尿病（血糖波动大，低血糖或酮症酸中毒交替出现） 重度：视网膜病变、神经病变、肾病	2	□是 □否
未转移的肿瘤（排除诊断 5 年以上的患者） 近 5 年内开始治疗者	2	□是 □否
白血病（急性或慢性）	2	□是 □否
淋巴瘤	2	□是 □否
中度或重度肝病 中度：肝硬化伴门静脉高压，无出血 重度：肝硬化伴门静脉高压，并有静脉曲张出血	3	□是 □否
转移实体瘤	6	□是 □否
艾滋病（而不仅是 HIV 阳性） 患者确诊或高度可能的 AIDS，即 AIDS 相关综合征	6	□是 □否
总分		

TIA：短暂性脑缺血发作

老年人器官功能减退，代偿能力差，在腹股沟疝急诊病例中，有可能出现器官功能衰竭的可能，甚至可出现因诊治不及时的死亡病例。由于老年腹股沟疝嵌顿手术风险高，并发症高，并有可能在手术后出现明显的衰弱，甚至丧失独立生活的能力[8]。意大利的一项研究显示老年人腹股沟疝急诊手术的死亡率达到2.8%[6]。因此应尽早治疗老年人腹股沟疝，从而避免嵌顿的问题。

六、老年人腹股沟疝手术的麻醉选择

老年患者的身体机能差异很大，但总体上身体代偿能力有限，特别是年龄大于75岁的患者，常合并心血管及呼吸系统的疾病，因此全麻的风险较高，另外老年患者存在脊柱韧带钙化、腰痛等问题，因此椎管内麻醉的实施也较中青年患者困难及后遗症发生率高，尿潴留的发生率也更高。对于老年患者的腹股沟疝手术，局麻对身体影响小，是理想的选择，局麻下的腹股沟疝手术通常具有更少的术后并发症，但局麻的缺点是局麻效果与实施者的经验存在很大关系，不熟悉局麻的术者往往不愿意选择局麻方式。如果条件具备，可以在超声引导下阻滞髂腹下神经、髂腹股沟神经及生殖骨神经，附加局麻，手术中血流动力学比椎管内麻醉更加稳定[9]，并具有较好的麻醉和术后镇痛质量[10]，可减少术后止痛药物的使用，对全身影响小。腹股沟疝的手术方式丰富，具体的麻醉方式应配合手术进行选择。特殊的情况下，如巨大的腹股沟疝，涉及肠管大网膜回纳腹腔的问题，并且可能对呼吸产生影响，这种情况可以选择气管插管的全麻，有利于呼吸的控制。

七、老年人腹股沟疝手术方式的选择

由于医学的发展，目前的麻醉及手术技术相对安全，除年老体弱不适合手术或者不能配合手术的患者外，一般主张手术治疗，非手术治疗的措施是佩戴疝气带，但是对于难复性滑动性疝的患者不适宜使用疝气带，以避免对脏器的压迫。老年人腹股沟疝，因其特殊的解剖及胶原蛋白的改变，在手术原则上应该与中青年患者有不同的侧重点，需要根据具体的情况综合考虑。

（一）腹股沟疝组织修补术

由于老年人自体组织出现退化，组织质量较差，自体组织腹股沟疝修补术，如 Bassini 手术与 Shouldice 手术，总体复发率更高，一般不主张使用，但是并非绝对的禁忌证，在谨慎评估和落实知情同意制度的情况下，也可以使用，特别是由于我国特殊的国情，在经济欠发达的地区，也是可选择的手段之一。

（二）腹股沟疝无张力修补术

对于身体状况好的老年人，可以选择各种理念的腹股沟疝手术方式，包括开放手术和腹腔镜手术，正确实施手术都能取得理想的效果。随着医学技术的发展，腹腔镜技术已经非常成熟，麻醉和监护技术也有很大的进步，腹腔镜在老年人腹股沟疝中的应用也逐渐增多，有的医疗机构将腹腔镜术列为常规术式。对于老年人腹股沟疝无张力式的选择，需要考虑以下特殊情况。

·腹腔镜技术具有特殊的并发症，对于身体状况差的患者，应在术前做全面的评估，考虑风险与获益问题。

·Lichtenstein 手术操作简捷有效，可以在局麻下顺利完成，因此适合于老年患者，特别是对于高龄男性患者，或者合并较严重基础疾病的患者，局麻下 Lichtenstein 是理想的术式之一。

·对于便秘、慢性咳嗽等有慢性腹内压增高的老年人，选择基于 Stoppa 理念的术式，可以获得好的远期效果，笔者认为以"二合一"的 Gilbert 手术和 Modified Kugel 手术最为理想。

·对于巨大腹股沟疝的治疗可参考本书第 18 章"巨大腹股沟阴囊疝的治疗"。

（三）老年人腹股沟疝的急诊手术

老年人腹股沟疝的急诊手术原则与一般人群相同，但需要注意老年人的特殊身体状况及风险因素。

总之，对于老年人腹股沟疝的术前评估、围手术期治疗、麻醉方式及手术方式的决策应该个体化处理，对于高龄或基础疾病多的患者，经验性的判断有时不可靠，最好有客观的评估数据作为依据。

（严　聪，李　亮，周学付）

参考文献

[1] Esber A, Kopera A, Radosa MP, et al. "Locus minoris resistentiae" and connective tissue weakness in older women: a case report and literature review on pelvic organ prolapse with inguinal bladder hernia [J]. BMC Womens Health, 2021, 21(1):425.

[2] Srivastava V, Jha PK, Verma AK, et al. Triple inguinal hernia: rare clinical Presentation [J]. BMJ Case Rep, 2020, 13(11):e238619.

[3] Hada G, Zhang S, Song Y, et al. Safety of inguinal hernia repair in the elderly with perioperative continuation of antithrombotic therapy [J]. Visc Med, 2021, 37(4):315–322.

[4] Kushner BS, Hamilton J, Han BJ, et al. Geriatric assessment and medical preoperative screening (GrAMPS) program for older hernia patients [J]. Hernia, 2022, 26(3):787–794.

[5] 中华医学会外科学分会疝与腹壁外科学组 . 老年腹股沟疝诊断和治疗中国专家共识（2019 版）[J]. 中国实用外科杂志，2019，39（8）：782–787.

[6] Akeel N. Short-Term Outcomes of inguinal hernia repair in older patients: a retrospective review at a tertiary center [J]. Cureus, 2021, 13(9):e18170.

[7] Charlson ME, Pompei P, Ales KL, et al. A new method of classifying prognostic comorbidity in longitudinal studies: development and validation [J]. J Chronic Dis,1987, 40(5):373–383.

[8] Bal J, Ilonzo N, Spencer P, et al. Loss of independence after emergency inguinal hernia repair in elderly patients: How aggressive should we be?[J]. Am J Surg, 2022, 223(2):370–374..

[9] Xie PC, Zhang NN, Wu YM, et al. Comparison between ultrasound-guided paravertebral nerve block and subarachnoid block for elderly male patients under unilateral-opened inguinal hernia repair

operation: A randomised controlled trial [J]. Int J Surg, 2019, 68:35–39.

[10] Huang Z, Xia W, Peng XH, et al. Evaluation of ultrasound-guided genitofemoral nerve block combined with ilioinguinal/iliohypogastric nerve block during inguinal hernia repair in the elderly [J]. Curr Med Sci, 2019, 39(5):794–799.

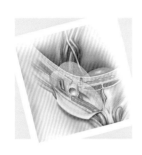

第24章

腹股沟疝的急诊问题

腹股沟疝的急诊问题主要是指腹股沟（包括股疝）嵌顿疝或者绞窄疝的治疗，与其他急诊问题相比，腹股沟疝的急诊问题涉及腹腔、盆腔脏器的处理，腹股沟疝修补方式的选择，是否使用合成疝修补网片的等问题。

一、腹股沟嵌顿疝的病理解剖

由于腹内压突然增加，导致小肠或者大网膜突然通过狭小的疝囊颈部进入疝囊，疝囊颈部弹性扩张后回缩，导致小肠或者大网膜不能回纳而产生嵌顿疝或者进一步发展成为绞窄疝。当小肠的多个肠祥进入疝囊而发生嵌顿或绞窄时，称为逆行性嵌顿疝，此时即使疝囊内的肠祥存在活性，腹腔内的肠祥可能已经坏死。盲肠、乙状结肠、阑尾、梅克尔憩室、卵巢（图24.1）、膀胱都有可能成为腹股沟嵌顿疝的内容物。有时一些罕见的情况也可引起腹股沟疝嵌顿，Torrealba M 等报道了 1 例肠镜检查时发生左侧腹股沟嵌顿疝的病例[1]。小儿的腹股沟管缺乏斜度，并且内环部位的组织娇嫩柔软，外环口相对而言较为坚硬，因此小儿的腹股沟嵌顿疝多嵌顿于外环口。由于小儿的腹股沟管缺乏斜度，组织柔软，容易手法回纳。成人的腹股沟嵌顿疝，绝大多数发生于成年男性的腹股沟斜疝，女性多为股疝且易发生嵌顿，腹股沟直疝甚少发生嵌顿和绞窄，但是在临床上也偶然出现腹股沟直疝的嵌顿或者绞窄病例[2]。

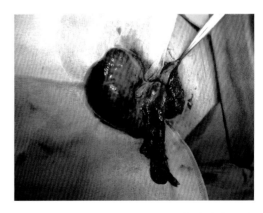

图 24.1 中年女性腹股沟斜疝急诊手术，术中发现卵巢嵌顿，卵巢发黑，但未缺血坏死

二、腹股沟嵌顿疝或绞窄疝的病理生理

如果发生嵌顿的是大网膜，由于大网膜组织柔软，血管完全被压迫而无血供的情况较为少见，即使是发生缺血坏

死，坏死物为无菌性物质，不会出现腹腔或者疝囊的污染，不至于造成严重的后果。小肠嵌顿后发生的病理生理改变主要是肠梗阻和嵌顿肠壁逐渐缺血直至坏死。其他脏器发生嵌顿，也可能出现从缺血到坏死的过程。临床上以小肠嵌顿最为常见，其主要病理生理过程如下。

（一）水电解质平衡紊乱

小肠发生嵌顿后，小肠的分泌及吸收平衡被打破，肠腔内分泌物不断增加，导致呕吐及水电解质平衡紊乱，严重的情况下可能出现肾前性的肾功能衰竭。

（二）肠管血供障碍直至坏死

小肠嵌顿后是否发展成为绞窄疝，以及肠管从嵌顿到坏死的时间，差别很大，与嵌顿的程度有很大的关系。短则数小时，长则数天，甚至长时间嵌顿而不发生坏死。当小肠发生嵌顿时，首先是静脉的回流发生障碍，导致肠壁充血，肠壁逐渐肿胀，血管压力逐渐升高，而疝囊及疝囊颈部扩张有限，嵌顿越来越严重，最终动脉灌注停止，肠壁发生缺血坏死。

（三）感染及毒性物质的影响

小肠坏死时，肠道菌群发生改变和感染，坏死物及细菌的毒性产物，由于疝囊的限制和疝囊颈部对血管的压迫作用，一般不会出现全身症状，但是在嵌顿解除时，毒性物质可能进入血液循环，导致毒性作用，污染性的物质流入腹腔，产生腹腔内的感染。

结肠的血供较小肠差，更容易出现缺血坏死，并且结肠内的细菌数量远高于小肠，因此感染问题也更严重。膀胱的血供比小肠丰富，肌层较厚，因此缺血坏死的情况也与小肠不同（参见第 19 章）。

三、临床表现及检查

腹股沟嵌顿疝一般表现为腹股沟区疼痛和不可回纳的肿物，并出现肠梗阻的症状，包括腹痛、腹胀、呕吐和肛门停止排气、排便等。部分患者腹股沟包块不明显，单纯表现为肠梗阻症状，这部分患者往往容易被误诊或者漏诊。当病情继续发展时，出现肠绞窄，可能导致腹膜炎或者腹股沟区红肿，甚至向外破溃，形成肠瘘。实验室检查，如血常规、电解质等与肠梗阻的改变相同。超声检查可以判断腹股沟嵌顿疝内容物的性质，并可通过多普勒技术判断嵌顿脏器的血流[3]，从而提供嵌顿脏器是否存在缺血坏死可能的信息。CT，尤其是增强CT[4]，也可以提供嵌顿脏器的血供信息，有利于判断嵌顿脏器是否存在缺血。但目前没有检查可以准确判断肠管的血供情况及其活力，供临床参考。

四、鉴别诊断

腹股沟嵌顿疝较易诊断，但有时也会误诊，特别是容易将一些少见病误认为腹股沟嵌顿疝。

（一）腹股沟难复疝

腹股沟难复疝与腹股沟嵌顿疝不同，不会出现嵌顿或者血运障碍的问题。难复性疝是由于疝内容物与疝囊粘连，或者腹股沟巨大疝，导致疝内容物难以回纳腹腔，或者不能完全回纳腹腔所致，没有腹股沟嵌顿疝的疼痛及肠梗阻症状。

（二）腹部急诊疾病引起腹股沟嵌顿疝的假象

引起急性腹膜炎的疾病，如急性阑尾炎、胃十二指肠溃疡穿孔等疾病，由于炎性物质向腹股沟方向流动，有时以腹股沟区为主的下腹部疼痛为首诊症状，并且由于腹膜炎引起腹肌紧张，小肠或者大网膜进入腹股沟疝的疝囊，出现类似腹股沟嵌顿疝或者绞窄疝的情况。另外一些特殊的腹股沟嵌顿疝容易误诊，例如 Amyand 疝等，注意仔细询问病史，是避免误诊的主要手段。

五、治　疗

急诊手术是腹股沟疝术后并发症的独立危险因素[5]，腹股沟疝发生嵌顿时可以先尝试进行手法回纳，必要时可以在局麻下复位，但当无法回纳时，即应及时手术解除嵌顿。

（一）手法复位

医生预测腹股沟疝嵌顿患者肠管坏死的可能性很小时，可以尝试进行手法复位，但是手法复位的负面作用是在回纳时损伤肠管，或者将坏死的肠管送回腹腔，导致弥漫性腹膜炎，因此肠管有坏死的可能或者嵌顿时间较长的患者不适合手法复位。手法复位的绝对禁忌证为腹股沟绞窄疝。复位时要求患者充分放松，如患者无法充分放松，则为相对禁忌证[6]，既往手术复位失败也为相对禁忌证[6]。手法复位的步骤如下[6]。

（1）体位：20° 头低足高位。

（2）冰敷以减轻局部肿胀，也可适当按摩内环口，可以减轻内环口的痉挛和水肿。

（3）等待 30min，部分情况因肿胀减轻、患者放松后，疝内容物可自行回纳。

（4）用一只手轻轻按压疝囊颈部远端组织，另一只手引导疝内容物通过疝囊颈部，注意不要用力过大，以避免疝内容物进一步肿胀，还可能激起腹肌的保护性收缩，加重复位困难，此外复位速度不要太快。

（5）疝内容物复位后，疼痛缓解或消失，以疝气带作为外部支持，避免疝内容再次疝出。

必要时可以在局麻下进行，小儿患者可以在镇静及解痉下进行。复位后不适宜立即进食，在禁食的情况下，观察 2~6h，无腹痛、腹肌紧张等情况出现，再考虑进食，并择期手术。

（二）术前准备

腹股沟嵌顿疝引起的肠梗阻或者肠坏死，可能引起水电解质酸碱平衡紊乱，或者中毒症状，手术前必要的准备是提高安全性的措施之一，在术前短时间的输液等纠正措施后再进行手术，但是准备的时间必须考虑肠坏死的可能。

（三）麻醉的选择

由于存在肠坏死的可能，并且逆行性嵌顿疝的患者，还有可能出现腹腔内肠管坏死的问题，特殊情况下急腹症可能被误诊为腹股沟嵌顿疝，有可能需要另做腹部切口进行手术，所以选择全麻更为合适。全麻还可以避免在脊椎麻醉下进行小肠手术时，牵拉肠管引起胃或者上腹部不适。

（四）疝内容物活力的评估

一般大网膜嵌顿较少发生坏死，即使坏死，也不至于造成严重的后果，将坏死部分切除即可，但是肠管的活力判断关系到是否需要切除肠管的问题。肠切除的危险因素包括[7]：女性、年龄 >65 岁、股疝、肠梗阻、长时间嵌顿、白细胞计数和中性粒细胞计数升高。出现以上情况应尽快手术，在手术时，不要让肠管滑回腹腔，否则需要将肠管拉出，但是经腹股沟的切口无法观察全部小肠，特殊的情况还需剖腹探查。首先观察肠管的色泽、弹性、蠕动情况以及血管的搏动情况：肠管暗红色甚至紫色、弹性差、无蠕动，但是解除嵌顿后肠管恢复正常的色泽、弹性，并且蠕动，可判断为有活力。如无法恢复，可以用温热的盐水纱布覆盖肠管，或者在其系膜根部注射 0.25% 的普鲁卡因 60~80mL，观察 10~20min，如无法恢复正常的色泽、弹性，血管无波动，肠管即没有生命力，需要进行切除。切不可将生命力可疑的肠管放回腹腔。除了这些传统的肠管血供评估手段外，一些新的评估手段，如荧光显影技术也有应用。腹股沟嵌顿疝的特殊问题是麻醉或手术过程中疝内容物自行回纳，如果出现这种情况，需要剖腹探查或腹腔镜探查[8]，以避免将坏死的肠管遗漏在腹腔内。

（五）修补手术及网片的使用

对于腹股沟疝的急诊手术，一般主张进行简单的疝囊高位结扎术，不做复杂的处理，但腹股沟疝急症病情异质性明显，很难形成统一的治疗方案，因此在遵守根据基本医疗原则的前提下，以个体化的治疗为较优的选择。

1. 腹股沟绞窄疝是否可行组织修补术？

对于腹股沟绞窄疝，由于坏死物质及肠内容物的污染，存在感染的风险，不能放置合成疝修补网片，应进行简单的疝囊高位结扎术，是否可进行组织修补手术，如 Bassini 手术等，尚存在争议。一项系统回顾分析认为[9]：Desarda 手术（组织修补术）应用于腹股沟疝急诊中是合适的，效果好，并且无严重的并发症。同时进行组织修补术的优点是可以同时修补腹股沟管，缺点是成年人的组织修补术有一定的复发率，并且可因感染而使组织无法愈合，导致修补失败。

2. 腹股沟嵌顿疝是否可以使用合成不可吸收疝修补网片？

对于腹股沟嵌顿疝，松解嵌顿后的修补手术可以有多种选择。根据笔者经验：嵌顿时间短，肠管未发生缺血性改变者，多数专家认为使用合成不可吸收疝修补网片发生感染的概率低，是安全可靠的[10]，并且可以避免复发而导致的二次手术；嵌顿时间长，疝囊内渗出明显的患者，出现术后感染的风险较大，因此不主张使用合成不可吸收疝修补网片进行无张力修补术。一般认为出现肠坏死、肠切除的情况不适合使用合成不可吸收疝修补网片，但也有学者认为在这种情况下使用不可吸收疝修补网片是安全的[11]。需要指出的是，目前，关于腹股沟嵌顿疝是否使用合成不可吸收网片进行无张力修补术主要根据污染的程度来决定，具有一定的主观性，肠坏死、肠切除患者是否可以使用合成不可吸收疝修补网片也没有一致的意见。目前，脱细胞支架补片已经较为普及，并且可以用于感染的创面，但应注意避免使用合成疝修补网片带来的不必要的法律问题，谨慎选用合成不可吸收疝修补网片。

3. 结肠坏死是否可一期吻合？

有时腹股沟绞窄疝内为坏死的结肠，以乙状结肠多见。是切除结肠后行肠造口术，还是一期吻合，也是有争议的问题，笔者认为以肠造口较为安全。

4. 膀胱坏死边界判断及切除问题

请参阅本书第 19 章。

此外，腹股沟疝急诊手术还存在开放手术与腹腔镜手术的争议，目前采用腹腔镜手术越来越多，以经腹腹腔镜腹股沟疝腹膜前修补术（TAPP）最为常见，其安全性也较为被认可[12]，但有些特殊的情况，仍需中转为开放性手术，以确保医疗安全。

六、术后处理

腹股沟疝急诊手术的并发症较择期手术严重，腹股沟嵌顿疝或者绞窄疝存在肠管嵌顿、肠切除或者肠吻合的问题。对于绞窄疝，肠管的松解可能导致毒性物质或者细菌进入血液循环，引起毒血症、菌血症甚至脓毒血症，需要注意术后监护。术后的治疗与肠梗阻手术治疗类似，一般治疗措施为禁食、营养支持、抗感染等。

（谢肖俊，李　亮）

参考文献

[1] Torrealba M, Matlock R, Petrun B, et al. Incarcerated colonoscope in a left inguinal hernia during diagnostic colonoscopy [J]. ACG Case Rep J, 2021, 8(4):e00564.

[2] Monib S, Hamad A, Habashy HF. Small bowel perforation as a consequence of strangulated direct inguinal hernia [J]. Cureus, 2020, 12(12):e12181.

[3] Jacomino K, Frasure SE, Boniface KS, et al. Point-of-Care ultrasound in the diagnosis of an incarcerated inguinal hernia [J]. Cureus, 2021, 13(7):e16281.

[4] Kohga A, Kawabe A, Yajima K, et al. Does preoperative enhanced CT predict requirement of intestinal resection in the patients with incarcerated myopectineal hernias containing small bowel? [J]. Hernia, 2021, 25(5):1279–1287.

[5] Kohga A, Kawabe A, Yajima K, et al. Emergency surgery versus elective surgery after reduction for patients with incarcerated groin hernias [J]. ANZ J Surg, 2020, 90(6):1086–1091.

[6] 郭伟. 急诊医学技术操作流程图解 [M]. 沈阳：辽宁科学技术出版社，2019:313–314.

[7] Chen P, Huang L, Yang W,et al. Risk factors for bowel resection among patients with incarcerated groin hernias: A meta-analysis [J]. Am J Emerg Med, 2020, 38(2):376–383.

[8] Reinke CE, Matthews BD. What's New in the management of incarcerated hernia [J]. J Gastrointest Surg, 2020, 24(1):221–230.

[9] Ndong A, Tendeng JN, Diallo AC, et al. Is Desarda technique suitable to emergency inguinal hernia surgery? A systematic review and meta-analysis [J]. Ann Med Surg (Lond), 2020, 60:664–668.

[10] Chen F, Liu M, Jin C, et al. Tension-free mesh repair for incarcerated groin hernia: a comparative study [J]. Surg Innov, 2020, 27(4):352–357.

[11] Sakamoto T, Fujiogi M, Ishimaru M, et al. Comparison of postoperative infection after emergency inguinal hernia surgery with enterectomy between mesh repair and non-mesh repair: a national database analysis [J]. Hernia, 2022, 26(1):217–223.

[12] Lee SR. Feasibility of Laparoscopic Transabdominal preperitoneal hernioplasty for incarcerated inguinal hernia [J]. JSLS, 2021, 25(3):e2021.

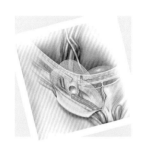

第 25 章

肝硬化与腹膜透析患者腹股沟疝的治疗

肝硬化患者在肝功能失代偿期，随着腹水的增加，腹腔内压力不断升高，最终可能出现腹外疝，以腹股沟疝和脐疝最常见；而肾衰竭患者，由于长期的腹膜透析，也容易出现腹股沟疝。这两类特殊患者的腹股沟疝，与普通腹股沟疝相比有不同之处。

第一节　肝硬化患者的腹股沟疝治疗

我国的肝硬化病例主要为乙肝肝硬化，其他类型的肝硬化，如酒精性肝硬化、丙肝肝硬化等病例也在逐渐增多。在肝硬化的代偿期，腹腔内压力与正常人没有太大的差异，当肝硬化发展到失代偿期，患者出现腹股沟疝的概率明显增加。

一、肝硬化腹水与腹股沟疝的产生

肝硬化失代偿后，腹水产生，并且随着肝硬化的发展，腹水量逐渐增多，腹腔压力逐渐升高，长期腹内压升高是腹股沟疝的主要发病因素之一，可用帕斯卡定律进行解释。此外，肝硬化还常合并肌肉减少症[1]，导致腹股沟区腹壁肌的功能减退，这也是腹股沟疝的主要

病因之一。肝硬化腹水的患者，还可表现为脐疝，如有腹部手术病史，可出现切口疝，腹股沟直疝并不多见，这是由于不存在鞘突这样一个让水的压强容易突破的薄弱点。

二、肝硬化腹水合并腹股沟疝的特殊性

对于肝硬化腹水合并腹股沟疝的患者，随着病情的发展，腹水可能逐渐增多，因此即使进行了腹股沟疝修补术，腹股沟疝的复发率仍较高。如果术式选择不当，可能导致并发症，例如Lichtenstein手术后可能出现继发性股疝；另外，对侧出现腹股沟疝的可能性也很大，对于疝囊较大的腹股沟疝，进行修补术后，腹腔的容积相对缩小，腹

内压增高，容易出现腹腔间室综合征，而导致严重的后果。

三、肝硬化腹水合并腹股沟疝的围手术期治疗

肝硬化情况下腹水的产生并持续增多，是手术治疗的主要影响因素。手术风险与腹水和 Child-Pughping 评分等有关，对于这种情况，治疗的首要因素是腹水的控制。如果腹水对利尿药控制无效，一般不主张手术，如患者有肝移植的机会，将手术延迟到肝移植之后，可以明显降低死亡率[2]。特殊的情况，必须手术时，要根据个体化的情况具体考虑，此外患者的生活质量也是重要的考量因素。

（一）腹水的治疗

腹水的治疗包括液体控制、利尿剂的应用、输注白蛋白等措施。螺内酯是肝硬化腹水主要的利尿药，在正常人体中的半衰期为 24h，肝硬化患者半衰期延长，可每天口服 1 次（100mg）。通常螺内酯与呋塞米一起使用：螺内酯起始剂量为每天 100mg，呋塞米为每天 40mg。如果利尿效果不明显，可同时加大两者剂量，螺内酯增加 100mg，呋塞米增加 40mg，直至两者的最大剂量，即螺内酯每天 400mg，呋塞米每天 160mg。可根据患者血钾的情况调整两者的比例。

（二）肝脏功能异常的处理

肝脏是凝血因子合成的主要器官，肝功能异常对腹股沟疝手术的影响主要体现在凝血功能上，凝血功能异常可导致术中出血和术后渗血增加，因此需要完善的术前准备。主要的处理措施包括：维生素 K_1 和护肝药物的应用等。

对于严重的肝硬化腹水合并腹股沟疝的情况，以上治疗并不能改善病情，可以在手术前行经颈肝内门体分流术（TIPSS），以降低门静脉的压力，才能有效地消除腹水，有的病例需要肝移植才能有效地消除腹水。对于严重肝病情况下的腹股沟疝手术，还需要综合考虑风险、预期寿命与提高生活质量的获益问题，需要给患者及家属提供全面的信息，切实落实知情同意制度，然后再考虑手术治疗。

四、肝硬化腹水合并腹股沟疝的手术方式

关于肝硬化合并腹股沟疝的手术方式目前没有统一的建议，各种术式都有成功的报道，但是不同患者肝硬化腹水的病情差异很大，从轻微的腹水到引起明显腹内压增高的腹水都可能存在，因此这些手术方式的成功与肝硬化腹水的病情差异有关，不能完全证明这些手术方式具有合理性。

（一）从病因的角度选择合适的手术理念

肝硬化腹水导致腹股沟疝，可以用帕斯卡定律很好地解释，因此从理念的角度看，Stoppa 手术理念是最理想的，Stoppa 手术、Gilbert 手术、Modified Kugel 手术、Kugel 手术、经腹腹腔镜腹股沟疝腹膜前修补术（TAPP）、完全腹膜外腹腔镜腹股沟疝修补术（TEP）都

体现了 Stoppa 手术理念。由于腹水产生的压力是持续存在的，并且随着腹水的加重，这种压力逐渐加强，因此"二合一"手术，即 Gilbert 手术和 Modified Kugel 手术，具有肌耻骨孔和腹股沟管后壁疝修补网片的加强作用，因此笔者认为更加理想。对于先存在腹股沟疝，后来合并肝硬化腹水的病例，也适合此理念。

（二）腹腔镜下的 Stoppa 理念

虽然 TAPP 手术和 TEP 手术同样为 Stoppa 理念的体现，在肝硬化腹水不严重时，一般可以顺利实施手术，并取得较好的疗效。但是在严重肝硬化腹水的病例中，同时存在脐周静脉曲张以及凝血功能异常的因素，手术中、手术后的出血风险高，并且脐部等 Trocar 穿刺部位也可能因为腹水的作用而并发切口疝。对于腹腔镜手术，Child's A 和 Child's B 级可以安全实施手术，对于 Child's C 级需要注意出血风险[3]。因此，如果选择腹腔镜下进行手术，应全面分析病情，做个体化的处理。

（三）Lichtenstein 手术

根据帕斯卡定律，Lichtenstein 手术的疝修补网片没有保护股环的作用，理论上术后会出现继发性股疝，此为该术式的缺陷之一。此外由于腹水产生的腹腔高压引起的腹股沟疝，通常内环口细小而疝囊较大，Lichtenstein 手术网片剪开部位的间隙可能是腹水压力的突破部位，可形成新的疝囊颈部，导致疝的复发。虽然有关于 Lichtenstein 手术治疗肝硬化腹水合并腹股沟疝的报道，但 Lichtenstein 手术显然不符合严重肝硬化腹水引起腹股沟疝的病理生理特点，在肝硬化腹水加重时可能出现腹股沟疝复发和继发股疝的问题，因此不适合采用。

（四）网塞联合平片手术

网塞联合平片的无张力修补术本质上与 Lichtenstein 手术同属于加强腹股沟管后壁的手术，并且锥形网塞是腹水积聚的空间，因此也不是合适的选择。

（五）疝囊高位结扎术或组织修补术

由于腹水产生的腹腔内高压，组织修补术或者内环结扎术在严重的肝硬化腹水病例中修补腹股沟的疗效很差，多数出现术后复发，一般用于急诊的情况，如腹股沟疝合并嵌顿或绞窄等。

（六）肝硬化手术时同时行腹股沟疝手术

对肝硬化患者行肝移植手术时，同时行腹股沟疝手术是比较理想的，可以在一次麻醉下完成，另外，在行肝硬化的门体分流术时，也适合同时行腹股沟疝手术，这两种手术都可以有效地消除腹水对腹股沟疝手术的负面影响。但贲门周围的血管离断术对消除腹水没有意义，腹水对腹股沟疝修补术有负面的影响，不适合同时行腹股沟疝手术。

五、手术后的处理

手术后需要继续口服利尿药，术后出现大量腹水时，可以腹腔穿刺引流，暂时缓解腹腔压力，避免腹腔间室综合征的产生。如果是 TIPSS 或手术的门体分流术，腹水完全消失后再行腹股沟疝手术，无须服用利尿药物，予观察即可。

第二节　腹膜透析患者腹股沟疝的治疗

在腹膜透析的情况下，腹壁疝较为常见[4]，文献报道，中长期腹膜透析患者也容易并发腹股沟疝，临床所见均为腹股沟斜疝，目前未见引起腹股沟直疝和股疝的病例报道。腹膜透析引起的腹股沟斜疝与肝硬化腹水有相同之处，也有不同的特点。

一、腹膜透析引起腹股沟斜疝的原理

腹膜透析引起的腹股沟疝以腹股沟斜疝居多，并且疝囊颈部或内环口并不是很大，与肝硬化腹水的腹股沟斜疝类似，提示其原理也类似。腹膜透析与肝硬化腹水一样，腹腔内都存在较多液体，目前推测腹膜透析引起腹股沟疝的原理为：腹膜透析后出现的腹股沟疝可能为透析液经腹股沟管引起类似鞘膜积液的改变[5]，经长期腹腔透析，在压力的作用下，逐渐发展为腹股沟斜疝。与肝硬化腹水不同，透析液的压力较低，并且只有在透析时存在压力，因此是间歇性的，所以腹膜透析引起腹股沟斜疝的原理与肝硬化腹水具有相似性，但在程度上有较大的差异。在男性患者中，腹膜透析液压力降低一般不会引起股疝和腹股沟直疝，在女性患者中，由于股环相对较大，有可能引起股疝，但缺乏文献支持，因此在治疗方式选择上也有不同的侧重点。

二、腹膜透析引起腹股沟斜疝的治疗

在治疗上主要争议是在手术方式的选择上，有学者指出，腹膜前手术影响之后的腹膜透析，加强腹股沟管后壁的Lichtenstein手术可以避免对腹膜的影响，Chi Q等认为Lichtenstein手术可作为首选的术式[6]。这些争议主要是理论的猜测，没有大量的病例证明其优缺点。实际上腹膜的面积很大，腹股沟疝修补网片的面积有限，在整体上影响有限。临床实践中，腹膜前手术，包括开放式手术与腹腔镜下的腹膜前手术都有成功的报道。所以手术方式的选择，取决于术者对手术目的的设定和对治疗利弊的权衡。

（邰沁文，谢肖俊，李　亮）

参考文献

[1] Kykalos S, Machairas N, Ntikoudi E, et al. Inguinal hernias in cirrhotic patients: from diagnosis to treatment [J]. Surg Innov, 2021, 28(5):620–627.

[2] Siegel N, DiBrito S, Ishaque T, et al. Open inguinal hernia repair outcomes in liver transplant recipients versus patients with cirrhosis [J]. Hernia, 2021, 25(5):1295–1300.

[3] Geraci G, Almasio PL, Mongitore M, et al. Inguinal hernioplasty in patients with cirrhosis and ascites: what preventive

measures are needed for a safe procedure? [J]. Ann Ital Chir, 2019, 90:252–257.

[4]   Ramkumar J, Lu D, Scott T. Laparoscopic mesh repair of bilateral obturator hernias post-peritoneal Dialysis [J]. Perit Dial Int, 2019, 39(1):95–97.

[5]   Fernández P, De Arteaga J, Douthat W, et al. Hydrocele caused by peritoneal fluid leakage through inguinal canal [J]. Perit Dial Int, 2017, 37(3):348–349.

[6]   Chi Q, Shi Z, Zhang Z, et al. Inguinal hernias in patients on continuous ambulatory peritoneal dialysis: is tension-free mesh repair feasible?[J]. BMC Surg, 2020, 20(1):310.

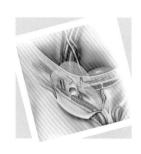

第 26 章

遗传与发育异常相关的腹股沟疝

腹股沟疝是部分先天性遗传异常疾病与胚胎发育异常的疾病的临床表现之一，根据这些病例的特点有针对性地制定腹股沟疝的手术计划，可以更精确地治疗疾病。

一、先天性结缔组织异常

腹股沟区腹横筋膜薄弱是腹股沟疝主要的病因之一，其基本立足点为胶原代谢异常引起腹横筋膜薄弱，导致抵抗腹内压的屏障减弱，从而形成腹股沟疝。一些先天性结缔组织异常的患者也有较高的腹股沟疝发病率，从而也为这个理论提供了依据。

（一）马方综合征

马方综合征是一种遗传异常的结缔组织病，结缔组织异常主要表现在骨骼、韧带、眼睛、心血管、肺和神经系统。马方综合征是一种常染色体显性遗传病，致病基因在常染色体上，男女均可发病，主要由 FBN1 基因突变引起[1]，但基因突变机制还不确切。主要机制为微纤维蛋白异常，部分由于转化生长因子 β 受体 2 基因突变引起转化生长因子 β 受体 1 基因突变，FBN1 还会影响基质金属蛋白酶的表达。马方综合征在病理上表现为结缔组织的纤维蛋白（包括胶原蛋白和弹性蛋白）和蛋白多糖异常，患者有特殊的体型，表现为身高普遍较高，体型偏瘦，蜘蛛样指（趾）改变，指距大于身高，胸廓或脊柱畸形，脊柱侧弯和后突，脊椎裂，锁骨畸形，腭弓高拱等。在眼部，表现为悬韧带断裂，双侧晶状体脱位或半脱位，随着年龄的增长，几乎都会出现白内障。在心血管系统，由于主动脉中层弹力纤维异常、平滑肌被破坏等因素，导致动脉壁变薄而形成主动脉瘤，主动脉瘤有破裂而导致死亡的风险，患者还常出现二尖瓣脱垂等瓣膜疾病。马方综合征患者可出现各种类型的疝，包括膈疝、腹股沟疝与切口疝等，与结缔组织异常有关。马方综合征临床表现多样，几乎累及全身各个系统和组织，如患者由于腹股沟疝而就诊，结合患者特殊的体型，应考虑马方综合征的可能，并转介至专科医生诊治。具有马方综合征的部分表现，但不符合马方综合征的诊断标准，又被称为马凡体质（Marfanoid habitus）[2]，包括腹股沟疝、骨骼异常和特殊的面容等。

马方综合征患者的腹股沟疝手术以采用
Stoppa 理念为理想术式，包括 Gilbert
手术、Modified Kugel 手术、Kugel 手
术、经腹腹腔镜腹股沟疝腹膜前修补术
（TAPP）和完全腹膜外腹腔镜腹股沟
疝修补术（TEP）等，手术前注意检查
主动脉，及时发现可能存在的动脉瘤，
以预防致命性的并发症。

（二）Williams-Beuren 综合征

Williams-Beuren（WBS）综合征是
由 7 号染色体长臂近端（7q11.23）缺
失导致，主要涉及包括人弹性蛋白基因
在内的 20 多个基因，属常染色体显性
遗传病，为多系统紊乱的遗传性疾病。
WBS 综合征多数患儿为散发，部分有
家族史。患者表现多样，主要包括心血
管畸形、精灵面容、运动和精神发育迟
滞、行为认知异常、结缔组织异常、肾
功能异常、尿路缺损、消化系统异常、
内分泌异常等。由于患者表现为以弹性
纤维异常为主的结缔组织异常，腹壁疾
病发病率高[3]，因此常合并腹股沟斜疝、
脐疝等腹外疝。由于 WBS 综合征与马
方综合征引起的腹股沟疝具有相同的机
理，治疗成年患者的原则也相同，不同
的是 WBS 综合征常在儿童阶段发病，
对于儿童 WBS 综合征腹股沟疝可行疝
囊高位结扎术，成年人可行疝修补网片
覆盖腹膜前足够区域肌耻骨孔的无张力
修补术。

（三）虹膜色素剥脱综合征

虹膜色素剥脱综合征（XFS）也称
剥脱综合征，是一种以眼部表现为临床
特征的全身性细胞外基质病变，主要表

现为纤维性物质在多个器官沉积。除眼
睛外，皮肤、血管、胆囊、肺、肾脏、
心脏和脑膜亦发现剥脱物质的存在。
XFS 会引起多种眼内并发症，如剥脱性
青光眼、白内障、色素播散性青光眼、
晶状体半脱位、虹膜后粘连，血—房水
屏障功能障碍和角膜内皮失代偿等。
XFS 患者初期常无明显症状，多因白内
障就诊而被发现。由于 XFS 的发病机制
不明确，目前研究表明 XFS 受遗传因素
影响，多个基因（LOXLI、CNTNAP2、
CLU、ApoE 等）与其发病有关，上述基
因在不同国家、人种、人群中存在较高
的差异性。由于纤维性物质的沉积，导
致组织的纤维排列紊乱，从而影响组织
的质量，因此也是 XFS 患者的腹股沟疝
患病风险增加[4]，其治疗原则与马方综
合征相同。

对于具有先天性结缔组织代谢异常
或胶原代谢异常合并腹股沟疝的情况，
可以参考的病例较少，手术方案的制定
都是基于理论分析的基础上去选择合适
的手术理念，实际的理想手术方式仍需
要更多的病例资料去积累经验。

二、泌尿生殖系统发育异常

腹股沟区与泌尿生殖系统有密切的
局部解剖关系，因此泌尿生殖系统的先
天性异常也常合并腹股沟疝，并有其特
殊的特点。

（一）先天性子宫阴道缺如综合征

先天性子宫阴道缺如（MRKH）综
合征是由于双侧副中肾管发育、融合障
碍导致的女性先天性生殖系统畸形，主

要表现为子宫和中上 2/3 阴道发育不全，常合并泌尿系统、骨骼畸形及听力缺陷等多系统异常改变的疾病。一般分为两型：Ⅰ型为典型性单纯子宫阴道发育不全；Ⅱ型为非典型性子宫阴道发育不全合并其他非生殖系畸形。患者外阴发育正常，有正常的女性特征，但子宫发育不全，因此月经初潮晚甚至无月经。MRKH 综合征Ⅱ型常合并 Nuck 管未闭，即女性腹股沟斜疝，卵巢常位于疝囊内[5]。MRKH 综合征Ⅱ型合并腹股沟疝患者多为儿童或青少年，也可见于成年女性，由于没有结缔组织的异常，儿童和青少年女性手术方式以疝囊高位结扎术为主，成年女性可行无张力修补术。由于子宫发育不全，在卵巢下移的过程中，没有子宫阻挡卵巢的下移，也常见卵巢下移进入 Nuck 管的情况，因此在手术时应注意盆腔内是否有卵巢，如果没有，或见到类似男性的生殖血管进入内环的改变，即应考虑卵巢进入 Nuck 管的情况，需要将卵巢复位至盆腔，以利于卵巢的发育和减少复发。

（二）米勒管永存综合征

米勒管永存综合征（PMDS）曾称苗勒管综合征，是一种罕见的男性假两性畸形，通常为常染色体隐性遗传，仅在男性中出现症状，可为散发性或家族性发病。正常胎儿生殖管道的演变为：胚胎期第 6 周时，无论男性还是女性均发生两套生殖管道，即中肾管（又称沃尔夫管）和副中肾管（米勒管），中肾管发育成男性的生殖管道，米勒管发育成女性的生殖管道，其分化受男性胎儿睾丸产生的激素调控。间质细胞产生的

睾酮及双氢睾酮使中肾管保留并分化为附睾、输精管及精囊。孕 8~10 周时，支持细胞产生的抗米勒管激素（又称米勒管抑制激素）使副中肾管退化，中肾管发育为睾丸、附睾附件。女性体内无这两种激素，中肾管退化，而副中肾管保留并发育成女性生殖管道（子宫、输卵管、阴道上 1/3）。男性胚胎分化敏感时期，AMH 基因突变、AMH-Ⅱ受体缺陷、AMH 分泌缺乏均可造成副中肾管（米勒管）不能完全退化。PMDS 患者均为纯合子或复合杂合子，其特征为睾丸发育、表型正常的男性体内存在一组无功能的子宫及输卵管，部分患者可出现上段阴道。所有患者的输精管与子宫侧壁紧密相连，并沿宫颈走行，但子宫未与膀胱尿道相通，部分宫颈与尿道相连，不引起尿道与射精管道梗阻。PMDS 临床表现缺乏特异性，患者多因单侧或双侧隐睾及腹股沟斜疝就诊，根据睾丸是否可在体表或阴囊触及将其分为 3 种类型。

第一型为男性型，又称腹股沟斜疝型，体表或阴囊可触及睾丸，表现为一侧腹股沟斜疝，疝内容物为子宫及同侧输卵管。

第二型为睾丸横向异位型。腹股沟疝对侧的睾丸自腹膜外越过中线进入同侧疝囊内，这种情况下两个睾丸位于一侧疝囊内，称为睾丸横向异位（TTE），表现为一侧腹股沟斜疝及对侧隐睾，有时输卵管也发生横向异位现象。

第三型为女性型。在体表或阴囊无法触及睾丸，表现为双侧隐睾，双侧睾丸包埋于子宫阔韧带中，位置与卵巢相

似,子宫位也于盆腔内。

由于此病罕见,部分病例为手术中意外发现,部分病例由于其他原因行影像学检查发现,对于隐睾同时出现对侧腹股沟疝的情况,应注意 MDS 的可能[6]。由于不存在马方综合征那样的结缔组织或胶原代谢异常,因此采用一般的男性腹股沟疝手术原则即可,儿童或青少年可采用疝囊高位结扎术或组织修补术,成人可采用疝修补网片进行修补。

(三)睾丸横向异位

睾丸横向异位是 PMDS 的一个表现,也是睾丸下降路径异常的表现之一,被当作一个独立疾病看待,PMDS 患者的 TTE 原因不清,可能与基因异常有关[7]。在临床上分为 3 型[8],分别是:Ⅰ 型只有腹股沟疝,Ⅱ 型为 MDS 的表现(即 MDS 的 Ⅱ 型),Ⅲ 型存在 MDS 以外的相关疾病,如尿道下裂、阴囊异常等。TTE 的治疗原则与 MDS 相同。

(四)完全性雄激素不敏感综合征

完全性雄激素不敏感综合征(CAIS)又称为睾丸女性化,是一种罕见的 X 连锁隐性遗传病。由于 X 染色体上编码雄激素受体(AR)的基因发生突变,AR 产生功能异常,导致靶器官对雄激素不敏感或部分敏感,从而表现为遗传性别为男性的患者出现不同程度的女性化,形成性别与性征不匹配的第二性征及内外生殖器,临床表现为原发性闭经和婴幼儿腹股沟疝,也有的患者因腹股沟隐睾或大阴唇隐睾而表现为相应部位的肿物。CAIS 的社会性别为女性,具有女性的身体形态,有乳腺发育及阴道口,

但阴道为盲端,阴道长度较正常人短,大小阴唇发育正常,阴蒂小。不典型的临床表现为:阴茎短小,尿道下裂,阴囊对裂等。正常女性腹股沟斜疝和腹股沟直疝较为罕见,如年轻女性双侧腹股沟斜疝或腹股沟直疝应怀疑 CAIS[9],特别是同时出现腹股沟包块或大阴唇包块(隐睾)的情况,或腹股沟阴唇疝[10]。影像学检查可以发现患者无女性的内生殖器或隐睾,有助于诊断。CAIS 的腹股沟斜疝或腹股沟直疝与一般的病例治疗原则相同,但因合并泌尿生殖系统的问题,需要多学科合作进行诊治,同时患者面临社会性别和生物学性别不同的问题,手术后需要长期进行激素替代治疗,因此同时也会出现心理学和伦理上的问题,需要注意患者的心理变化和患者家庭对此问题的看法。

对于泌尿生殖系统先天性异常合并腹股沟疝的情况,应与泌尿外科、妇产科医生共同探讨病情,以修复脏器畸形或切除无功能的脏器,例如切除米勒管发育异常的产物、睾丸的下降固定或切除等。

三、其他发育异常

早产儿发育不成熟,出现腹股沟疝的概率较高,隐睾也常合并腹股沟疝,腹壁发育不全者腹裂和腹股沟疝的发生概率也较高[11]。以上这些发育异常引起的腹股沟疝,一般不合并先天性的结缔组织异常,因此手术原则与一般腹股沟疝相同。

(许成裘,严　聪,李　亮)

参考文献

[1] Zastrow DB, Zornio PA, Dries A, et al. Exome sequencing identifies de novo pathogenic variants in FBN1 and TRPS1 in a patient with a complex connective tissue phenotype [J]. Cold Spring Harb Mol Case Stud, 2017, 3(1):a001388.

[2] Mégarbané A, Hanna N, Chouery E, et al. Marfanoid habitus, inguinal hernia, advanced bone age, and distinctive facial features: a new collagenopathy? [J]. Am J Med Genet A, 2012, 158A(5):1185–1189.

[3] Sammour ZM, Gomes CM, de Bessa J Jr, et al. Congenital genitourinary abnormalities in children with Williams-Beuren syndrome [J]. J Pediatr Urol, 2014, 10(5):804–809.

[4] Besch BM, Curtin K, Ritch R, et al. Association of exfoliation syndrome with risk of indirect inguinal hernia: the utah project on exfoliation syndrome [J]. JAMA Ophthalmol, 2018, 136(12):1368-1374.

[5] Verma R, Shah R, Anand S, et al. Mayer-Rockitansky-Kuster-Hauser Syndrome Presenting as Irreducible Inguinal Hernia [J]. Indian J Surg, 2018, 80(1):93–95.

[6] Mansour M, Fattal A, Ouerdane Y, et al. A 35-year-old father with persistent Mullerian duct syndrome and seminoma of the right undescended testis: a rare case Report [J]. Surg Case Rep, 2021, 7(1):271.

[7] Nagai T, Mizuno K, Usami M, et al. Genetic and histopathological analysis of transverse testicular ectopia without persistent Müllerian duct syndrome: two case reports [J]. J Med Case Rep, 2020, 14(1):233.

[8] Bchini F, Boughdir M, Daib A, et al. Type 2 transverse testicular ectopia: A case report [J]. Urol Case Rep, 2021, 40:101909.

[9] Terro JJ, El-Helou E, Jammoul K, et al. Bilateral inguinal masses or hernias in a female teenager with delayed menarche: Think of Complete Androgen Insensitivity Syndrome (CAIS), a case report [J]. Int J Surg Case Rep, 2020, 76:25–29.

[10] Tyutyusheva N, Mancini I, Baroncelli GI, et al. Complete Androgen Insensitivity Syndrome: From Bench to Bed [J]. Int J Mol Sci, 2021, 22(3):1264.

[11] Raitio A, Kalliokoski N, Syvänen J, et al. High incidence of inguinal hernias among patients with congenital abdominal wall defects: a population-based case-control study [J]. Eur J Pediatr, 2021, 180(8):2693–2698.

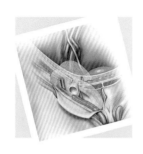

第 27 章

低位半月线疝与膀胱上外疝

低位半月线疝和膀胱上外疝都表现为腹股沟区的包块，容易与腹股沟直疝或腹股沟斜疝混淆，并且属于罕见病例，容易受到常见病和多发病优先的思维影响，在临床实践中应注意鉴别。

一、低位半月线疝

半月线又称 Spigelian 筋膜或腹直肌线[1]，是腹壁三层扁肌的腱膜与腹直肌腱膜的交界处。Spigelian 筋膜略呈弧形，从耻骨结节延伸至第 8、9 肋软骨，在体表，相当于腹前正中线两侧纵行的皮沟，大致是腹直肌的外侧缘。半月线是腹壁天然的薄弱点，但三层扁肌或其中部分扁肌的腱膜出现断裂而导致的腹外疝，称为半月线疝。半月线疝的疝囊多位于腹外斜肌腱膜与腹横筋膜之间，因此有时在体表无法观察到包块。低位半月线疝是半月线疝的特殊类型，指腹壁下血管与耻骨结节之间的半月线部位的腹外疝，因此低位半月线疝位于腹股沟区。

（一）低位半月线疝的临床表现

低位半月线疝多见于女性，与女性骨盆宽大，导致下腹部以及低位半月线相对较宽有关，有时也见于腹股沟疝无张力修补术后[2]，主要表现为腹股沟区可复性包块，包块可以从外环口疝出，一般不进入阴囊，与腹股沟直疝极为相似，有时与腹股沟斜疝也难以鉴别。低位半月线疝可伴有不同程度的症状，主要表现为腹股沟区胀痛，有时可出现内脏嵌顿的表现[3]，例如，疼痛明显加重、腹胀、恶心、呕吐等症状。小的低位半月线疝可无症状，但按压疝囊部位可有压痛。

（二）低位半月线疝的诊断与鉴别诊断

低位半月线疝属于罕见病例，并且临床表现与腹股沟直疝非常相似，因此首诊往往不能正确诊断，一般在手术中确诊。有些线索可以提示低位半月线疝，包括女性患者腹股沟包块靠近腹直肌外侧缘，腹股沟疝术后出现靠近腹直肌外缘的包块等。高分辨率超声通过对肌肉筋膜和疝通道的分析[4]，可以得出低位半月线疝的诊断，CT 检查等影像学检查也可以提供有意义的诊断线索。

（三）低位半月线疝的治疗

低位半月线疝的治疗原则与腹股沟

疝相似，可采取前入路或后入路的手术方式。前入路的手术方式与 Lichtenstein 手术相似，但应注意疝修补网片需要覆盖到半月线疝环以外 2~3cm 的区域，并缝合固定于腹直肌前鞘。后入路手术可采用完全腹膜外腹腔镜腹股沟疝修补术（TEP）、经腹腹腔镜腹股沟疝腹膜前修补术（TAPP）或 Stoppa 手术等，还需要注意疝修补网片应有足够的覆盖范围，覆盖到半月线疝环以外 2~3cm 的区域或更大的区域。

二、膀胱上外疝

膀胱上外疝是指从膀胱凹向腹直肌外侧缘疝出的腹外疝，在体表的疝出部位为外环口，外观与腹股沟直疝非常相似。从腹腔的内侧看，下腹壁有 5 条皱襞，正中 1 条为脐中襞，连接膀胱，是脐尿管闭锁的产物，在脐中襞两侧由内向外分别是，左右脐内侧襞，左右脐外侧襞。脐中襞与脐内侧襞之间为膀胱上凹，为膀胱上外疝疝出的部位，有时膀胱上凹也可表现为腹内疝，没有向体外疝出，这种腹内疝称为膀胱上内疝；脐内侧襞与脐外侧襞之间为腹股沟内侧凹，为腹股沟直疝与股疝的疝出部位；脐外侧壁以外为腹股沟外侧凹，为腹股沟斜疝的疝出部位。膀胱上外疝的病因不清，可能的原因为：老年人脂肪分布出现改变，导致膀胱上凹的脂肪减少，使凹陷加深，同时老年人出现肌肉减少症，腹直肌及筋膜组织出现改变，综合因素导致膀胱上外疝的出现。

（一）膀胱上外疝的临床表现

膀胱上外疝多见于老年人，文献报道腹痛（81.6%）、恶心与呕吐（71.1%）较为常见[5]，可能与疝入疝囊的肠管被较硬的脐内侧襞勒紧有关[6]，也可能是膀胱上外疝较易出现嵌顿的原因之一。膀胱上外疝的体征表现为腹股沟区、腹直肌外侧缘的包块从外环疝出，站立时明显，平卧后消失，单纯根据临床表现难与腹股沟直疝鉴别，有时超声和 CT 等影像学检查有助于诊断。

（二）膀胱上外疝的诊断与鉴别诊断

膀胱上外疝与腹股沟直疝、腹股沟斜疝存在鉴别诊断上的困难，加上这种类型的腹外疝罕见，因此一般在手术中确诊。膀胱上外疝较腹股沟直疝更易出现嵌顿，可作为鉴别的依据之一。由于罕见，膀胱上外疝的概念不为大家熟悉，笔者发现临床上容易出现概念上的误解，易与耻骨上疝混淆，因此有必要明确其概念问题。耻骨上疝是指腹部低位中线切口或横切口部位发生的切口疝[7]，对于耻骨上疝的范围，不同的学者有不同的定义，一般指耻骨上缘以上 3~5cm。

（三）膀胱上外疝的治疗

膀胱上外疝的治疗原则与腹股沟疝相同，在病情评估的基础上，可借鉴低位半月线疝的治疗思维选择手术方式。

低位半月线疝与膀胱上外疝都从腹股沟区疝出，是否也属于腹股沟疝？目前没有明确的定义。这两种类型的腹外疝与腹股沟疝极为相似，即使在手术中，也存在误诊的可能。低位半月线疝、膀胱上外疝虽然与腹股沟直疝的治疗原则大体相同，但也有不同之处，注意鉴别并选择合适的术式是确保疗效的重要手段。

（李　亮，许成裘）

参考文献

[1] 李国新，邓雪飞，杨晓飞，等 . 普通外科临床解剖学（第 2 版）[M]. 济南：山东科学技术出版社，2021：10.

[2] 王平，张方捷，高国栋，等 . 12 例低位半月线疝临床诊治经验 [J]. 中华疝和腹壁外科杂志（电子版），2017，11（4）：259–261.

[3] Christianakis E, Paschalidis N, Filippou G, et al. Low Spigelian hernia in a 6-year-old boy presenting as an incarcerated inguinal hernia: a case report [J]. J Med Case Rep, 2009, 3:34.

[4] Picasso R, Pistoia F, Zaottini F, et al. High-resolution ultrasound of spigelian and groin hernias: a closer look at fascial architecture and aponeurotic passageways [J]. J Ultrason, 2021, 21(84):53–62.

[5] Katsaros I, Routsi E, Papapanou M, et al. Supravesical hernias: a systematic review of the literature [J]. ANZ J Surg, 2020, 90(11):2187–2192.

[6] Amato G, Romano G, Erdas E, et al. External hernia of the supravesical fossa: Rare or simply misidentified?[J]. Int J Surg, 2017, 41:119–126.

[7] 唐建雄，黄磊 . 疝外科学 [M]. 上海：上海科学技术出版社，2020：238–247.

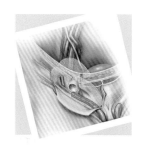

第 28 章

腹股沟疝外科的男性泌尿生殖系统问题

腹股沟区是腹部与下肢的过渡区域，也是精索通过的部位，是男性内生殖器与外生殖器的连接通道。腹股沟疝常与男性泌尿生殖系统疾病有关，在手术操作上，也常涉及男性的泌尿外科的问题。

第一节　隐睾与腹股沟疝

隐睾症可导致内环口的扩张，影响腹横筋膜的发育，是腹股沟疝的病因之一。隐睾与腹股沟疝的关系主要体现在腹股沟管隐睾症上，也就是在腹股沟管内环口与外环口之间的隐睾，这个位置的隐睾可影响腹股沟管的解剖，而导致腹股沟疝的发生。

一、腹股沟管隐睾症与腹股沟疝的关系

睾丸在妊娠 7~8 个月下降至阴囊内，睾丸引带逐渐缩短，出生时仅为全长的 1/4，以后逐渐消失，睾丸进入阴囊后体积逐渐增大。出生后 3~5 个月内睾丸仍未下降至阴囊，即为隐睾症。隐睾症可损伤睾丸的造精功能，并有恶变的风险。腹股沟管隐睾症与腹股沟疝有密切的关系，主要体现在以下方面。

· 内环口的隐睾症使腹膜鞘状突开放，即鞘状突未闭，是腹股沟斜疝发病的因素之一。

· 隐睾与腹横筋膜粘连，影响腹壁肌和腹横筋膜的发育，由于手术切除隐睾后，腹壁的薄弱因素被暴露出来，导致术后形成腹股沟疝。

二、腹股沟管隐睾症手术时对存在（或可能存在）腹股沟疝患者的处理

腹股沟管隐睾症与腹股沟疝的处理因隐睾对解剖的不同影响而有差异，儿童与成人的处理原则也有区别。

（一）儿童腹股沟管隐睾症

根据具体的情况，或者进行睾丸下降固定，或者切除睾丸。随着儿童的发

育，腹壁肌力量逐渐增强，腹股沟管的保护机制可以得到不同程度的重建，手术时对于并存的腹股沟疝的危险因素，需要根据具体的情况进行评估。

· 单纯内环口的扩张，行疝囊高位结扎术即可。

· 内环口周围的腹横筋膜存在薄弱或者缺损者，特别是年龄较大的儿童，单纯的疝囊高位结扎可能效果不佳，此时可以采用 Marcy 手术。

· 对于无内环口扩张的情况，如果没有腹壁和腹横筋膜的破坏，无须处理，如果存在隐睾部位腹壁缺损，年龄较大的患者可以采用 Bassini 手术，也可以不做处理。

（二）成人腹股沟管隐睾症

成人腹股沟管隐睾症与小儿患者不同，需要切除隐睾，并需要对腹股沟管的解剖进行评估。腹壁肌和腹横筋膜的

破坏、内环口扩张是腹股沟斜疝的病因之一，而腹横筋膜的强度是维持腹股沟管后壁张力的最重要因素之一。笔者采用无张力疝修补术比传统的 Bassini 手术或疝囊高位结扎术效果理想，但是需要根据具体的情况分析各种术式的利弊。在技术方面，Lichtenstein 手术在隐睾切除后，网片更容易放置，固定更加方便，相对于 Bassini 手术而言，操作更加简洁。同时由于隐睾已经被切除，对网片植入引起的生殖问题的担心也不存在。需要考虑的医学问题是网片引起的异物感等并发症，以及网片的价格导致的经济因素。应综合考虑手术后腹股沟疝的风险、技术因素等，如果不考虑价格，Lichtenstein 手术更有优势。其他的无张力疝修补手术也可采用，但是需要游离腹膜前间隙等操作，操作相对复杂。

第二节　腹股沟疝手术中泌尿生殖系统的损伤

与腹股沟疝手术损伤有关的泌尿生殖系统损伤主要是：精索血管的损伤、输精管损伤、膀胱损伤，其中，精索血管损伤最为常见，输精管损伤及膀胱损伤偶有发生。

一、精索血管的损伤

（一）精索血管解剖与睾丸的血供

睾丸的血供丰富，但不同的血供来源贡献程度差异很大，精索血管的损

伤的后果是睾丸的动脉血供或静脉回流受到影响，严重者表现为睾丸萎缩，图28.1 显示了睾丸的血供模式。

1. 睾丸动脉

睾丸动脉来源于肾动脉水平以下主动脉的分支，来源于肾动脉罕见[1]，是睾丸的主要营养血管，在内环口与输精管和提睾肌等组成精索，行至睾丸后缘，其分支进入睾丸和附睾。

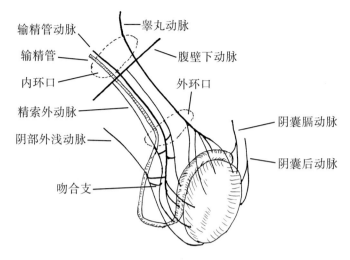

图 28.1 睾丸的血供模式

2.输精管动脉

睾丸的次要血供来自输精管动脉，为髂内动脉前干或膀胱下动脉的分支，紧贴输精管走行，主要供应输精管、附睾尾部和体部及睾丸的下部，多数情况下这部分血管也能维持睾丸的活力。

3.精索外动脉

睾丸的第三个血供来自精索外动脉，为睾丸下降过程中形成的腹壁下动脉的分支，主要供应提睾肌及筋膜，分为两支，一支位于精索的正外侧，一支位于精索的后外侧，在外环口与输精管动脉吻合，一起供应鞘膜、睾丸的下极及附睾的尾部。

供应睾丸的动脉分支在腹股沟管的外环口处，睾丸以上，有分支相互吻合，其后进入睾丸成为终末动脉。如果在外环口的下方损伤这些终末动脉，可能影响到吻合支的代偿作用，将影响睾丸某一部分的血供。睾丸的血液回流通过多支蔓状静脉丛在精索上端会合成单支精索静脉，然后随精索内动脉（睾丸动脉）

回到腹膜后，右侧回流到下腔静脉，左侧回流到左肾静脉。睾丸的淋巴精索和腹股沟管回流到髂总动脉和主动脉旁淋巴结。

（二）睾丸的其他血供

精索以外还有 3 支动脉可以部分代偿睾丸的血供，其静脉与之伴行，但对睾丸血供代偿能力非常有限，多数情况下不足以完全代偿睾丸的血供。

1.阴部外浅动脉

阴部外浅动脉来自会阴动脉，经会阴浅横肌面进入阴囊，有较多的分支在平附睾的睾丸鞘膜，与精索外动脉吻合，分布区域较小。

2.阴囊后动脉

阴囊后动脉为会阴动脉的另一分支，向前行，其末梢小分支分布于睾丸鞘膜的后端。

3.阴囊膈动脉

阴囊膈动脉在睾丸鞘膜的内侧，平附睾平面，有分支至睾丸和附睾。

（三）睾丸萎缩的因素

睾丸有 3 主要的支动脉供应，最重要的是睾丸动脉，其次是输精管动脉，最后是精索外动脉。一般而言，除睾丸动脉外，其他血管的血供缺失，不影响睾丸的整体血供。由于 3 支动脉的分布差异，可以人为将其分为 3 段，以利于理解其对睾丸血供的影响，其一是腹腔内，其二是腹股沟管内，其三是外环口下，因此讨论睾丸萎缩的问题应该分为 3 种情况。

1. 腹腔内损伤

腹腔内只有 1 支睾丸动脉，结扎后仍有 2 支血管代偿，例如：泌尿外科治疗精索静脉曲张的腹腔镜手术，可使用钛夹在腹腔内将精索动静脉完全结扎，此时仍有输精管动脉及精索外动脉的血供，因此不会出现缺血性睾丸炎或睾丸萎缩，能够保障睾丸的存活。但是也有不同的观点认为，原则上应该保留精索动脉（睾丸动脉），否则容易引起不同程度的萎缩。

2. 腹股沟管内损伤

腹股沟管内的情况相对比较复杂，其中有两支主要供血血管走行，即睾丸动脉（精索内动脉）和输精管动脉，输精管动脉对睾丸的血供有一定的代偿能力，在睾丸动脉损伤时，有可能代偿睾丸的血液供应，但是也存在不能代偿的风险，保护睾丸动脉（精索内动脉）是保护睾丸血供的最重要措施。腹股沟管内的手术，如果损伤睾丸动脉（精索内动脉），也就破坏了睾丸的主要血供，

只有输精管动脉的次要血供，因此有睾丸萎缩的可能，如果输精管动脉也出现损伤，那么睾丸萎缩的风险更大。精索外动脉来源于腹壁下动脉，与提睾肌一起走行，代偿能力有限，并且由于 Bassini 手术需要切除提睾肌，也就同时破坏了精索外动脉的血供，睾丸缺血风险更大。由于复发疝患者解剖结构紊乱，手术中出现副损伤的风险高，发生睾丸萎缩的风险更高。

3. 外环口以下损伤

外环口以下，是睾丸 3 支供血动脉分支广泛吻合的部位，是睾丸动脉损伤的重要代偿结构，如果对此部位进行广泛的分离，即有损伤其吻合支的风险，因此应避免在外环口的耻骨结节水平以下解剖精索。

二、输精管损伤

输精管损伤在腹股沟疝手术中并不常见，一般见于复发疝手术，特别是需要取出补片的手术。输精管损伤应该采取显微外科技术进行吻合，以保证吻合口的通畅率。输精管的内径细小，钳夹输精管可能造成输精管的闭塞，手术中需要避免钳夹，但这个细节通常被外科医生忽略。

三、膀胱损伤

膀胱损伤主要见于滑动性疝手术，此时膀胱壁称为疝囊的一部分，损伤后直接修补即可，术后需要留置导尿管 1~2 周。

第三节 腹股沟疝术后的泌尿生殖系统并发症

腹股沟疝手术后泌尿生殖系统的并发症，主要是睾丸和输精管相关并发症，膀胱的并发症罕见，表现为手术后睾丸萎缩、射精疼痛、性生活时腹股沟疼痛等，对性功能的影响也是患者较为关注的问题。

一、急性缺血性睾丸炎或睾丸萎缩

睾丸组织对缺血十分敏感，在腹股沟疝手术后可出现急性缺血性睾丸炎，睾丸萎缩对患者的身体健康并不造成影响，但是对患者的心理影响大，特别是中青年患者，或者特殊文化背景的患者，这可能成为医疗纠纷的根源。

（一）发病原因

·精索血管的损伤，特别是多根动脉的损伤，超过睾丸血管的代偿能力，即可能发生睾丸缺血。

·精索扭转使精索的血管中断或者严重不足，导致睾丸血供受到影响。

·精索血管血栓形成，由于手术创伤或者患者特殊的血液因素，手术后出现精索动静脉的血栓，导致睾丸缺血。

·外环口重建过紧，导致睾丸动脉、输精管动脉及精索外动脉和精索静脉皆受压，影响血供。

（二）临床表现

急性缺血性睾丸炎初期表现为睾丸的肿胀和疼痛，一般在术后3~5d发生，容易误诊为疝囊积液。之后睾丸肿胀减退，出现睾丸萎缩，表现为睾丸缩小变硬，甚至无法触及睾丸。缺血的程度不同，临床表现也有所差异。病情进展速度的个体差异较大，可以很快发生睾丸萎缩，也可能几个月后才出现。

（三）治 疗

对于精索扭转和外环口过紧者，及时发现可以手术纠正，可能有较好的疗效，但是由其他原因引起者，目前没有理想的治疗方法，关键在于预防。

二、阴囊积液或积血

腹股沟疝手术后的阴囊积液与两方面的因素有关，其一是手术创面的渗液，其二是手术后残留疝囊的分泌和吸收失去平衡，导致积液，主要表现为阴囊肿胀，一般无须处理，可以完全吸收，只需告知患者需要有足够的耐心。阴囊积血由手术创面渗血或者血管结扎线滑脱、电凝的血管再次出血引起。静止性阴囊积血无须处理，如积血范围逐渐增大，一般是血管性的出血，需要手术探查，进行出血点的结扎。

三、射精障碍

射精是指在性高潮时精液通过尿道被射出，它依赖于会阴部横纹肌的强力收缩功能，同时出现快感。涉及射精的解剖结构包括输精管、射精管、精囊、前列腺以及会阴部肌肉，即坐骨海绵体肌和球海绵体肌。射精是脊髓的"射精中枢"发出射精的信息，通过精索上神经、精索中神经、精索下神经整体控制射精的过程。先是睾丸的输出小管发生收缩，以后附睾、输精管、射精管和前列腺相继收缩，再通过射精管将精液挤入前列腺段的后尿道，膀胱颈部收缩关闭，防止逆向射精，会阴部的肌肉发生强烈收缩而射精。射精可以分为 3 个步骤：首先是尿道收缩，射出的是尿道球液，接着是前列腺收缩，射出的是前列腺液，同时睾丸输出小管、输精管、射精管排泄出精子，最后精囊腺收缩，射出精囊液。输精管在静息时，可以产生节律性收缩，在射精过程中输精管的作用是收缩的节律和力度加大，推动精液前进。

（一）射精疼痛和无精症的影响因素

腹股沟疝手术后可出现与输精管结扎后的射精疼痛类似的症状，表现为射精时疼痛感或者烧灼感，也可出现无精症，但总体发生率很低[2]，影响因素可能包括以下方面。

1. 射精时输精管扩张障碍

由于手术造成的瘢痕压迫，或者补片皱缩造成的限制，使射精时输精管推动精液前进过程中扩张受限，而引起不适。与空腔器官的通过障碍产生的症状类似，如肠梗阻等，即"不通则痛"。相对于肠管而言，输精管的肌层较厚，射精时产生的推动力更大，而输精管的管腔较小，如果扩张受限所产生的阻力也较大，输精管梗阻时发生射精不适是完全有可能的。

2. 输精管与网片粘连

网片与输精管的粘连主要发生于腹膜前的疝成形术，由于需要有足够的空间放置网片，需要对精索进行游离，即输精管腹壁化，此时输精管的脂肪筋膜囊被破坏，网片直接与输精管接触，导致输精管较长部分与网片粘连，对输精管的活动产生限制作用，并且不能充分扩张。理论上，如同非防粘连网片侵蚀肠管一样，合成网片对输精管也有侵蚀的作用，如果时间足够长，完全侵蚀输精管，可能造成输精管的闭塞。腹膜前手术疝修补网片与输精管接触面积大，理论上应该具有更高的风险，但一项对 Lichtenstein 手术和 TAPP 手术的研究表明[3]：两者术后射精疼痛的发生率没有差异，分别为 19.3% 和 11.3%。

3. 输精管被误扎或切断

若手术时的副损伤导致输精管被结扎或切断，或者手术时钳夹输精管，虽然输精管没有物理上的离断，但是已经出现输精管的损伤而至输精管不通畅，可使输精管在射精的环节上出现障碍，输送精液受阻，射精时产生不适感。然而，目前关于腹股沟疝输精管损伤的报道很少。

4. 精神心理因素

由于不良的心理因素，如担心术后对性功能和生殖功能的影响，性生活时心理负担重，不仅会导致性器官表面敏感，还会对整个与射精有关的器官都产生影响，如会阴部肌肉的痉挛性收缩，也会产生射精疼痛。

5. 输精管自主神经损伤

由于输精管位于腹壁，其自主神经

系统常被忽略。输精管和睾丸本质上属于内脏，其功能受自主神经系统的控制，控制输精管、射精管、精囊、前列腺以及睾丸的自主神经是：精索上神经、精索中神经、精索下神经。这些神经的交感神经成分来自第11~12胸节和第1~3腰节，支配睾丸和输精管的神经丛相互吻合，支配附睾和输精管的自主神经参与射精活动。在腹股沟疝的腹膜前手术时，由于需要游离腹膜前间隙，特别是输精管的腹壁化，可能损伤其自主神经系统，使整体射精过程的控制出现异常而出现逆行射精的情况，这种情况常见于曾接受前列腺电切术的老年患者。

6. 其他导致射精疼痛的疾病

泌尿系统的炎症，包括尿道炎、前列腺炎、精囊炎、输精管炎、附睾炎、睾丸炎等，可以在射精时出现疼痛的症状。泌尿系结石，如输尿管结石、膀胱结石、尿道结石、前列腺结石及精囊结石等，以及泌尿系肿瘤，如附睾、前列腺、精囊腺等肿瘤，也可能引起射精时疼痛。

腹股沟疝手术后射精疼痛总体发生率很低，它的发生与手术细节密切相关，为防止这种严重的并发症，应注意手术中的各个细节[4]。

（二）临床表现

多数情况下，即使输精管损伤也无射精异常的症状。腹股沟疝手术后的射精异常，是罕见的并发症，多数在疝修补术后1年内完全康复，因此部分患者可以随诊观察。如果长期不愈，可以进行输精管造影，观察输精管有无狭窄及横断。如果术前精液正常，手术后出现

无精症，也可能是输精管梗阻，泌尿外科医生称为梗阻性无精症，需要进行输精管造影检查。

（三）治 疗

主要治疗手段是手术治疗，手术探查腹股沟管，松解网片或者瘢痕对输精管和腹股沟区神经的压迫，或切除神经取出网片。多数患者在取出网片和切除神经后射精疼痛的症状可以缓解。对于输精管横断或者造影发现完全堵塞者，需要对输精管进行重新吻合，可以采用同侧输精管端端吻合术、交叉输精管吻合术、输精管附睾吻合术等，需要采用显微外科技术进行吻合，以保证吻合后的复通率。但是由于腹股沟段输精管固定性差，常常造成损伤后输精管回缩等情况，因此原位再通容易导致失败或者根本无法吻合，常常需要改变其行程，以保证断端可以无张力吻合，部分患者需要绕过腹股沟管段，直接与腹膜后的输精管进行吻合。需要指出的是射精疼痛也可能由泌尿生殖系统的其他疾病造成，需要在诊断时予以排除。某些特殊情况可能涉及患者的精神和心理因素，手术前需要充分评估。

四、腹股沟疝手术是否可导致男性性功能障碍

性功能是一个非常复杂的生理问题，腹股沟疝手术是否对性功能有影响也是一个争议很大的问题。虽然由于腹股沟疝手术导致的勃起功能障碍罕见，但是在实际医疗过程中仍可见一些病例报道。阴茎的运动神经包括交感神经和

副交感神经，交感神经来自盆丛，副交感神经来自第 2~4 骶神经，海绵体的勃起主要受海绵体神经支配，海绵体神经并不经过腹股沟区。盆丛支配勃起的神经主要汇集组成海绵体神经，但是内脏的自主神经系统其实是一个网状的神经丛，一根神经可以由不同来源的神经纤维构成，参与构成泌尿生殖器短轴突的神经元系统在结构上与肠道的神经系统相似，在器官旁或者器官壁内相互密切联系，在功能上相互调节。支配勃起的神经纤维也可能加入支配输精管、睾丸、附睾的自主神经中，即精索上神经、精索中神经、精索下神经，也对勃起功能起作用，但其支配勃起的贡献比低。因此，腹股沟疝手术后的勃起功能障碍具有解剖学基础，但多数属于暂时性障碍，在 3 个月后可以恢复正常。在一些特殊情况下，例如：患者本身勃起功能存在潜在的缺陷，手术对输精管周围的自主神经造成损伤，虽然损伤的神经起次要神经支配作用，但理论上也可以引起勃起功能的障碍，在特殊的个体中，也可能对支配勃起功能的神经起较大的破坏作用。双侧腹股沟疝手术，尤其是双侧复发性腹股沟疝手术，对双侧输精管等自主神经的破坏作用大，手术后发生短暂的性功能障碍的可能性更大。支配输精管的神经在性活动中主要支配射精活动，神经受损时射精过程中出现异常，特别是有前列腺电切手术病史的患者，可出现逆行射精。

男性患者腹股沟疝术后性功能障碍，也可能由腹股沟疼痛引起[5]。相对于对腹股沟疝术后慢性疼痛的重视程度，多数外科医生并不重视术后性功能异常的问题，一项大型研究表明只有 3% 的外科医生在术前与患者沟通术后性功能异常的问题[6]。

五、预　防

腹股沟疝手术的术后并发症有其特殊性，主要是泌尿生殖系统的损伤和性功能问题，手术并发症是客观存在的，不可能完全避免，但是一些措施可以减少并发症的发生和医疗纠纷的可能。首先，手术前应该询问患者性生活和生育情况，对其异常的情况应该记录在案；其次，由于现代社会的工作节奏快，生活压力大，需注意患者一些潜在的心理问题；再次，手术中注意精细操作[7]，避免对输精管过度分离，避免钳夹，特别是复发疝的手术，由于解剖结构发生改变，更应注意操作。总之，对年轻患者来说，时刻关注泌尿外科的并发症问题，小心、细致地处理输精管和精索是非常重要的预防措施。

（丁　宇，李　亮，许成裘）

参考文献

[1] Balci S, Ardali Duzgun S, Arslan S, et al. Anatomy of testicular artery: A proposal for a classification with MDCT angiography [J]. Eur J Radiol, 2021, 142:109885.

[2] Ssentongo AE, Kwon EG, Zhou S, et al. Pain and dysfunction with sexual activity after inguinal hernia repair: Systematic review and meta-analysis [J]. J Am Coll Surg, 2020, 230(2):237–250.

[3] Calisir A, Ece I, Yilmaz H, et al. Pain during sexual activity and ejaculation following hernia repair: A retrospective comparison of transabdominal pre-peritoneal versus Lichtenstein repair [J]. Andrologia, 2021, 53(2):e13947.

[4] 江志鹏，邹湘才，李亮，等．腹股沟疝手术策略与技巧 [M]. 广州：广东科技出版社，2021：178–183.

[5] Gutlic N, Petersson U, Rogmark P, et al. The relevance of sexual dysfunction related to groin pain after inguinal hernia repair—the SexIHQ short form questionnaire assessment [J]. Front Surg, 2018, 5:15.

[6] Schmidt L, Andresen K, Öberg S, et al. Surgical techniques and convalescence recommendations vary greatly in laparoscopic groin hernia repair: a nationwide survey among experienced hernia surgeons [J]. Surg Endosc, 2019, 33(7):2235–2241.

[7] Ece İ, Yılmaz H. An overlooked complication of the inguinal hernia repair: Dysejaculation [J]. Turk J Surg, 2018, 34(1):1–4.

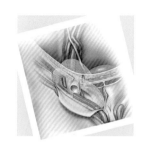

第 29 章
复发性腹股沟疝的病因与治疗

正确的适应证和术式选择，可最大限度地减少腹股沟疝术后的复发，但复发是腹股沟疝外科医生不可能完全避免的问题。复发是多因素综合作用的结果，但也有其内在的规律。

第一节　复发性腹股沟疝的分类

腹股沟疝是与人类直立行走有关的特殊疾病。短期随访只能提供近似的复发率，长期随访才能发现其真正的复发率。一项采用合成疝修补网片的腹股沟疝修补术，15 年随访显示复发率为 4%[1]，比公认的 1% 的复发率明显升高。对于复发性腹股沟疝，传统上主要有两种分类方法。

一、按复发的时间进行分类

按照腹股沟疝复发的时间分为早期复发和晚期复发，这种分类可以区分复发的性质。

（一）早期复发

早期复发是指手术后 18 个月内复发，又称机械性复发，复发的原因一般为手术因素。

（二）晚期复发

晚期复发指术后 3 年及以上的复发，又称代谢性复发，复发一般归因于患者自身的代谢性因素。

这种分类方法比较简明，在一定程度上可以反映腹股沟疝复发的病理生理因素。

二、按复发疝与原发疝的关系进行分类

将复发性腹股沟疝的类型与原手术所见腹股沟疝的类型进行比较，可分为 3 类，这种分类方式可以区分复发的病理性质。

（一）真性疝

真性疝是各种原因引起的原手术部位发生与术前相同类型的腹股沟疝。

（二）遗留疝

遗留疝指初次手术时未发现的隐匿的腹股沟疝，如腹股沟直疝手术时未发现隐匿的斜疝，术后出现腹股沟斜疝。

（三）新发疝

新发疝指初次手术时经过全面探查，未发现同时合并其他类型的疝，手术后一段时间后再次发生疝，但是发生的解剖部位与初次手术时不同，因此又称假性复发疝。

这种分类方法可在一定程度上反映手术技术因素和病理解剖因素，但最大缺点是除了真性疝外，遗留疝和新发疝很难鉴别。鉴别主要靠查阅原手术记录，但是原手术记录要么没有记录该问题，要么记录了，但无法排除术者的主观因素。如何界定第一次手术探查时没有发现隐匿疝，还是根本就没有隐匿疝？另外在腹股沟疝无张力修补术中，网片的存在对复发类型也会产生影响，因此难以判断。

三、根据手术的结果进行分类

根据手术的结果进行分类，可反映复发性腹股沟疝的病因，有利于手术方式的选择，分类如下[2]。

（一）腹股沟疝组织修补术

腹股沟疝组织修补术后复发疝可分为组织松动型和组织破坏型。

（二）腹股沟疝无张力修补术

使用疝修补网片的腹股沟疝术后复发可分为网片远端复发型、经网片复发型、网片移位型、无法分类型。

目前，复发性腹股沟疝尚无公认的分类方式，临床治疗主要是根据复发的特点，采取个体化的方式进行治疗，但研究分类仍有重要的意义，可以为学术交流和手术评估提供重要的工具。

第二节 复发性腹股沟疝的原因

腹股沟疝复发的危险因素包括高龄、肥胖症、糖尿病、结缔组织病、吸烟、慢性咳嗽、腹水、便秘、前列腺增生症等，此外，一些特殊因素也是复发的重要原因。

一、腹股沟疝组织修补术后复发原因

1.组织本身代谢改变大或缝合时张力过大

遗传等原因导致的系统性结缔组织发育不良是腹股沟疝复发的原因之一，组织本身的胶原代谢改变太大，以致组织的强度改变明显，此时已不适合进行有张力的组织修补术。此外长期吸烟引起的胶原代谢改变、老年患者的组织退变，也是有张力手术复发的危险因素。这种患者在目前的医疗条件下应该采用无张力修补术，如无特殊的原因，不应该进行传统的组织修补术。

2. 有张力的组织修补术后对腹股沟韧带的牵拉导致股环扩大

在 Bassini 手术中，由于缝合后的组织对腹股沟韧带产生持续的拉力，可能导致股还扩大，引发股疝。这种现象可能在术后的早期或晚期发生，属于新发疝，这种现象已经被很多学者观察到。另一种原因是患者同时合并隐匿性的股疝，术中由于客观因素或技术原因未被发现，而在术后出现腹股沟疝即属于遗留疝。

3. 手术缝线选择不当

传统的组织修补术手术效果取决于组织的愈合情况，但是由于有张力，组织愈合较没有张力的情况下更慢，并且由于腹股沟韧带的内侧面非常光滑，两种不同的结构缝合在一起无法真正愈合，因此在纯组织修补术中，不应该采用可吸收缝线，否则由于缝线的吸收，有张力的组织会因无法愈合而裂开，导致复发。在组织修补术应该采取不可吸收的缝线进行修补，如加拿大的 Shouldice 医院采用钢丝作为缝合材料。

二、腹股沟疝无张力修补术后复发原因

1. 网片的面积过小

网片植入人体后都有皱缩的特性，不同材料和不同生产工艺的网片皱缩率不同，因此手术时应该考虑网片的皱缩问题，采用足够大的网片，否则，网片皱缩后覆盖面积不够，可能导致复发。这种类型的复发通常发生在 Lichtenstein 手术、完全腹膜外腹腔镜腹股沟疝修补术（TEP）或经腹腹腔镜腹股沟疝腹膜前修补术（TAPP）中。

2. 网片与耻骨结节分离

研究者在 Lichtenstein 手术后复发患者的再次手术中发现，复发原因主要是网片与耻骨结节部位未融合，导致小肠或网膜从网片与耻骨结节之间疝出。在网塞联合平片的无张力修补术中，也发现同样的复发现象。

3. 网片或网塞移位

网片的移位在各种类型的无张力修补术中均是复发的原因之一。在免钉合的 TEP 或 TAPP 手术中，患者麻醉复苏时由于腹压瞬时增加，网片移位可导致复发。在手术后的患者中网片移位也是复发的原因之一，容易出现术后网片移位的是 Kugel 手术。另外，在使用网塞的手术中，网塞移位可导致网塞的作用消失，腹腔内容物从原疝囊疝出。

4. 网片通过精索部位扩张

在 Lichtenstein 手术中需要剪开网片，通过精索，由于网片被剪开后，网片的中心变成了网片的边缘，网片在皱缩时，由于皱缩力的作用牵拉网片剪开部位，导致该部位扩大，形成类似内环口扩张的作用（图 29.1），而引起复发，即经网片复发，但是该类复发较少见。在早期的 TEP 及 TAPP 手术中，也有剪开网片通过精索的习惯，形成类似 Lichtenstein 的复发特点，但是目前术中通常实施输精管腹壁化，以放置网片代替，不再剪开网片。因此在 Lichtenstein

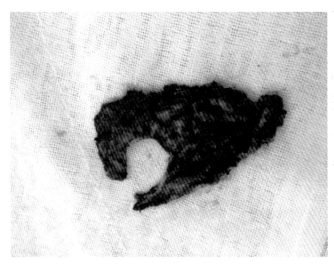

图29.1　网片与组织融合好，但整体上皱缩严重，术中发现耻骨结节部位结合紧密，网片相当于内环口部位扩张，形成经网片复发

手术中，一般将剪开的两叶重叠缝合，以避免该问题。

5. 手术方式选择不恰当

对于女性的腹股沟斜疝或直疝，仍有很多学者选择Lichtenstein手术或者网塞加平片的手术，结果导致术后出现股疝。女性患者的肌耻骨孔与男性具有完全相反的特点，腹股沟韧带的上半部肌耻骨孔比男性小，而下半部比男性大，单纯加强腹股沟管后壁的手术不适合女性患者，必须进行全肌耻骨孔修补的腹膜前技术。

6. 股沟疝的滑动性太大

IPOM手术中网片在腹腔内覆盖腹股沟区，由于腹膜是腹股沟疝的滑动层，在肥胖患者中，腹膜外脂肪层厚，此时采用生物蛋白胶固定或者钉合固定的钉子过短，都无法固定网片，可能造成网片连同疝囊整体疝出的情况。对于这种情况，可以将腹膜切开，将网片直接固定在耻骨梳韧带等组织上。

7. 输精管或子宫圆韧带腹壁化不彻底

在腹股沟疝的腹膜前技术中，需要对输精管或子宫圆韧带进行游离，即腹壁化（又称去腹膜化），目的是使网片可以展平，不至于卷曲，否则由于网片的卷曲，可能成为术后复发的根源。

8. 瞬时过高的腹内压的冲击

术后恢复期，网片未与身体完全融合，由于意外情况，如对突发伤害的躲避，可造成腹内压瞬时过高，引起网片的移位，而导致复发，甚至有的患者描述自己感觉到缝线断裂。

长期以来，人们都习惯性认为腹股沟疝为简单的小手术，这种观念一直持续至今，虽然这种认识有其局限性，但仍然是一种较为普遍的观念。重视腹股沟疝外科的培训，改变传统观念势在必行。

第三节 复发性腹股沟疝的治疗

复发性腹股沟疝是复杂的手术，其复杂不仅是由于解剖结构紊乱造成手术解剖时困难，而导致手术操作困难，还表现为对其病理生理的准确判断评估和根据患者和复发疝的特点选择正确的麻醉方式和手式式上。

一、诊　断

·详细询问病史，包括第一次发病之前的情况，治疗情况以及复发的情况，有无明显的复发诱因。进行全面的体格检查，估计复发疝的类型。

·仔细阅读原手术记录，如有条件可以与原手术医生联系，了解手术情况。

·进行必要的辅助检查，如超声、CT、MRI等。

·特殊情况下，手术前采用腹腔镜检查的方法，评估复发性腹股沟疝的情况，以衡量腹股沟疝复发疝的手术风险，也是可以选择的评估方法之一。

二、手术治疗

复发性腹股沟疝手术，需要在有经验的医生主导下手术，手术要避免不必要的操作，采用正确的修补方法。一般采用反向入路技术，即原来采用组织修补术的复发疝，再次手术采用无张力修补术；原来采用前入路的手术，再次手术采用后入路的手术。例如：原来是Lichtenstein手术，再次手术采用腹腔镜技术。但反向入路技术也被部分专家质

疑，合适的手术方式需要根据前次手术的情况和医生的技术能力进行选择[3]，采用个性化的手术方法。

（一）组织修补术后复发

原来采取组织修补术的腹股沟疝术后复发，除了技术因素外，组织本身的质量差，不足以达到修补的要求是重要的原因之一。但无论是哪种原因，患者解剖结构已经破坏，无法再次用自体组织作为修补术的材料，因此需要采用无张力修补术。特殊的情况是腹股沟斜疝或直疝手术后，如Bassini术后，继发股疝，这时手术本身是成功的，但是由于组织的牵拉使股环扩张，导致股疝的出现，再次手术应该采用后入路手术，不应该采用前入路手术破坏已经成功修补的斜疝或直疝。

（二）前入路无张力修补术后复发

典型的是Lichtenstein手术和网塞 – 平片手术后复发，一般复发部位在网片与耻骨结节之间，原则上应该采取后入路的疝成形术，采用腹腔镜技术，对于多次复发的复发性腹股沟疝，也可以采用开放的后入路技术，避免对于原手术入路进行不必要的解剖造成副损伤，并且再次采取原入路的手术，围手术期并发症和复发率可能更高。但是有一种特殊情况，如网片或其他原因造成的体表固定的外形改变，如隆起或者网塞移位进入阴囊等，采用前入路的手术似乎更为合适，可以切除原补片或消除其他原

因造成的体表改变。Lichtenstein 手术的另外一种复发类型是网片通过精索的部位扩张引起复发，如术前通过适当的手段可以诊断出复发的类型，采用前入路手术更为合适，使用适当大小的网塞堵塞该部位是最理想的术式。Kugel 手术复发的主要原因是网片的移位，Kugel 手术属于腹膜前技术，手术取出网片较为困难，如果术后出现继发性股疝，可以进行 IPOM 手术，如果是肌耻骨孔的上半部复发，可以采用 Lichtenstein 手术或网塞＋平片的无张力修补术。

（三）腹腔镜疝修补术的复发疝手术

TAPP 和 TEP 术后复发主要是网片的面积过小，复发疝的手术需要采用足够大的网片完全覆盖肌耻骨孔以外一定的区域，采用 IPOM 手术较为合适，也可在腹腔镜下取出原疝修补网片，行 TAPP 手术。虽然 TAPP 手术进入腹腔，腹腔有一定的粘连，但是粘连一般较轻，可以顺利进行手术。早期的 TAPP 手术或 TEP 手术剪开网片以通过输精管或子宫圆韧带，剪开的网片的两叶有可能哆开或扩张导致复发，这是采用网塞技术时理想的术式。IPOM 手术的复发主要是网片的移位，特别是肥胖患者，无论钉合固定还是生物蛋白胶黏合固定，由于腹膜的移动性很大，都有复发的可能，严重者甚至连同网片一同疝出，复发者可以重新进行固定。笔者的经验是在腹腔镜下切开腹膜，显露耻骨梳韧带等，直接将网片固定于这些坚固和固定的组织以减少复发。

第四节　复发性腹股沟疝的手术相关问题

复发性腹股沟疝手术是一项复杂的操作，由于原手术可造成结构的紊乱以及网片与组织的融合，导致解剖结构难以清晰地分离，术者首先面临的问题是网片的取出问题，其次是手术时间的问题，一般认为手术后 1.5~2 年再次手术较为合适，此时组织炎症反应已经完全吸收，组织分离相对较易。

一、取出原手术网片的经验

笔者的体会是取出腹股沟管的网片在技术上是可行的，可用电刀贴着网片仔细分离，分离的难点有两处：① Lichtenstein 手术网片通过精索的部位；②内环部位的网塞。在网片通过精索的部位，网片往往与输精管粘连，加上结构的凌乱，容易造成输精管的损伤；由于网塞与输精管接触面积更大，有时候还与股动脉、股静脉黏连，分离更加困难。只要细致操作，多数情况下可以去除，但是股动脉或股静脉损伤的后果也比较严重，切勿强行分离。

二、睾丸萎缩发生率高

在取出网片的过程中，精索与网片粘连，造成分离困难，因此精索血管的损伤也更大，往往分离后剩余的精索纤细，术后睾丸萎缩的发生率也高。

三、不必完全取出原网片

笔者认为取出网片并非绝对必要，如果情况允许，完全可以不取出网片，但有时网片可能导致体表变形，至少需要取出部分网片。如果是由网片固定问题引起复发，而此时网片覆盖的范围足够，也可以利用原网片重新进行固定，如 Lichtenstein 手术常见的复发部位是网片与耻骨结节之间，如果皱缩后的网片仍有足够的范围，重新固定原网片是

可行的，这种处理方法属于经验之谈，缺乏足够的临床研究支持。腹膜前手术后的复发性腹股沟疝，如果网片或网塞与股动脉及股静脉粘连，操作非常困难，不主张取出。

四、尽量取出原手术的线结

在国内，传统的慕丝线仍然广泛用于网片固定，甚至出现"高级"的网片用慕丝线固定的情况。这种线结在再次手术后可能成为感染根源，因此在再次手术时尽量取出线结，但是即使术者非常细致，仍可能有遗留的线结未被发现或取出，在手术前应向患者说明该问题，以免术后造成"有理说不清"的局面。

第五节　复发性腹股沟疝的预防

预防腹股沟疝术后复发，首先，应该具备全面的疝和腹壁外科学知识，正确理解腹股沟区的解剖特点，特别是活体解剖特点，对腹股沟管的各解剖结构有充分的理解，对它们之间的功能有全面的把握，这是预防复发的前提。在此基础上，才可能正确地评估患者的病情。其次，对各种类型的腹股沟疝手术的真谛要有全面的认知，必须对手术进行全面的研究，掌握其中的技术细节。此外，协作良好的专业团队，标准的外科训练和资深专家的监管指导，也是疗效的重要保证。总而言之，预防复发需要同时

具备知识、技术和团队因素。

（李　亮，许成裘）

参考文献

[1] Smith L, Magowan D, Singh R, et al. Outcomes of primary and recurrent inguinal hernia repair with prosthetic mesh in a single region over 15 years [J]. Ann R Coll Surg Engl, 2021, 103(7):493–495.

[2] Yamaguchi N, Morioka D, Izumisawa Y, et al. A classification system specific for recurrent inguinal hernia following open hernia surgery [J]. In Vivo, 2021, 35(6):

3501–3508.

[3] Ghariani W, Dougaz MW, Jerraya H, et al. Recurrence factors of groin hernia: a systematic review [J]. Tunis Med, 2019, 97(5):619–625.

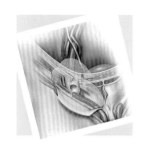

第 30 章

腹股沟疝术后慢性疼痛的诊治

疼痛为一种与组织损伤或潜在组织损伤相关的不愉快的主观感受和情感体验，其关键点为损伤、主观感受、情感体验。疼痛分为躯体性疼痛、内脏性疼痛、神经病理性疼痛和精神心理因素相关的疼痛。腹股沟疝术后的慢性疼痛主要为躯体性疼痛与神经病理性疼痛，有时也可见精神心理因素相关的疼痛和内脏疼痛。

第一节　腹股沟疝术后慢性疼痛的病因

腹股沟疝术后慢性疼痛的临床表现异质性明显。腹股沟疝术后慢性疼痛一般是指手术后疼痛至少持续 3 个月的临床综合征，不包括术前已经存在的疼痛。一项长达 2 年的关于腹股沟疝手术的病例随访研究表明[1]：术后慢性腹股沟疼痛的发生率为 4.2%，其中，严重疼痛病例约 0.4%。随着时间的延长，有些慢性腹股沟疼痛可以缓解。Bande D 等报道[2]：术后 4 个月疼痛发生率为 13.6%，术后 1 年为 6.2%，术后 2 年为 4.0%。不同的研究报道的腹股沟疝术后慢性疼痛发生率差异较大，总体而言，国内较低，国外较高。

一、躯体性疼痛

腹股沟疝术后躯体性慢性疼痛由慢性损伤的持续刺激引起，与以下因素有关。

（一）腹股沟区神经的直接损伤

开放腹股沟疝手术涉及的 3 根神经——髂腹下神经、髂腹股沟神经、生殖股神经，在手术中都可能受到损伤，如手术中的钳夹、切断、缝线的结扎、网片的刺激，腹腔镜手术还可能损伤股外侧皮神经。以上神经的损伤可导致手术后腹股沟区慢性疼痛，主要表现为腹股沟区、大腿内侧、大腿后外侧和阴囊后方疼痛。

（二）网片固定时缝合过深，引起耻骨结节骨膜炎

这种类型的疼痛主要发生在腹股沟

韧带与耻骨结节的结合部，表现为钝性疼痛和压痛，可向大腿内侧放射，牵拉或活动时加剧，对于其原因未有确切的研究，一般认为与缝合固定网片时缝合到骨膜引起的慢性刺激有关。

（三）术后愈合过程中瘢痕收缩、网片皱缩对神经的持续刺激

由于手术后的愈合过程实际上是瘢痕愈合，形成的瘢痕可能出现压迫神经的情况；无张力修补术中植入的网片也具有不同程度的皱缩，从而形成对神经的压迫，因此网片的皱缩也是术后慢性疼痛的因素之一[3]。网片与神经的粘连也可能对神经的功能造成影响，引起慢性疼痛。

（四）组织修补术后的慢性疼痛

在缝合组织进行腹股疝治疗的传统手术中，将有张力的组织缝合在一起，组织间分离倾向的张力也是腹股沟疝术后慢性疼痛的原因。疝囊结扎位置越高，对腹膜的牵拉越明显，更容易产生术后慢性疼痛，但多数可以逐渐消失。

（五）腹股沟疝术后复发

腹股沟疝术后复发，当复发疝未表现为可见的腹股沟包块，而是以隐匿疝的形式存在时，有时表现为腹股沟区疼痛，当隐匿疝的疝囊通过神经所在的部位时，可以牵拉或者压迫神经，产生类似神经源性疼痛。腹股沟疝术后复发，由于内脏的疝出，也可能存在内脏性疼痛。

二、腹股沟疝术后慢性疼痛：神经病理性疼痛

神经病理性疼痛（neuropathic pain）的定义为由躯体感觉神经系统的原发损伤或功能异常引起的疼痛，一些不足以促发正常疼痛机制的刺激也可引起明显的疼痛，发病机制复杂。需要指出的是神经病理性疼痛与神经源性疼痛或神经痛是不同的概念，有的疝与腹壁外科专著或文献将与神经损伤或病变有关的疼痛称为神经源性疼痛或神经痛，这种归类以解剖为依据，但不符合疼痛学的本质，不利于指导治疗。神经病理性疼痛是腹股沟疝手术后棘手的并发症，其机制概括如下。

（一）神经病理性疼痛的发病机制

外周神经系统与中枢神经系统对疼痛的敏感性改变是神经病理性疼痛的病理生理基础。外周敏化是指外周组织的初级传入神经元的兴奋性持续异常升高，使疼痛信号产生增多，包括损伤的外周神经传入纤维异常放电、交感和感觉偶联作用和临近的未损伤神经纤维兴奋性增加；而中枢敏化指痛觉传导通路上各级中枢内突触传递效率长时程增强，对疼痛信号起放大作用，包括脊髓背角的敏化、中枢抑制性中间神经元的功能下降、A_β 纤维长芽、下行易化系统激活、脑部高位中枢敏化和胶质细胞激活等；可见外周敏化和中枢敏化是神经系统电生理异常的结果，形成了一种异常的神经电生理模式，可以理解为类似电脑程序的异常，由于这种异常的神经电生理模式导致疼痛信号的产生和感受明显不同，即为神经病理性疼痛的机制。伤害性引起的躯体疼痛，特别是长时间的疼痛，可以引起外周神经的敏化，外周敏化可以引起中枢敏化，中枢敏化

一旦形成，疼痛可不依赖于外周的伤害性传入而持续存在，或仅需要非常轻微的刺激，即可引起持续性的痛觉过敏，持续时间甚至长达数周。

（二）神经病理性疼痛的特征

不同患者的神经病理性疼痛的部位、性质及程度可能差异很大，可能没有明确的疼痛部位，也可能出现自发性疼痛、痛觉过敏或者触觉诱发疼痛等，有时患者表现出非常夸张的症状，轻微的环境或情感刺激可以诱发与实际情况"不符"的症状。神经病理性疼痛不是单一的疾病，是由各种不同的疾病或损伤所引起或诱发，主要涉及参与传导疼痛信号的躯体感觉神经系统，表现为各种症状和体征的复杂临床综合征。神经病理性疼痛临床表现复杂，主要的特征如下。

· 自发性疼痛：在没有伤害性刺激的情况下出现疼痛。常为持续性灼痛、间歇性麻刺痛、跳动样疼痛、电击样疼痛、射击样疼痛等。

· 感觉超敏：患者痛阈下降，非伤害性的刺激可引起疼痛。

· 痛觉过敏：疼痛反应增强，轻微的疼痛刺激可引起强烈的疼痛。

· 继发性痛觉过敏：疼痛和痛觉过敏扩大到未受损的组织，甚至未受损组织的非疼痛刺激也可以引起疼痛。

· 可能伴有疼痛部位的感觉缺失、皮肤自主神经功能紊乱等症状。

· 病灶去除或损伤痊愈后，疼痛依然长时间存在，甚至终身存在。

· 有的患者，特别是长期疼痛者，可能出现心理障碍，被称为神经病理性疼痛心理综合征。表现为焦虑、紧张、抑郁、强迫症、疑病观念等，可发展为自杀倾向，甚至发展为对医生或者身边人员的攻击行为，因此对于这类患者需要注意其心理上的变化。

（三）腹股沟疝术后神经病理性疼痛的原因

由于手术中神经部分或者全部被切断，导致神经纤维在神经鞘外增生形成神经瘤，神经瘤的异常电生理活动引起神经病理性疼痛，疼痛呈持续性或短暂性，具有类似电击样的激烈放射痛。腹股沟疝术后慢性的躯体性疼痛持续刺激神经系统，引起外周敏化和中枢敏化，这也是术后神经病理性疼痛的原因之一。此外，临床也发现一些特殊气质的患者，容易出现术后腹股沟区神经病理性疼痛。

三、内脏痛

输精管周围为网状的内脏神经，支配输精管和睾丸的内脏感觉和运动，手术过程中损伤输精管神经，或者瘢痕、网片的压迫引起术后睾丸疼痛，这种疼痛属于内脏痛，但临床病例罕见，缺乏诊治经验。睾丸痛主要与阴囊痛相鉴别[4]：鉴别依据为感觉神经的性质不同。阴囊的感觉为生殖股神经的生殖支支配，为躯体性疼痛；而睾丸痛为内脏痛。

第二节　腹股沟疝术后慢性疼痛的诊断与治疗

腹股沟疝手术后出现腹股沟疼痛，首先，根据疼痛的特点，考虑是否符合与神经损伤等因素有关的腹股沟疝术后慢性疼痛的特点；其次，是否符合神经病理性疼痛的特点；最后，排除心理因素引起的疼痛。对于腹股沟疝术后慢性疼痛，神经的定位诊断比较重要，但可供选择的辅助性诊断手段有限，超声下的神经阻滞手段可以明确受损的神经，也可采用肌电图结合实时超声的手段进行诊断。腹股沟疼痛的治疗基础是正确的诊断，对于病因明确的腹股沟疝术后躯体性慢性疼痛，治疗并不困难，但神经病理性疼痛是临床上的疑难问题，有些问题需要疼痛科专科医生协助处理。

一、手术后腹股沟慢性躯体性疼痛的治疗

躯体性疼痛随着切口和手术创面的愈合，逐渐减轻或消失，手术后短期的疼痛，可以采用药物治疗，时间较长的疼痛，可以采用理疗，如红外线治疗等，促进创面的愈合。如手术3个月以后还有明显的腹股沟疼痛，为病理现象，需根据疼痛的特点和程度，采取相应的治疗。

（一）药物治疗

药物治疗是基础治疗的手段，目前治疗周围神经痛的药物包括麻醉性镇痛药、非甾体抗炎药、局麻药等。

（二）物理疗法

针灸是我国传统医学的特色，有些情况下也可达到治疗的效果，针灸可以产生内源性的阿片肽，从而产生止痛的作用，适用于腹股沟疝手术后的慢性疼痛。其他物理治疗手段，如红外线疗法、射频治疗、推拿按摩等，也可以根据各地的医疗条件和腹股沟疼痛的病因适当选用。

（三）神经阻滞疗法

原则是首先进行外周神经的阻滞，研究显示，55%~70%的患者对治疗有效[5]，效果不佳或者无效时在靠近中枢的部位进行阻滞，如脊神经根或者硬膜外。通过超声引导穿刺注射局麻药阻滞神经，可以达到局部封闭的目的。在腹股沟区可同时注射泼尼松龙减轻局部炎症反应，可以软化瘢痕，减轻神经的压迫。

（四）介入治疗

在超声引导下，予射频消融、冷冻等方式损毁神经，可以达到类似神经切除的效果。

（五）手　术

慢性的腹股沟疼痛手术并非首选的方法，原来手术后大量瘢痕组织导致手术困难，并可能导致新的神经损伤，但是通过非手术的手段，包括药物和介入治疗，无法治愈腹股沟疼痛，则需要考虑手术疗法，手术后往往可以使疼痛减轻。手术的时间应至少在原手术后6个月，手术前尽可能通过神经阻滞技术确定是哪一根神经损伤。一般通过原来

的切口进行手术探查，手术方式包括松解神经，如松解瘢痕或者网片对神经的卡压，但单纯松解神经可能疗效不佳，建议切除一段神经，需要尽量切除整段腹股沟管的神经，将神经的断端埋于腹壁肌下，避免神经瘤的形成，这种方式最适合于神经与补片粘连引起的疼痛。网片皱缩等因素也是慢性疼痛的原因之一，因此有的学者在手术时一并取出网片。在实际的手术操作中，局部瘢痕边界不清，往往难以找到真正的症结，因此，可选择瘢痕切除加局部神经切除，以达到治疗的目的。如果手术前可以确定是生殖股神经引起的疼痛，可以不经原切口进行手术，于腰切口在腹膜后切断生殖股神经的生殖支即可缓解症状，可以避免原切口手术造成的解剖上的困难。腹腔镜手术作为治疗手段，也有成功的尝试，如果原手术为腹腔镜手术，对于熟练的外科医生，也可以选择性合适的病例，在腹腔镜下取出网片，在腹腔镜下，经腹膜后切断髂腹下及髂腹股沟神经。由于手术后腹股沟慢性疼痛病因复杂，并非所有的手术都能取得良好的疗效，Pedersen KF 等研究表明[6]：手术有效缓解率 70%，但也有疼痛恶化的病例（1%）。

二、手术后腹股沟神经病理性疼痛的治疗

神经病理性疼痛是临床治疗上的难题，治疗原则与躯体性疼痛也有区别。

（一）药物治疗

腹股沟疝术后神经病理性疼痛是棘手的临床问题，一般非甾体抗炎药或麻醉性止痛药物效果往往不理想。三环类或四环类抗抑郁药物常用于慢性疼痛的治疗，特别是神经病理性疼痛。抗抑郁药是一种精神活性药物，有较长的历史，但是最近才被批准用于慢性疼痛尤其是神经病理性疼痛的治疗。抗抑郁药物可以降低对疼痛的敏感性，同时可以改善患者的情感，常用的是三环类抗抑郁药或四环类抗抑郁药。一些抗癫痫类药物对神经病理性疼痛也有疗效，常用的是：卡马西平、苯妥英钠、丙戊酸钠、加巴喷丁、拉莫三嗪等。药物治疗效果不确定，也有部分患者疗效不理想，并且有困倦、便秘等相应的副作用。

（二）手术治疗

手术治疗的效果是有争议的，多数患者在神经切除加网片取出后效果良好，但是有人认为手术可能只是一种心理安慰，对患者的一种心理暗示而已。偶有手术后仍有腹股沟疼痛，并且与已知的神经支配区域都不吻合，这种情况可能与中枢的敏化机制有关，尽管已经没有局部的神经紊乱，仍可遗留疼痛，不应再进行手术，因为手术对神经病理性疼痛可能无效，并且增加组织损伤，这些损伤因素与中枢敏化机制形成互动，不利于治疗。

三、内脏痛的治疗

睾丸疼痛属于内脏痛，因病因复杂，临床罕见，没有成熟的经验可以参考，药物治疗和手术解除输精管的压迫疗效不确切。

第三节 减少腹股沟疝手术后慢性疼痛的经验

随着各种无张力疝修补术的广泛推广，复发已经不是腹股沟疝手术的主要问题，目前的关注点已经转到减少手术后的并发症，包括减少手术后的慢性疼痛等并发症的发生。术后慢性疼痛的治疗往往很被动，准确预测手术后是否发生慢性疼痛往往很困难，但对手术细节的重视，可以最大限度减少术后慢性疼痛的发生，是较为可行的措施。

一、传统的组织修补术

腹股沟疝组织修补术又被称为有张力的修补术，传统认为缝合组织分离倾向所产生的牵拉张力可引起组织的慢性炎症，是术后慢性疼痛的来源之一。以Bassini手术为例，第一针缝合穿过腹横筋膜、腹横肌、腹内斜肌和腹直肌外缘的腱膜，然后将针缝合至耻骨结节骨膜和紧靠耻骨结节内侧面的腹直肌腱鞘，张力引起的慢性炎症以及耻骨结节部位丰富的感觉神经末梢都可能是慢性疼痛的原因。其次是手术中损伤到腹股沟区的神经，引起术后的慢性疼痛，避免神经的损伤或者误扎可有效减少术后的腹股沟疼痛。腹股沟区的3根神经在位置和大小上有时变异非常大，因此手术时注意辨认，防止损伤和误扎，可以减少术后慢性疼痛。

（一）髂腹下神经

在手术中髂腹下神经最容易在切开腹外斜肌腱膜时损伤，为避免损伤有学者建议应该在内环口处首先切开腹外斜肌腱膜。

（二）髂腹股沟神经

髂腹股沟神经一般走行在精索的表面，在游离精索和疝囊时注意辨认，避免损伤。

（三）生殖股神经

生殖支有3种方式进入腹股沟管：最多见的形式是经内环进入，少见的是经大腿侧经腹股沟韧带进入和穿腹内斜肌进入；穿出腹股沟管也有3中形式，分别是：穿外环口，穿腹股沟韧带，与髂腹股沟神经形成吻合支出外环口。生殖股神经与精索或子宫圆韧带的解剖关系是：可在其外侧、腹外侧或背内侧。因此从生殖股神经与精索（子宫圆韧带）的关系看，在精索（子宫圆韧带）内侧切开较为安全，疝环高位结扎时注意单纯结扎腹膜，避免将周围的脂肪组织也结扎在一起，在切开提睾肌，游离疝囊时，也要注意生殖股神经的损伤。

二、开放的前入路无张力修补术

腹股沟疝无张力修补术没有组织修补术的张力问题，但疝修补网片作为植入物，也是引起术后慢性疼痛的原因之一，在手术细节上应注意以下问题。

（一）髂腹下神经及髂腹股沟神经的处理

前入路无张力修补术不强调疝囊的

高位结扎术，而是依靠植入网片，加强腹股沟管后壁而达到治疗的目的，因此对腹股沟的影响与组织修补术不同。髂腹股沟神经、生殖股神经的生殖支与精索伴行，一般不影响网片的放置。但是髂腹下神经与精索有一定的距离，呈平行走行，可能影响网片的放置。对髂腹下神经的处理一直有两种争论，并且有较多的文献报道：其一，主张成段切除神经，神经断端埋于肌肉层，避免神经影响网片的放置，也避免网片与神经的粘连或者压迫造成的术后神经疼痛；此外，剪开网片通过神经时，在网片收缩后可能压迫神经造成慢性疼痛。其二，切除神经可造成神经损伤，并有形成神经瘤的可能，会导致手术后的神经病理性疼痛，笔者主张在网片上剪出缺损以便通过神经，避免损伤神经引起的术后慢性疼痛。由于髂腹下神经的腹股沟管内的这段神经为感觉神经，切除不会造成腹壁肌肉的功能障碍，切除后将残端埋于肌肉内，形成神经瘤的情况罕见，因此计划性的髂腹下神经切除是预防术后慢性疼痛的措施之一[7]，其疗效优于神经保护[8]。

（二）网片的固定

就固定网片的问题而言，耻骨结节部位的固定是讨论的热点，避免缝合耻骨结节骨膜是减少术后慢性疼痛的重要步骤，不同的学者从不同的角度出发，有不同的操作偏好：①将网片固定在耻骨结节筋膜；②在固定网片前，在耻骨结节筋膜下注射生理盐水或者局麻药2mL，据此将耻骨结节骨膜与其上的筋膜分开，避免缝合到骨膜；③将网片固定在耻骨结节的附着结构，如腹直肌前鞘或者腹股沟韧带。对于固定的缝线选择，有人主张采用不可吸收的缝线，认为可以达到长久的固定，特别是在耻骨结节这种关键部位，可以减少复发；也有学者主张采用可吸收缝线固定，随着缝线的吸收，缝合固定造成的慢性疼痛也会消失。目前大家认可的办法是将网片黏合固定于耻骨结节等部位，避免缝合带来的慢性疼痛问题，另一种避免缝合的方法是采用带有倒刺的自固定网片[9]。这些观点均为个人经验，术者可以根据实际情况，灵活应用。

（三）网片的放置

腹股沟后壁前放置网片被认为是术后慢性疼痛的主要原因，腹膜前间隙放置网片可以减少术后的慢性疼痛。生殖股神经的生殖支以及髂腹股沟神经可能从内环口穿出，网塞的放置和固定或双侧疝修补装置的连接部，都可能影响这些神经分支，从而影响术后的慢性疼痛，但研究显示网塞+平片技术与Lichtenstein手术相比，术后慢性疼痛没有显著差异[10]。

（四）网片的类型

合成网片的类型对术后的慢性疼痛也会产生影响，大网孔的网片不会形成连续的类似瘢痕的组织，纤维组织与网片共同组成的组织质地柔软，而小网孔的网片，手术后形成的组织类似坚硬的瘢痕组织，因此大网孔的网片术后慢性疼痛相对轻。同样的原理，轻量型网片也较重量型网片具有更低的术后慢性疼痛的发生率[11]。综合而言，目前实用的较为理想的腹股沟疝修补网片为轻量型大网孔部分可吸收网片。

三、腹腔镜技术下的腹股沟疝术后慢性疼痛

与开放手术相比，腹腔镜手术术后慢性疼痛通常较轻[12]，但也有观点认为两者没有区别[13]。腹腔镜下的腹股沟疝修补术后的慢性疼痛，与补片的钉合固定有关。与开放的前入路手术不同，损伤的神经多见于股外侧皮神经，避免在神经走行的可能部位钉合固定网片是有效的方法，在髂耻束以上钉合固定补片，可有效避免对神经的损伤；另一原因是网片钉合固定于耻骨结节部位引起的慢性疼痛，为了避免该问题，可以将网片固定于耻骨梳韧带，而非神经末梢丰富的耻骨结节部位；黏合固定网片成为目前较多学者主张的网片固定方法，较钉合固定有更低的术后慢性疼痛发生率[14]。

预防腹股沟疝术后慢性疼痛的主要手段是对细节的重视和完善的疼痛管理。腹股沟疝术后慢性疼痛是一个常见的并发症，不可能完全避免，术前落实知情同意制度非常重要[15]，这也是重要的慢性疼痛预防措施之一。

（李　亮，谢肖俊，严　聪）

参考文献

[1] Romain B, Fabacher T, Ortega-Deballon P, et al. Longitudinal cohort study on preoperative pain as a risk factor for chronic postoperative inguinal pain after groin hernia repair at 2-year follow-up [J]. Hernia, 2022, ;26(1):189–200.

[2] Bande D, Moltó L, Pereira JA, et al. Chronic pain after groin hernia repair: pain characteristics and impact on quality of life [J]. BMC Surg, 2020, 20(1):147.

[3] Narita M, Munekage F, Yamaoka R, et al. Mesh shrinkage is the potential pathogenesis of chronic somatic pain following transabdominal preperitoneal repair: Report of two cases [J]. Asian J Endosc Surg, 2021, 14(4):798–802.

[4] 唐建雄，黄磊. 疝外科学 [M]. 上海：上海科学技术出版社，2022：124–129.

[5] Wong AK, Ng AT. Review of ilioinguinal nerve blocks for ilioinguinal neuralgia post hernia surgery [J]. Curr Pain Headache Rep, 2020, 24(12):80.

[6] Pedersen KF, Chen DC, Kehlet H, et al. A Simplified clinical algorithm for standardized surgical treatment of chronic pain after inguinal hernia repair: A quality assessment study [J]. Scand J Surg, 2021, 110(3):359–367.

[7] Narita M, Moriyoshi K, Goto K, et al. A pathological perspective to painful inguinal hernia: Report of two cases [J]. Int J Surg Case Rep, 2021, 86:106389.

[8] Cirocchi R, Sutera M, Fedeli P, et al. Ilioinguinal nerve neurectomy is better than preservation in lichtenstein hernia repair: A systematic literature review and meta-analysis [J]. World J Surg, 2021, 45(6):1750–1760.

[9] Schnyder F, Cabalzar-Wondberg D, Raptis DA, et al. Outcome of open inguinal hernia repair using sutureless self-gripping mesh–a retrospective single cohort study [J]. Swiss Med Wkly, 2021, 151:w20455.

[10] Yu M, Xie WX, Li S, et al. Meta-analysis of mesh-plug repair and Lichtenstein repair in the treatment of primary inguinal hernia. Updates Surg [J]. 2021, 73(4):1297–1306.

[11] Rutegård M, Lindqvist M, Svensson J, et

al. Chronic pain after open inguinal hernia repair: expertise-based randomized clinical trial of heavyweight or lightweight mesh [J]. Br J Surg, 2021, 108(2):138–144.

[12] Gudigopuram SVR, Raguthu CC, Gajjela H, et al. Inguinal hernia mesh repair: the factors to consider when deciding between open versus laparoscopic repair [J]. Cureus, 2021, 13(11):e19628.

[13] Pereira C, Rai R. Open lichtenstein hernioplasty versus laparoscopic transabdominal preperitoneal mesh repair: the pain factor [J]. Cureus, 2021, 13(9):e18282.

[14] Alabi A, Haladu N, Scott NW, et al. Mesh fixation techniques for inguinal hernia repair: an overview of systematic reviews of randomised controlled trials [J]. Hernia, 2022, 26(4):973–987.

[15] Patel VH, Wright AS. Controversies in inguinal hernia [J]. Surg Clin North Am, 2021, 101(6):1067–1079.

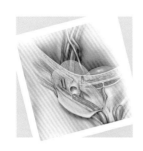

第 31 章

腹股沟疝术后精神心理因素相关的腹股沟区疼痛

在一般的观念看来，疾病或损伤产生的不适症状是客观存在的，但是从心理学的角度看来，这种认知是不全面的。躯体症状是组织损伤和潜在损伤相关的不愉快的感觉，这是目前临床上较为公认的定义，因此躯体症状实际上是一种"感受"，而这种"感受"相关的因素是"损伤"和"潜在损伤"，同时又和个体的体验有关。

一、精神心理因素与主观症状的关系

任何躯体症状的产生都不是纯生物的，与认知、情感、个性等心理因素有密切的关系，具有以下的特点[1]。

（一）躯体症状是躯体组织或器官对外界环境的诉求

人类是具有价值观和道德的物种，人类表达诉求的主要方式是言语和情感，但是一些与自身价值观和道德产生冲突的诉求，往往以其他方式表达出来，通过某器官功能的病理变化作为表达诉求的主要途径，称为述情障碍。这种述情障碍不为主观意识所感受到，人类无意识地将自己的躯体功能障碍作为获得实际利益的筹码，这种情况被称为继发获益。

（二）躯体症状是缓解内心冲突的重要途径

当个体不能意识到自己深层的内心冲突，就会在潜意识的层面转化为躯体的症状，内心的冲突以躯体症状的方式表达出来，可以缓解内心的冲突。这种躯体症状的表达形式可以不威胁个体的自我形象，使个体精神免于崩溃，同时还可以在潜意识的水平抗议现实的生活压力。

（三）躯体症状就是情绪本身

焦虑可以使生物体保持必要的警戒性，例如疼痛提示需要增强自我防卫，因此躯体症状本身具有生物学的意义，躯体症状本身就是情绪。

（四）躯体症状是个体对躯体感受的负性解读

一种刺激作用于机体，机体必然对其做出反应，产生相应的刺激信号并传导至大脑，通过认知的作用（如机体做正性解读，即为机体潜意识所接受，成为正常的症状；如做负性解读，即被潜意识排斥的感受）可能转化为躯体症状，成为痛苦的感受。

（五）躯体症状是学习模仿的结果

在暗示或自我暗示的情况下，个体可以再现以往的症状或者复制别人的症状。暗示和自我暗示是人体的心理特性，5~7 岁暗示性最高，女性暗示性高于男性。暗示性的躯体症状不是提示器官的病理损害，而是异常的暗示本身。

二、躯体症状的相关概念

心理问题可以表现为躯体的症状，与疼痛密切相关的心理问题被称为躯体症状及相关障碍，通常采用《精神障碍诊断与统计手册（第五版）》（DSM-5）关于躯体症状及相关障碍的诊断作为诊断标准（表 31.1）[2]，在 ICD-11 诊断标准中称为躯体痛苦和体验障碍。

（一）躯体症状障碍

躯体症状与其他躯体疾病无关，也可能有关，或同时存在。患者体会的症状或痛苦，主要聚焦于躯体症状的意义，患者通常描述这些症状与生活的相关性，或否认躯体症状之外的任何痛苦来源。与健康相关的生活质量通常受损，包括躯体和精神上的损害，严重的躯体症状障碍可导致衰弱。针对躯体疾病的治疗很少能减轻这些患者的症状，患者对医疗干预没有反应或者有加重症状的可能，对药物的副作用非常敏感，并且往往感觉各种检查和治疗并不充分，不解决他们的问题。

躯体症状障碍的主要特点是患者关注那些没有找到生理学原因的症状，注重患者本人的心理状态、认知扭曲，用患者自己的心理状态代替了原本看似客观的"医学无法解释"的症状。是否做出躯体症状障碍的诊断，主要取决于患者感受到的躯体不适在多大程度上是"真实的"，又在多大程度上是"过度的"，这意味着要将患者的心理和行为与躯体疾病共同进行评估和判断，这类患者的临床特征如下。

· 注意力聚焦于躯体症状，如腹股

表 31.1　躯体症状障碍诊断标准

A. 1 个或多个的躯体症状，使个体感到痛苦或导致其日常生活受到显著破坏
B. 与躯体症状相关的过渡想法、感觉或行为，或与健康相关的过度担心，表现为下列至少一项：
　1. 与个体症状严重性不相称的和持续的想法
　2. 有关健康状态的持续严重焦虑
　3. 对这些症状和健康过于担心，花费过多的时间和精力
C. 虽然任何一项躯体症状可能都不会持续存在，但有症状的状态是持续存在的（通常超过 6 个月）
标注如果是：
　主要表现为疼痛（先前的疼痛障碍）：此标注适合于那些躯体症状主要为疼痛的个体
标注如果是：
　持续性：以严重的症状、显著的损害和病期长为特征的持续病程（超过 6 个月）
标注目前的严重程度：
　轻度：只有 1 项符合诊断标准 B 的症状
　中度：2 项或更多符合诊断标准 B 的症状
　重度：2 项或更多符合诊断标准 B 的症状，加上多种躯体主诉（或一个非常严重的躯体症状）

沟区疼痛。

· 将正常的躯体感觉归于躯体疾病。

· 反复就医，重复各种检查，反复寻求医生的确认。

· 就诊于一般的门诊，而不是精神科或心理科。

· 与抑郁障碍有关，自杀风险升高。

· 负性情感的人格体征与躯体症状障碍关系密切。

（二）疾病焦虑障碍

疾病焦虑障碍患者认为自己患有或者即将患有严重的、未被诊断的躯体疾病，当存在非病理性的体征或症状时，患者担心的并非这些体征或症状本身，而是对体征或症状的内容、意义和病因的担忧，当存在躯体疾病时，患者的焦虑和先占观念明显过度。患者沉浸于自己的疾病，并伴有显著的对健康和疾病的焦虑，当听到有人生病或看到类似的消息时，容易因疾病而惊恐。经过仔细的医学检查和评估，也无法打消患者对未知疾病的担忧，甚至症状的减轻也不能缓解患者的担忧。对疾病的担忧是突出的特点，影响日常生活并可能导致失能，疾病成为患者自我形象的中心，并导致一些应激性的生活事件。患者反复就医，反复检查，从各种途径收集疾病的资料，这个状态可能导致患者沮丧，导致家庭关系的紧张。由于害怕损害健康，有的患者倾向于回避这个情景（表31.2）。这类患者的主要特征如下。

· 频繁就诊，但并非就诊于精神或心理专科。

· 绝大多数患者可以获得全面的医疗检查和医疗服务，但是患者通常对此不满意，认为这些医疗服务没有帮助或者医生没有严肃对待他们的问题，有时患者会有激烈的情绪反应。

· 因同一问题，反复咨询医生。

· 对医疗的关注，有时可导致患者焦虑的加重。

· 医疗检查或者医疗操作的并发症可以导致患者焦虑的加重。

· 躯体疾病存在漏诊的可能。

表 31.2　疾病焦虑障碍诊断标准

A. 患有或者获得某种严重疾病的先占经验
B. 不存在躯体症状，如果存在，其强度是轻微的。如果存在其他躯体疾病或发展为某种躯体疾病的高度风险（例如：存在明显的家族史），其先占观念显然是过渡的或不成比例的
C. 对健康状况有明显的焦虑，个体容易对健康状况感觉到警觉
D. 个体有过渡的与健康相关的行为（例如：反复检查躯体疾病的体征）或表现出适应不良的回避（例如：回避与医生的预约和医院）
E. 疾病的先占观念已经存在至少 6 个月，但所害怕的特定疾病在此段时间内可以变化
F. 与疾病相关的先占观念不能用其他精神障碍来更好地解释，例如：躯体症状障碍、惊恐障碍、广泛性焦虑障碍、躯体变形障碍、强迫症或妄想障碍躯体型

标注类型：
寻求服务型：经常使用医疗服务，包括就医或接受医疗检查和医疗操作
回避服务型：很少使用医疗服务

（三）转换障碍（功能性神经症状障碍）

转换障碍的症状往往是习得的，往往是患者观察家人或其他人而习得，在有压力源出现时，躯体出现自主神经功能紊乱，导致了转换症状，即转换过程中"模仿"这种症状。转换障碍的症状不能用神经系统的疾病来解释，临床症状与神经系统疾病必须有不相容的证据，证明其内在的不一致性。不相容是指：通过一种检查方法诱导出的躯体症状，当用另一种方法检查时，就不再出现阳性。例如：类似癫痫的患者，某种刺激可诱发癫痫，但脑电图检查正常。需要注意的是：转换障碍的诊断是基于全面的临床表现而不是单一的临床表现（表 31.3）。这类患者的主要特征如下。

· 与应急或创伤有紧密的时间关系。

· 与分离症状有关，如人格解体，现实解体和分离性遗忘等，特别是在症状的起始或发作期间。

（四）共　病

在躯体症状障碍的患者中，有时可同时出现几种类型的障碍，焦虑障碍、抑郁障碍常与转换障碍同时出现，人格障碍也比普通人常见，或者与躯体疾病同时存在（表 31.4）。

心理或行为因素包括：心理痛苦、人际交往模式、应对风格、以及适应不良的健康行为等，这类患者对医生的建

表 31.3　转换障碍诊断标准

A. 1 个或多个自主运动或感觉功能改变的症状
B. 临床检查结果提供了其症状与公认的神经疾病或躯体疾病之间不一致的证据
C. 其症状或缺陷不能用其他躯体疾病或者精神障碍来更好地解释
D. 其症状或缺陷引起具有临床意义的痛苦，或导致社交、职业或其他重要功能方面的损害或者需要医学评估
标注如果是：
急性发作：症状出现少于 6 个月
持续性：症状出现超过 6 个月或更长
标注如果是：
伴有心理应激原（标注应激原）
无心理应激原

表 31.4　共病诊断标准

A. 存在一种躯体症状或疾病（而不是精神障碍）
B. 心理或行为因素通过下列方式之一负性地影响躯体疾病
· 心理因素影响了躯体疾病的病程，表现为心理因素和躯体疾病的发展、加重或延迟康复之间，存在时间上的高度相关
· 这些因素干扰了躯体疾病的治疗
· 这些因素对个体构成了额外的明确的健康风险
· 这些因素影响了潜在的病理生理，触发或加重症状或需要医疗关注
C. 诊断标准 B 中的心理和行为因素不能用其他精神障碍来更好地解释
标注目前的严重程度：
轻度：增加医疗风险
中度：加重潜在的疾病
重度：导致住院或急诊
极重度：导致严重的危及生命的风险（如忽略心肌梗死的症状）

议依从性差。该诊断通常适合于那些心理因素对躯体疾病的效应明显，以及那些心理因素对躯体疾病的病程或结果有临床有显著效果的情况，例如精神与身体的共病影响到肠易激综合征的胃肠道症状，诊断必须有合理的证据来提示心理因素与躯体疾病之间的相关性。

（五）做作性障碍

对自己或他人有做作性障碍的患者，通过伤害自身和他人，目的是使之看起来患病。诊断时需要证明个体在缺少明显外部"犒赏"的情况下，不存在假装患病的明显原因，采取秘密行动以歪曲、冒充或者引起疾病或伤害体征。伪装的办法可包括夸大、伪造、模仿和诱发。个体可能从中获益，也可能不获益，原因复杂，当个体被照顾时，或者照顾他人时，个体获得的感觉更好。

三、精神心理因素在诊治腹股沟疝相关疼痛中的意义

精神心理因素对正常的疼痛有直接的影响，有时也可见于术后躯体症状及相关障碍的病例。作为外科医生，应及时判断病情并将患者转诊至心理科医生，避免繁杂的检查和评估。

（一）做作性障碍与腹股沟疝术后疼痛

与腹股沟疝术后有关的躯体症状及相关障碍，可为急性也可为慢性表现，一般以急性偏多。虽然这方面的病例很少，文献报道不多，但临床上还是可见腹股沟疝术后做作性障碍病例，其他类型的躯体症状及相关障碍较为罕见。做作性障碍的病例常见于独居老人，住院时家属的照顾，或与周围病友、医护人

表 31.5　做作性障碍的诊断标准

对自身的做作性障碍
A. 假装心理上或躯体上出现体征或症状，或自我诱导损伤或疾病，与确定的欺骗有关
B. 个体在他人面前表现出自己患病，受到损害或者受伤
C. 即使没有明显的外部"犒赏"，欺骗行为也是显而易见的
D. 该行为不能用其他精神障碍来更好地解释，如妄想障碍或者其他精神性障碍
标注：
　单次发作
　反复发作（2次或更多次）
对他人的做作性障碍*
A. 使他人假装心理上或躯体上出现体征或症状，或者诱导产生损伤或疾病，与确定的欺骗有关
B. 个体使另一人（受害者）在他人面前表现出患病，受到损害或者伤害
C. 即使没有明显的外部"犒赏"，欺骗行为也是显而易见的
D. 该行为不能用其他精神障碍来更好地解释，如妄想障碍或其他精神性障碍
标注：
　单次发作
　多次发作（2次或更多次）

★是施虐者，而不是受虐者解释这个诊断

员的沟通，可以对患者孤独的心灵有抚慰的作用。当患者出院回家时，又回到了孤独的生活状态，这种情况下患者宣称腹股沟疼痛，但没有客观的依据，当患者再次住院时疼痛缓解，并且缓解的规律不能用目前的治疗来解释，当患者再次出院后，疼痛又再次出现。患者的症状无法用生物医学规律来解释．其目的是希望得到亲友的照顾，而出现的一种无法控制的维持患者角色的冲动[3]，从而出现疼痛性做作性障碍。对于这类患者，首先要全面分析，排除器质性疾病，然后及早识别并转诊至精神心理科医生，使患者得到更有效的诊治。

（二）焦虑对术后疼痛的影响

心理因素对疼痛的影响还表现在[4]：焦虑可加重术后急性疼痛的程度，增加术后慢性疼痛的发生率。此外术后 1 周的乐观情绪可以减轻术后 4 个月的疼痛强度[5]，因此，围手术期给予细致的心理护理，或辅以必要的药物治疗，减轻患者的焦虑，对减轻术后的急性疼痛和慢性疼痛有重要的意义。

（三）患者人格特征及应对方式的识别

持久的躯体症状障碍疼痛的患者，可能存在特殊的人格特征[6]，包括抑郁、焦虑、强迫、偏执、敏感等，面对问题时用逃避、自责等方式解决。这类患者面对心理压力或是不良情绪的影响时，往往不能够正确应对，从而加重不良情绪，有时可能出现自残或自杀等严重的不良行为。因此，识别这类患者，并及早干预，可以避免出现严重问题。

在临床实践过程中，有可能遇到形形色色的心理问题，有的问题可能非常隐蔽，熟悉以上诊断标准，了解心理因素与症状之间的关系，可以拓宽诊断思路，更好地发现和处理问题。

（李　亮，张　欣）

参考文献

[1] 孔学礼，曾凡敏．临床躯体症状的心身医学分类及诊疗共识 [M]. 北京：科学出版社，2020：3–6.

[2] 美国精神医学会．精神障碍诊断与统计手册（第五版）[M]. 北京：北京大学医学出版社，2016：301–318.

[3] Carnahan KT, Jha A. Factitious disorder [M]. Treasure Island (FL): StatPearls Publishing, 2021, PMID: 32491479.

[4] Erdogan E, Ozenc E. Factors associated with acute and chronic pain after inguinal Herniorraphy [J]. Rom J Anaesth Intensive Care, 2018, 25(1):31–35.

[5] Powell R, Johnston M, Smith WC, et al. Psychological risk factors for chronic post-surgical pain after inguinal hernia repair surgery: a prospective cohort study [J]. Eur J Pain, 2012, 16(4):600–610.

[6] 沈小琴，刘若楠，艾登古丽巴合达提汗．持久躯体形式疼痛障碍患者的人格与应对方式分析 [J]. 医药前沿，2020，10(6):244–245.

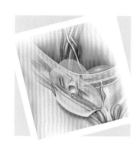

第 32 章

腹股沟疝的手术并发症

腹股沟疝手术的并发症有其特殊性，主要表现在以下两个方面：首先，是与泌尿生殖系统有关的并发症，其次，是与手术使用网片相关的并发症。关于腹股沟疝术后的复发、泌尿生殖系统方面的并发症、腹股沟疝术后慢性疼痛，在本章不再赘述，读者可参阅相关章节。

第一节　腹股沟疝手术中的并发症及异常情况的处理

腹股沟疝手术中的并发症主要为手术技术相关的副损伤和腹腔镜 CO_2 气腹相关的异常病理生理问题，有时还可能出现找不到疝囊且非并发症的异常情况。

一、血管损伤

腹股沟疝手术涉及多根血管，可能引起损伤并发症的血管包括睾丸动静脉、输精管动静脉、腹壁下动静脉、股动静脉、髂动静脉、死亡冠、耻骨后静脉丛等。与精索有关的血管损伤可参阅本专著第 28 章。

（一）腹壁下血管损伤

腹壁下动脉源自股动脉或髂外动脉，其静脉与之伴行，伴行静脉为 1~2 支，由于其解剖位置明显，一般损伤较

少。常见的损伤原因包括以下几个方面。

·疝囊与周围粘连严重，在疝囊游离过程中损伤。

·在开放腹股沟疝手术中，嵌顿疝的松解和重建、缝合内环过程。

·经腹腹腔镜腹股沟疝腹膜前修补术（TAPP）多见于腹膜切开时损伤。

·TAPP 手术 Trocar 穿刺损伤。

·完全腹膜外腹腔镜腹股沟疝修补术（TEP）镜推法走行层次过浅时损伤。

腹壁下动脉损伤时出血为喷射状，腹壁下静脉损伤的出血为非喷射性，可以为涌出或流出，电凝止血效果不确切，不建议使用，必须牢靠结扎或血管夹止血，如为 Trocar 穿刺损伤引起的出血，可以用腹壁穿刺钩针全层缝合结扎[1]。预防的方法包括：在 TAPP 手术中，避

免在腹壁下动脉的体表投影位置穿刺置入 Trocar，TEP 镜推法建立空间时层次掌控准确，对疝囊粘连严重的病例，在游离疝囊或切开腹膜时，注意精细操作。

（二）髂外血管损伤及股血管损伤

腹腔镜腹股沟疝修补术中髂血管位于输精管、生殖血管及腹膜反折所围成的三角区（危险三角）的深面，容易辨识，极少损伤。在腹腔镜腹股沟疝手术过程中，髂外静脉的损伤有其特殊的临床表现。在腹腔镜手术时，由于髂外静脉的压力低，在 CO_2 气腹的压力作用下，髂外静脉损伤患者往往在术中不会明显出血（图 32.1），而是在手术后短时间内出现出血性休克的现象，因此手术中应注意观察，特别是有前列腺手术病史时 [2]，需保持警惕性。一旦损伤，及时予 4-0 PROLENE 缝线修补，术后抗凝治疗。髂外动脉损伤报道较少，损伤后出血凶猛，大多需中转开腹进行血管修补。腹腔镜手术有时也可见股动脉、股静脉损伤，在开放手术中，缝合固定疝修补网片也可能出现股动脉及股静脉的损伤。出现髂外动脉、髂外静脉、股动脉及股静脉损伤时，是否可在腹膜前间隙放置疝修补网片，目前没有可参考的经验，有学者主张尽量不要在腹膜前间隙放置网片，以减轻对血管的压迫，减少血栓形成的可能性，建议改为 Lichtenstein 手术，但这种处理方法缺乏文献支持，可作为临床经验参考。

（三）死亡冠损伤

死亡冠或死冠是腹壁下血管与闭孔血管的交通支（图 32.2），分为动脉型与静脉型，可在游离腹膜前间隙过程中损伤（图 32.3），为避免死亡冠的损伤，需要注意小心细致地操作和网片的钉合部位，在靠近耻骨梳韧带的部位钉合固定网片 [3]，以避开死亡冠。死亡冠损伤后，残端血管回缩，止血困难，如术中止血不彻底，术后可能造成大出血，形成腹膜外间隙血肿，甚至危及生命。止血的主要方法为：长时间压迫、电凝、缝扎等，需要注意的是死亡冠是一个吻合支，损伤回缩后的两端都可能出血，注意避免遗漏。

（四）耻骨后静脉丛损伤

耻骨后静脉丛主要为前列腺静脉丛，有时也可见膀胱静脉丛，但膀胱静脉丛一般不明显，这些静脉丛与周围脏

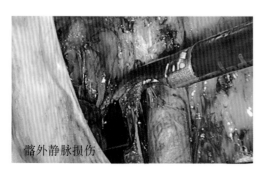

图 32.1　髂静脉损伤

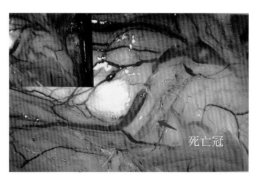

图 32.2　死亡冠

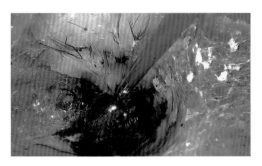

图 32.3　TEP 死亡冠损伤出血

器的静脉形成广泛的交通支，手术损伤时可出现程度不同的出血，从点状出血到广泛的出血都可能发生。点状出血可予电凝及缝扎止血，也可以以止血夹止血，广泛的出血可用纱布长时间压迫，或止血纱布压迫止血。为防止损伤该静脉丛，应避免在耻骨弓以下进一步操作。

对于以上血管损伤的预防，关键因素是充分预估手术的风险，进行精细的手术操作，在有手术史的病例中，例如前列腺手术或复发疝手术中血管损伤的风险高，对于大血管的损伤，需要进行修补，具体的手术方式取决于术者的技术特点，可以在开放手术下修补，技术熟练者也可以在腹腔镜下进行修补[4]。

二、神经损伤

腹股沟区神经的解剖和性质可参阅本书第 5 章，这些神经在腹股沟疝手术中意外离断的较少，多为电凝、误夹、疝固定器损伤。

（一）开放手术的神经损伤

腹股沟管内的髂腹下神经和髂腹股沟神经为感觉神经，可以安全切除。生殖股神经起自腰丛，从腰大肌前面穿出并在其表面下行，在腹股沟韧带上方分为股支和生殖支，生殖支又称精索外神经，由腹股沟管内环进入腹股沟管并沿精索外侧下行，从浅环穿出后，发出分支支配提睾肌及阴囊或大阴唇皮肤。因该神经常与精索外静脉伴行，精索外静脉往往呈蓝色而称为蓝线，可作为识别生殖股神经生殖支的标志。生殖股神经股支经腹股沟韧带深面进入股前内侧区，分布于股三角的皮肤。生殖股神经位置深且纤细（术中很难辨识）。在开放腹股沟疝修补术中，如过分游离或切断提睾肌则容易损伤该神经，可造成相应的皮肤感觉缺失和提睾肌功能缺失。

（二）腹腔镜下的神经损伤

与开放手术不同，腹腔镜下神经损伤主要发生在疝修补网片固定不当时，有时可表现为神经损伤有关的严重疼痛。

1. 生殖股神经生殖支损伤

TAPP 或 TEP 手术在"疼痛三角"区域操作时，如游离层面过浅、局部电凝止血、缝合、钉合固定疝修补网片均有可能损伤该区域的神经，可造成睾丸下坠或支配皮肤区域感觉麻木，有时成为术后疼痛的根源。

2. 股神经损伤

股神经为腰丛发出的最大分支。自腰大肌外侧缘发出后，在腰大肌与髂肌之间走行达腹股沟区，随后在腹股沟韧带中点稍外侧从深面经该韧带，于股动脉的外侧进入大腿的股三角区。腹股沟疝手术中股神经损伤临床鲜有报道，TAPP 或 TEP 手术在"疼痛三角"区操作时，如游离层面过浅、局部电凝止血、缝合、钉枪固定均有可能损伤该神经。

根据损伤程度不同，可出现以下症状：损伤侧下肢麻木、紧束感、跛行，大腿前侧和小腿内侧面皮肤感觉障碍，膝腱反射减弱或消失，屈髋无力，坐位时不能伸膝，股四头肌萎缩，进行性左下肢肌肉萎缩。

3. 股外侧皮神经损伤

股外侧皮神经从腰大肌外侧缘穿出后，向前外侧走形，横过髂肌表面至髂前上棘内侧，继而在腹股沟韧带深面越过该韧带，离开髂窝进入股部。在髂前上棘下方 5~6cm 处，该神经穿出深静脉分布于大腿前外侧部的皮肤。

预防以上神经损伤的方法是避免在"疼痛三角"钉合固定疝修补网片，或使用黏合固定，一旦出现手术后与神经损伤有关的疼痛，需要尽快手术取出疝固定器（疝钉）。股神经的损伤可能严重影响下肢的功能，是严重的并发症，虽然罕见，但需要高度警惕。

（三）闭孔神经损伤

闭孔神经自腰丛发出后从腰大肌外侧缘穿出，紧贴盆壁内面前行，与闭孔血管伴行穿闭膜管出盆腔，随后分为前、后两支，分别在短收肌的前、后方浅出至大腿内侧区。闭孔神经损伤较为罕见，在游离耻骨后间隙时超过耻骨梳韧带下缘 2cm 以下的解剖有可能损伤，损伤后可出现大腿内侧区皮肤感觉麻木、疼痛。

三、膀胱或输精管损伤

参见第 28 章。

四、腹腔脏器损伤

疝囊内容物常见为小肠和大网膜，有时为乙状结肠、盲肠，肠管损伤一般在开放腹股沟疝修补术切开疝囊时，或意外损伤、错将滑疝脱出的肠管误认为腹膜切开。嵌顿疝术中手法复位用力过度，也可能造成肠管钝性损伤。处理的办法是直接缝合，即使是结肠损伤，因为是新鲜的损伤，直接缝合也不影响愈合，但是一旦肠管损伤，切口即由原来的 I 类切口变成 II 类切口，因此放置网片应该慎重。需要注意：TEP 手术时腹膜无破损而发生肠穿孔的报道，具体原因不清，可能的原因是电外科设备的热损伤透过腹膜所致。

五、腹腔镜技术相关的损伤

腹腔镜技术需要特殊的器械和操作，CO_2 气腹对生理也可产生影响，有时会成为手术并发症的原因之一。

（一）气腹针损伤

气腹针穿刺可能出现大网膜血管损伤、肠系膜血管损伤、胃肠道损伤，还可能出现罕见的腹主动脉损伤，特别是既往有腹部手术史的情况更易出现并发症，一般建议开放直视下入腹置入 Trocar 建立气腹。

（二）CO_2 气腹相关的并发症

一般 CO_2 气腹对患者产生的不利影响较小，可以安全地实施手术[5]，也有学者认为 10mmHg 的 CO_2 气腹更有利于患者术后的恢复[6]。CO_2 可与 H_2O 反应产生 H_2CO_3，形成 H^+，对心血管和酸碱平衡产生影响。理论上 CO_2 可能对机体产生以下影响：影响心血管，引起心电图的改变。CO_2 气腹时间超过 60min 对患者的凝血功能、血管内皮细胞活性的影响较大，可能增加血栓发生的风险；CO_2 气腹亦是术中低体温的危险因素，低体温也是不利生理影响的重要因素之一。一般来说，腹股沟疝的腹腔镜手术时间短，对身体影响较小，身体可以顺利代偿，但对于明显有心肺疾病、肝肾功能疾病的腹股沟患者，或复杂腹股沟疝需要长时间手术的病例，需要做出全面的评估后再决定是否采用腹腔镜手术。虽然 CO_2 气腹存在各种风险，但在目前腹腔镜手术大量开展的情况下，真

正出现并发症的病例不多，因此这个问题有较大的争议，应该个体化分析。

六、无法找到疝囊

在腹股沟疝手术中，有时无法找到疝囊，未发现直疝三角鼓起，也未发现内环口扩张的情况，这两种情况虽然不是手术并发症，但也给术者造成困难。此时可以嘱患者咳嗽或做增加腹压的动作，注意有无内环口扩张。另外注意内环口是否存在腹膜外脂肪组织疝出，这种脂肪组织如果位于精索内，称为精索脂肪瘤，也可称为脂肪疝，脂肪疝是腹股沟斜疝的一种。

第二节　手术后的并发症

腹股沟疝手术后的并发症包括与手术直接相关的并发症和其他并发症，如心血管并发症，并发症多见于急诊手术、双侧腹股沟疝的手术、滑动性腹股沟疝手术，本章主要论述与手术有关的并发症。

一、术后出血

术后出血主要表现为皮下瘀斑，血肿，或者阴囊积血、腹壁血肿、腹腔内出血等。腹股沟疝术后出现的表现和病因差异很大，从小面积的瘀斑到大面积的瘀斑或大血肿都可能发生，甚至出现致命的失血性休克，原因有多种，包括手术不够精细引起的渗血、华法林等抗凝药物引起的渗血以及血管损伤引起的

出血等。

（一）瘀　斑

皮下出血表现为皮下瘀斑（图32.4），主要为腹壁浅血管出血所致，可能的原因是术中电灼不充分引起术后出血，瘀斑面积可局限于切口周围，也可以蔓延至一侧腹部和腰部，一般无须处理，可以自行吸收。

（二）血　肿

腹股沟疝术后血肿多见于开放手术，可以是皮下血肿，原因与腹壁的瘀斑相同，也可以是腹股沟管内的血肿，多为精索血管出血所致的精索血肿[7]，如果血液进入阴囊，即为阴囊血肿。小

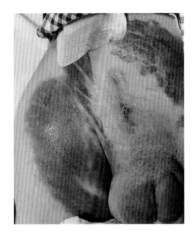

图 32.4　腹壁浅血管损伤导致的术后皮下出血

的血肿或阴囊积血无须处理，大的血肿或者逐渐增大的血肿，需要再次手术结扎出血血管，清除积血。

（三）腹膜后血肿

腹膜后出血主要来自血管的损伤，例如死亡冠或者腹壁下动脉、腹壁下静脉。罕见的情况来源于股动脉、股静脉、髂外动脉及髂外静脉的损伤。一般而言，腹膜前间隙是一个可以不断被血肿扩大的间隙，难以限制血管的继续出血，因此一般出血量大，需要手术止血，但也有保守治疗成功的个案报道，Augustin G 等报道了睾丸动脉部分损伤导致腹膜后血肿保守治疗成功的案例[8]，因此腹股沟疝术后腹膜后出血的并发症个体性化较为明显。髂外静脉、股静脉损伤的出血在术中多数比较隐蔽，不易被发现，术后短时间内出现大出血的征象，但往往表现为休克，此时尚处于麻醉复苏的监护期，有时被误诊为术后心力衰竭，需要注意鉴别诊断，及时手术止血。

（四）腹腔内出血

腹股沟疝手术罕见腹腔内出血，主要见结扎切除部分大网膜，术后结扎线松动或滑脱造成出血，需要开腹手术进行再次结扎，另外腹腔镜穿刺孔持续向腹腔内渗血也是原因之一，可视具体病情保守治疗或手术缝扎止血。

二、血清肿及阴囊积液

血清肿是腹股沟疝手术较特殊的常见的并发症，是指术后在组织、潜在腔隙浆液性液体的聚集，主要表现为腹股沟区术后出现包块，容易与疝复发混淆。血清肿出现主要原因为手术创面渗液积聚所致，包括创伤大的手术，腹股沟管后壁缺损大，或复发性腹股沟疝手术，由于组织结构凌乱，手术分离困难，导致创伤增加，术后渗出多；植入网片刺激组织，导致组织渗出纤维蛋白、血浆、组织液等物质，少量的渗出有利于网片与组织的粘连，过多的渗出导致血清肿。血清肿一般无须特殊治疗，不主张进行穿刺抽吸，以免造成逆行性感染，多数在 3~6 个月可自行吸收而消失。严格定义的血清肿为组织间隙的渗液积聚所致，血清肿需要注意与疝囊积液和阴囊积液相鉴别，有的腹股沟疝手术遗留较大的疝囊，可引起积液，但与血清肿的成因不同。术前疝囊的分泌和吸收能力是与腹腔内的腹膜共同平衡，当疝囊被横断，即与腹腔内失去联系，分泌与吸收的平衡被打破，导致术后疝囊分泌超过疝囊的吸收，而形成积液。阴囊或疝囊积液一般也可自行吸收，治疗原则与血清肿相同，因此有的观点将阴囊或疝囊积液也归类为血清肿。

虽然产生血清肿的具体原因及过程仍然不清晰，但公认的精细的筋膜解剖是预防血清肿的有效方法，在开放手术中剥除疝囊，或在腹腔镜手术中缝合疝囊或将疝囊缝合至耻骨梳韧带[9]，尽量消除或减少疝囊的体积，可以减少疝囊积液的发生。

三、感　染

腹股沟疝术后感染包括两个方面的问题：术后切口皮下部位的感染和网片所在部位的感染。对于术后切口皮下部位的感染，通过敞开切口，引流后即可治愈。网片所在部位的感染，由于涉及感染和同时存在异物问题，以及取出网片后容易导致腹股沟疝的复发，是否可以不取出网片，一直是疝和腹壁外科的争议热点。

目前对疝修补网片相关的感染采用负压封闭引流技术取得较好的效果，初步实践表明多数病例可以完全控制感染，避免取出网片，并顺利愈合。

（一）负压封闭引流的原理

在伤口中填充医用海绵包裹多侧孔引流管，并利用具有生物阀功能的半透性粘贴薄膜封闭被引流区域，接通负压，形成一个负压引流区。负压经过引流管传递到海绵的每个区域，并且分布均匀，形成全方位的引流，引流效率高，同时引流区域被封闭，防止外界细菌等微生物进入，有效防止交叉感染。在引流的同时，可以增加冲洗管，冲洗液同样可以通过海绵的作用，持续均匀冲洗，使坏死物质脱落。

（二）负压封闭引流的操作

首先是消毒、清除坏死物质及纤维素团块等，然后放置负压引流装置和冲洗管，贴好薄膜，最后连接生理盐水和负压，调整冲洗液的流量（图32.5~图32.7），注意观察引流液的性状。体积较大的物质不能通过海绵的缝隙，而附着于海绵表面，因此需要定期更换负压引流装置。

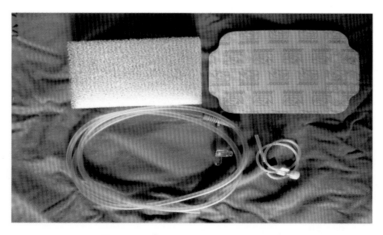

图 32.5　负压封闭引流所用的材料

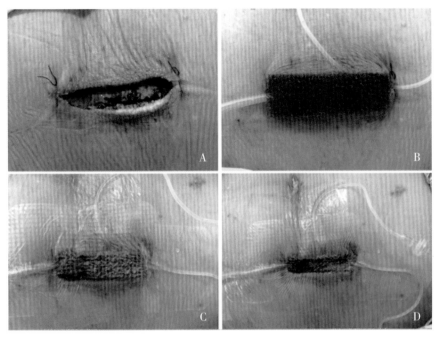

图 32.6　负压封闭引流的操作过程

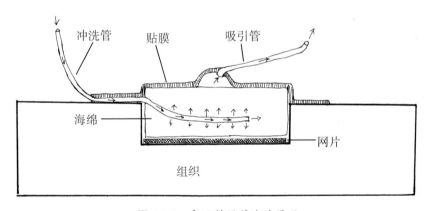

图 32.7　负压封闭引流的原理

（三）负压封闭引流的疗效

一般负压冲洗吸引 1~2 周后，冲洗液变得清亮，伤口的创面清洁，肉芽组织逐渐长出，如创面清洁，肉芽组织质量高，可以缝合创面。

持续负压封闭引流最初在骨科的感染、慢性伤口或创面的治疗中使用，疝和腹壁外科借鉴其经验，应用于网片合并感染的病例中，也取得较好的疗效。目前一般的外科原则是对于异物合并感染的情况，需要手术取出异物，虽然持续负压封闭引流作为疝修补网片相关感染的治疗是目前可用的有效的保守治疗手段，但也存在争议。细菌在真实的环境中，以生物膜的形式存在，生物膜是细菌的一种群落形式，一般的冲洗难以完全清除生物膜，因此持续负压封闭引流能否完全清除生物膜以及何时终止负压封闭引流仍有争议[10]。从生物膜的特点看，为了破坏生物膜，有时需要使用高频超声等技术，常规的冲洗难以将其完全清除，因此存在生物膜内的细菌被重新唤醒和再次感染的可能。目前的文献关于疝修补网片与生物膜的关系讨论很少[11]，对于疗效尚无定论又确实有利于患者的治疗方式，需要注意医疗伦理的问题，落实知情同意制度，患者在真正全面了解情况的前提下，自主选择是否实施该治疗，避免不必要的医疗纠纷。严格的无菌操作是预防感染的基础，疝修补网片材料学的改进对减少细菌感染也有积极的意义。一般来说，聚丙烯材料的疝修补网片在减少感染概率方面较优，其他改进包括：大网孔的疝修补网片、大网孔部分可吸收疝修补网片、含有金属涂层或抗菌材料涂层的疝修补网片等。一些特殊的网片，如表面银涂层或抗菌材料的网片可以减少生物膜的定值，在为感染风险偏高的患者手术时可以根据条件选用。

四、术后肠道并发症

由于腹股疝急诊手术，切除肠管并吻合的病例可能出现肠道和吻合口相关的并发症，例如吻合口瘘、吻合口出血等。长时间嵌顿的肠管，虽然没有发生肠管的肠壁全层坏死，但对缺氧耐受力差的肠黏膜可能出血、缺血、坏死，这些黏膜坏死脱落后形成肠道溃疡，也可能出现便血或黑便。

五、术后腹膜炎

术后腹膜炎表现为腹肌紧张、腹部压痛和反跳痛，也可表现为局部或者弥漫性腹膜炎，主要的原因有以下几种。

· 小肠嵌顿疝术中用各种标准判断肠管有活性，但是术后出现小肠坏死穿孔。

· 麻醉时或手术中由于小肠滑回腹腔，导致坏死小肠无法被发现。

· 逆行性嵌顿疝，满足于疝囊内肠管活性的判断，忽略了中间坏死肠段的探查，术后出现小肠穿孔。

· 术中使用暴力挤压小肠出现小肠破裂。

· 小肠切除吻合术后吻合口瘘。

· 腹腔内积血、积液，或坏死物质未清除，或并发腹腔内感染。

· 急性阑尾炎、上消化道穿孔等疾病导致腹膜炎，腹壁肌肉紧张，将小肠挤向疝囊，形成嵌顿疝的假象，单纯腹股沟疝手术后，急性阑尾炎等继续发展。

预防的办法是注意全面探查小肠，避免疝囊内小肠滑回腹腔，必要时扩大切口，拉出小肠探查，操作轻柔，注意手术技术，规范进行小肠吻合。对于嵌顿疝的假象，如术中发现小肠等疝内容物并无受压的情况，注意疝囊内容物的性质和气味，如为胃十二指肠穿孔则有消化液的外观，急性阑尾炎的脓液有特殊的臭味等，这时需要另做切口探查。

六、TAPP 手术后腹内疝

临床上或一些个案报道[12]，可见TAPP 手术后由于腹膜缝合部位裂开，小肠进入腹膜前间隙，形成腹内疝（图32.8）。TAPP 术后的腹内疝是比较严重的并发症，一旦术后出现肠梗阻的临床表现，应及时行腹部平片或 CT 检查，以及时发现问题，及时处理。CT 可以提供的信息明显比腹部平片丰富，并且可以进行冠状面和矢状面的重建，更有利于诊断。这种类型的腹内疝除了一般腹内疝的问题外，小肠与网片的接触也会引起粘连等些特殊问题，因此，即使

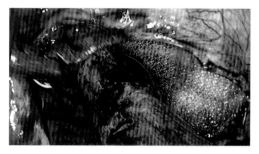

图 32.8　TAPP 术后腹膜裂开，腹内疝形成伴肠管粘连

符合一般肠梗阻保守治疗的标准，没有出现肠坏死或肠坏死的倾向，也应及时手术。

（一）腹膜裂开的原因

腹膜裂开的原因包括：腹膜菲薄；腹膜损失太多，缝合后存在较大的张力；缝合技术和缝线的选择不当等问题。

（二）腹膜裂开的预防

腹膜菲薄为客观问题，只能细致操作，避免裂开；切开腹膜，剥离疝囊，注意预留足够的腹膜；缝合腹膜时注意足够的边距和针距，选择直径较粗的缝线，避免缝线对腹膜的切割，有学者选择较粗的 1-0 微乔缝线，此外还要注意打结应牢固，避免术后线结松动；对于腹膜菲薄的情况，不适合选择免打结的"倒刺线"，因倒刺可以撕破菲薄的腹膜，导致覆膜裂开。

第三节　手术后远期并发症

患者顺利从腹股沟疝手术中恢复过来后，仍然存在并发症的可能，有些并发症可能是术后并发症的延续而成为远期并发症。

一、腹腔粘连或粘连性肠梗阻

腹腔粘连主要见于 TAPP、IPOM 手术或者腹腔镜下的内环口缝扎术，但是腹腔镜手术腹腔粘连较轻，粘连性肠梗阻罕见。在使用防粘连疝修补网片术后，因为其他原因而再次进行腹腔镜探查的病例中，仍然见到腹腔组织与网片粘连的情况，因此不能完全避免粘连的危险。防粘连疝修补网片片的本质是组织隔离型网片，其作用是避免对脏器的侵蚀，而不是真正的防粘连。

二、网片对空腔器官及血管的侵蚀

目前临床所见的疝修补网片侵蚀脏器的病例通常是采用网塞的病例，主要为网塞对肠管和膀胱的腐蚀，也可见股

疝修补术中网塞侵蚀髂外血管，但非常罕见。疝修补网片侵蚀脏器的具体机制及过程不清，可能与特定外形的疝修补网片有关，如锥形的网塞等。

三、网片的皱缩或移位

对于网片的皱缩问题，各种报道差异很大，并且临床应用与动物实验观察到的结果也有差异。网片的皱缩是腹股沟疝手术后复发的原因之一，因此网片的面积应该足够大，一般要求2cm以上。网片由于固定问题或者其他原因发生移位，使网塞脱离原来的位置，或者网片覆盖的部位发生改变，也可以导致腹股沟疝的复发。

四、穿刺孔部位疝

腹腔镜技术使用的套管穿刺部位可能形成疝，这种疝本质上是一种切口疝，其危险因素与切口疝类似。从临床角度看：所有10mm以上的Trocar孔都应缝合关闭，5mm及以直径的Trocar孔一般不缝合，但在手术时间过长、过度使用后，也应当进行关闭。

五、睾丸萎缩

参见第28章。

六、射精疼痛、无精症、性功能障碍

参见第28章。

七、腹股沟区疼痛

参见第30~31章、第33~34章。

八、手术后复发或遗漏疝

参见第29章。

（李茂林，陈少逸，李　亮）

参考文献

[1] 姜宁. 腹腔镜腹股沟疝修补术中血管损伤的预防与处理 [J]. 腹腔镜外科杂志，2020，25（7）：501–504，511.

[2] Nakanishi R, Igarashi K, Hosaka M, et al. An inguinal hernia that arose after robot-assisted radical prostatectomy and the repair of an intraoperative external iliac vein injury: A case report [J]. Asian J Endosc Surg, 2021,14(4):786–789.

[3] Ates M, Kinaci E, Kose E, et al. Corona mortis: in vivo anatomical knowledge and the risk of injury in totally extraperitoneal inguinal hernia repair [J]. Hernia, 2016, 20(5):659–665.

[4] Lu Y, Lau SW, Macqueen IT, et al. Intra-operative vascular injury and control during laparoscopic and robotic mesh explantation for chronic post herniorrhaphy inguinal pain (CPIP) [J]. Surg Technol Int, 2021, 38:206–211.

[5] Bhoopat T, Chansaenroj P. Comparison of intraocular pressure during laparoscopic totally extraperitoneal (TEP) versus transabdominal preperitoneal (TAPP) inguinal hernia repair [J]. Surg Endosc, 2022, 36(3):2018–2024.

[6] Wang D, Tao QS, Wu R, et al. Low pneumoperitoneum pressure improves recovery of transabdominal preperitoneal hernioplasty [J]. J Coll Physicians Surg Pak, 2020, 30(1):13–17.

[7] Ogbue OD, Haddad A, Daw H. Spermatic cord liposarcoma: a case report and review of the literature on the role of radiotherapy and chemotherapy in preventing locoregional recurrence [J]. Cureus, 2021,

13(11):e19567.

[8] Augustin G, Brkic L, Hrabak Paar M. Conservative treatment of partial testicular artery injury during transabdominal preperitoneal hernioplasty (TAPP) [J]. Acta Chir Belg, 2020, 15:1–4.

[9] Abraham J. Suturing the lax pseudosac to the Cooper's ligament to prevent seroma in endoscopic hernia repair: A new technique [J]. J Minim Access Surg, 2022, 18(4):622–624.

[10] Wilson RB, Farooque Y. Risks and prevention of surgical site infection after hernia mesh repair and the predictive utility of ACS-NSQIP [J]. J Gastrointest Surg, 2022, 26(4):950-964.

[11] Jacombs ASW, Karatassas A, Klosterhalfen B, et al. Biofilms and effective porosity of hernia mesh: are they silent assassins? [J] Hernia, 2020, 24(1):197–204.

[12] Thalheimer A, Vonlanthen R, Ivanova S, et al. Mind the gap–Small bowel obstruction due to preperitoneal herniation following laparoscopic inguinal hernia repair–A case report [J]. Int J Surg Case Rep, 2021, 88:106532.

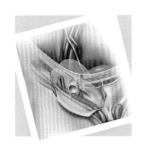

第33章

腹股沟区疼痛的诊治

在实际临床工作中，门诊患者中非腹股沟疝原因引起的腹股沟区疼痛患者并不少见。腹股沟区疼痛性质和程度差异很大，涉及运动医学、疝和腹壁外科以及疼痛科等专业的知识，掌握腹股沟区疼痛的知识，对腹股沟疝外科的诊治，尤其是门诊接诊以腹股沟区疼痛为首诊症状的患者，有积极的意义，可以帮助医生有效地进行鉴别诊断，从而做出恰当的处理。

第一节　不同病变引起的髂腹股沟区疼痛

根据疼痛的性质，可将疼痛分为：由体表感觉神经传导的躯体性疼痛，由内脏感觉神经传导的内脏性疼痛，神经病理性疼痛，精神心理因素有关的疼痛。从临床实践的角度一般根据疼痛发生的脏器或组织进行分类，腹股沟区疼痛可以分为5类，分别是：腹腔内（或盆腔）疾病引起的疼痛，腹壁或下肢肌筋膜引起的疼痛，腹股沟疝引起的疼痛，腹壁神经被卡压引起的疼痛，以及与腹股沟疝手术有关的疼痛。本章主要讨论与腹股沟疝手术无关的腹股沟区疼痛。

一、腹腔内（或）盆腔疾病引起的腹股沟区疼痛

腹腔内或者盆腔内疾病可以引起腹股沟区疼痛，但是单纯表现为腹股沟区疼痛的病例少见。主要疾病包括：子宫及其附件的疾病、盆位阑尾引起的急性或慢性阑尾炎、乙状结肠疾病、输尿管下段的结石等。睾丸疼痛和精索静脉曲张，有时也合并腹股沟区疼痛。一般通过详细的病史询问及辅助检查，可以正确鉴别。

二、腹壁或下肢肌肉筋膜引起的腹股沟区疼痛

腹壁或者下肢筋肉筋膜引起的疼痛包括两类主要的问题，分别为运动损伤引起的腹股沟区疼痛和腹壁肌慢性的肌筋膜炎引起的腹股沟区疼痛。

（一）运动员腹股沟区疼痛

髂腹股沟区是腹部和下肢的结合部，腹壁的肌肉及下肢的肌腱附着于髂腹股沟区的骨骼，从事足球、曲棍球、橄榄球、棒球等运动的运动员，以青少年足球运动员最常见[1]，需要进行快速加减速、重复扭曲和旋转运动，容易发生腹股沟损伤，引起慢性下腹部或腹股沟区慢性疼痛。这种运动损伤过去习惯上被称为"运动疝"，目前已统一称为运动员腹股沟区疼痛。由下肢的外翻、外展和外旋运动造成，表现为大腿根部疼痛，查体可触及股内收肌肌腱的压痛，主要的原因是股内收肌的肌腱起自狭窄的耻骨支到耻骨结节，各肌腱解剖关系紧密，下肢运动时容易造成局部的损伤。

（二）慢性腹壁肌筋膜炎

腹壁肌筋膜炎是罕见的疾病，是一种慢性劳损引起的肌肉筋膜组织的无菌性炎症，由于腹直肌在腹壁肌的特殊作用，以腹直肌的肌筋膜炎多见，并且多发生于右侧腹直肌，通常被误诊为慢性胆囊炎或者慢性阑尾炎等疾病。腹壁的其他肌肉及筋膜组织与腹直肌一样，可以发生慢性肌筋膜炎，一般多发生于老年患者，常被误诊为腹腔内的疾病，有时因为误诊为慢性阑尾炎而接受阑尾切除术，有时也可表现为腹股沟区的慢性疼痛，正确的诊断可以避免不必要的反复检查。

三、腹壁神经被卡压引起的疼痛

腹壁神经引起的疼痛称为腹壁皮神经前支牵拉综合征，多见于第7~11肋间神经及肋下神经的前支，约在腋中线附近分出外侧皮支后，本干继续向前行于腹横肌与腹内斜肌之间，至腹直肌外缘时穿过腹直肌鞘后壁于腹直肌肌腹之后行进，然后穿过腹直肌及肌鞘的前壁而浅出，即为前皮支，支配腹前壁。与腹股沟区疼痛有关的腹壁神经包括：髂腹下神经、髂腹股沟神经、生殖股神经，髂腹下神经及髂腹股沟神经本质上与其他腹壁神经或肋间神经相同，具有相同的结构模式。髂腹下神经及髂腹股沟神经行程较长，并且其感觉支也较其他腹壁神经长，因此容易受到卡压和损伤，带来相应的疼痛。

（一）腹壁疝导致的神经卡压

肥胖患者腹壁神经通过处松弛扩大，由于咳嗽等原因，导致腹内压突然增加，腹膜外脂肪趁机疝入，压迫或者牵拉神经，导致腹壁疼痛，这是腹壁痛的神经学基础。这种腹壁痛有时导致误诊，误诊为腹腔内疾病而反复检查无果，但是这种腹壁痛一般无胃肠道症状。手术前的腹股沟区疼痛与神经压迫有关，这是由于人类直立行走，以及外环口通过精索（或子宫圆韧带）。腹股沟区疼痛也可能合并内脏疝出和被压迫引起的内脏痛。

（二）女性髂腹股沟神经、生殖股神经的卡压

女性的腹股沟管较男性窄，特别是外环口部位，男性有提睾肌的软组织的保护，髂腹股沟神经和生殖股神经受到外环口卡压的机会较小，而女性则不然，神经的通过可能被压迫，引起疼痛，长

期站立或者使用脚力的劳动者这种类型的神经卡压可能性也较高。由于髂腹下神经在腹股沟管的上方（头侧）走行，并在外环口的上方穿出腹外斜肌腱膜，因此受压迫的机会较小，较少引起疼痛；髂腹股沟神经通常在髂腹下神经的下方，与精索或子宫圆韧带伴行，穿出外环口的位置在外环口的下方，较为接近耻骨结节，容易受到外环口或耻骨嵴的压迫，引起疼痛；生殖股神经的腹股沟段与精索或者子宫圆韧带伴行，也经外环口处腹股沟韧带，是外环口最容易受到压迫的神经。这种类型的疼痛主要表现为大腿内侧、外生殖器和耻骨结节周围的疼痛，可伴有感觉迟钝，疼痛可放射至腹股沟区 [2]。

（三）腰椎间盘突出症

腰椎间盘突出症引起的神经压迫，可导致腰痛和下肢疼痛，根据压迫的神经不同，有时也可表现为腹股沟区的疼痛，甚至有患者以此为主诉首诊于普外科，此时需要注意是否合并腰痛、下肢疼痛、麻木等症状。一般认为腹股沟外侧的疼痛为 $L_4 \sim L_5$ 椎间盘突出，腹股沟内侧的疼痛和会阴部的疼痛为 $L_5 \sim S_1$ 椎间盘突出，为中等程度的酸痛，无压痛点，也无其他阳性体征。有时臀部肌肉和关节病变也可能与腹股沟区疼痛有关。

（四）其他部位的神经卡压

除了以上 3 根神经的起点及穿出外环口的部位容易受到解剖等因素的影响外，特别是髂腹下神经在其走行中受到卡压等因素的影响，如神经通过腹内斜肌及腹横肌处受到卡压、阑尾切除术、剖宫产术、肾移植手术等手术瘢痕的卡压等 [3]，也容易引起腹股沟区疼痛。这种类型的腹股沟区疼痛诊断较为困难，需要在排除其他原因的基础上才能诊断，必要时可以使用局部的单根神经阻滞技术进行诊断。

（五）神经病理性疼痛

髂腹下神经、髂腹股沟神经长期被卡压引起的慢性疼痛，可逐渐发展成为外周敏化和中枢敏化，从而转变为神经病理性疼痛。

四、腹股沟疝和精索疾病引起的疼痛

腹股沟疝有时表现为腹股沟区疼痛，有时表现为腹股沟区的隐痛或者胀痛，站立位或者运动时更明显，平卧位减轻或者消失，可见于腹股沟斜疝、腹股沟直疝或者股疝。在站立位或者增加腹内压时，可以见到或者触及腹股沟包块，有的隐匿疝患者无法观察到腹股沟包块。腹股沟疝的疼痛症状由多种机制引起，具体原因不明，内脏的疝出或受压是原因之一。精索的病变有时也表现为腹股沟区疼痛，主要为输精管梗阻和精索静脉曲张。输精管梗阻的患者，在射精时由于精液通过受阻，可引起疼痛。精索静脉曲张可表现为腹股沟区轻重不等的胀痛。腹股沟疝术后的慢性疼痛可参考本书第 30 章。

第二节 腹股沟区疼痛的诊断与治疗

腹股沟区疼痛的病因复杂,从腹腔、盆腔内的疾病到外周神经的问题都可能是疼痛的原因,因此正确的诊断需要排除其他疾病。

一、各种腹股沟区疼痛的特点

根据患者的性别、年龄、病史、受伤情况、手术史,可以初步判断疼痛的性质。

· 女性外环口对腹股沟神经痛卡压,主要表现为大腿内侧、外生殖器和耻骨结节周围的疼痛,与外环口对腹股沟区 3 根神经的压迫有关。

· 腹腔或者盆腔疾病引起的腹股沟区疼痛,通过详细的病史询问,可以得到胃肠道疾病或者妇科疾病的症状线索。

· 腰椎间盘突出症引起的腹股沟区疼痛,同时有腰痛、下肢麻木等神经根压迫的症状,当同时合并腹股沟疝时,可能被误认为是腹股沟疝引起的疼痛,但是手术后仍可能出现与手术前同样性质的疼痛。

· 运动引起的腹股沟区疼痛,主要发生于年轻的患者,多见于下肢运动,疼痛的部位主要位于大腿根部的内侧,肌腱附着部位。

· 慢性腹壁肌筋膜炎多见于老年或者高龄患者。

· 医生在临床工作中应注意鉴别该疾病,并注意详细询问病史,避免漏诊

和误诊。

腹股沟疝术后慢性疼痛等内容可参阅本书相应的章节。

二、疼痛的定位

多数情况下疼痛的部位与神经病变的部位密切相关,神经病理性疼痛存在自发性疼痛、痛觉过敏或者触觉诱发疼痛等情况,可出现疼痛与病变部位不一致的情况。对于神经损伤或卡压引起的腹股沟区疼痛,或非神经病变引起的腹股沟区疼痛,病变神经和病变部位的准确诊断,神经定位诊断试验有时可提供重要的依据。

(一)神经叩击试验

外周神经疼痛可以出现神经损伤部位的压痛和痛觉过敏,神经叩击试验和诱发试验阳性。

(二)神经阻滞试验

主要操作为:在髂前上棘内上 2cm 阻滞。如症状缓解,说明为髂腹下神经及髂腹股沟神经有关的疼痛;在外环口下耻骨结节外 1.5~2.5cm 阻滞,如症状缓解,而髂前上棘内上 2cm 阻滞无效,则为生殖股神经相关的疼痛。在超声引导下阻滞髂腹下神经、髂腹股沟神经及生殖股神经无疑是更为精确的手段,但是生殖股神经与髂腹下神经和髂腹股神经支配区域多有重叠,有时难以得到理想的结果。

三、腹股沟区疼痛的治疗

腹股沟区疼痛的治疗基础是正确的诊断，对于病因明确的疼痛，针对病因治疗并不困难，但是一些无法明确病因的疼痛，或者神经病理性疼痛，是治疗的难题。对于运动引起的腹股沟区疼痛，或者腹壁的慢性肌筋膜炎，可以采用理疗，或口服非甾体抗炎药物等治疗，也可采用康复训练。对于神经卡压引起的疼痛，手术松解卡压部位或切除相应的感觉神经支，可以有效缓解疼痛。对于神经病理性疼痛，疼痛的原因复杂，治疗困难，需要与疼痛科医生共同商讨治疗措施。

（李　亮，许成裘）

参考文献

[1] Eberbach H, Fürst-Meroth D, Kloos F, et al. Long-standing pubic-related groin pain in professional academy soccer players: a prospective cohort study on possible risk factors, rehabilitation and return to play [J]. BMC Musculoskelet Disord, 2021,22(1):958.

[2] Elsakka KM, M Das J, Allam AE. Ilioinguinal neuralgia [J]. Treasure Island (FL): StatPearls Publishing, 2022, PMID: 30855844.

[3] 李亮，张常华，洪楚原，等. 腹痛原理与诊断 [M]. 西安：世界图书出版西安有限公司，2021：154–159.

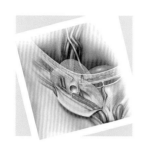

第 34 章
运动员腹股沟区疼痛

运动员腹股沟区疼痛曾被称为运动疝，另外还有些描述性的名称，例如核心肌肉损伤、运动性耻骨疼痛、运动性腹股沟区疼痛、运动性腹股沟区破裂等[1]，曼彻斯特国际共识将其统一命名为运动员腹股沟区疼痛。运动员腹股沟区疼痛多见于以下肢运动为主的运动员，例如足球运动员等，患者往往首诊于运动医学科或普外科（疝与腹壁外科）。

一、运动员腹股沟区疼痛的病因

腹股沟区是躯干和下肢的结合部位，躯干和下肢的肌腱附着于腹股沟区的骨性结构，因此腹股沟区是慢性损伤的常见部位之一。运动员腹股沟区疼痛是一个总称，主要与 5 个解剖部位的慢性损伤有关，分别是内收肌、髂腰肌、腹壁肌、耻骨、髋关节。

（一）核心肌肉损伤

核心肌肉损伤的观点认为，运动员腹股沟区疼痛的原因包括 3 种理论[2]：①腹直肌和内收肌之间力量不平衡导致肌肉附着点损伤（图 34.1）；②腹股沟管后壁缺陷或无力；③腹股沟管后壁薄弱，导致生殖股神经生殖支被动态压迫

而引起疼痛。

1. 内收肌

在解剖学上，内股收肌有 3 块，分别是长收肌、短收肌和大收肌。内收肌在复杂步态中起到协调作用，因此以下肢运动为主的运动员容易积累慢性损伤。3 块收肌都附着于耻骨，长收肌起点附着于耻骨脊和耻骨联合的成角位置，短收肌的起点为耻骨体的后方和耻骨，大收肌起点为耻骨支。内收肌由闭孔神经支配（$L_2 \sim L_4$），大收肌还接受胫神经的支配。内收肌附着点慢性损伤或

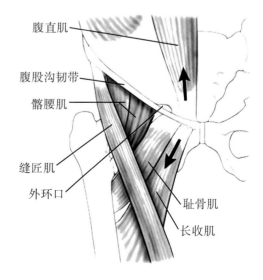

图 34.1　躯干与下肢的肌肉

炎症是运动员腹股沟疼痛的病因之一，又称为内收肌筋膜炎，其中以长收肌的起点发病率最高，多见于足球运动员，尤其是青少年足球运动员[3]，但女性运动员的内收肌慢性损伤较男性运动员低[4]。

2. 腹壁肌

耻骨是腹壁肌的集中附着点，包括腹直肌、腹外斜肌、腹内斜肌等，由于腹壁肌的慢性损伤，例如肌筋膜炎，也可引起腹股沟区疼痛，其中以腹直肌筋膜炎最为常见。

3. 耻骨

耻骨是众多肌肉的附着点，也可能因慢性损伤而引起慢性的炎症，从而导致腹股沟区疼痛。

（二）其他部位的损伤

其他部位的损伤包括躯干与下肢连接有关的解剖结构，也可能出现运动员腹股沟区疼痛。

1. 髂腰肌

髂腰肌不是单独的肌肉，而是髂肌与腰大肌的总称，因为这两块肌肉共同收缩，所以临床上将两者合称为髂腰肌。腰大肌起点复杂，止点部位也较多，其中一个止点位于耻骨。髂肌起自髂窝凹面的上 2/3、髂嵴内侧唇、骶髂韧带和髂腰肌韧带以及髂骨的外侧部上面，绝大多数肌纤维汇入腰大肌的外侧，止于小转子。腰大肌由腰神经前支支配（L_1、L_2 和部分 L_3），髂肌由股神经支配（L_2 和 L_3）。

2. 髋关节

髋关节来源的腹股沟疼痛表现在腹股沟区的深部疼痛，常见于足球运动等球类运动员。髋关节由股神经、闭孔神经及副闭孔神经支配（当存在时）（$L_2 \sim L_4$），具有与内收肌和髂腰肌的神经相似的脊髓节段，腹股沟区的主要神经——髂腹下神经、髂腹股沟神经、生殖股神经源自 T_{12}、L_1 和 L_2，疼痛的原因可能是同一神经支配引起的躯体－躯体牵涉性疼痛。

人体的运动系统是一个复杂的统一体，例如长收肌和腹直肌在耻骨结节的附着部位，两块肌肉的表面形成连续的筋膜结构，并与耻骨结节的关节囊纤维相连，一个部位的慢性损伤或炎症可以引起其他部位的代偿性改变，也会引起代偿改变部位的慢性损伤或炎症，同样可以引起慢性疼痛，这种类型的改变在运动员腹股沟区疼痛中也有体现。因此，运动员腹股沟区疼痛往往存在多部位的慢性损伤病变。

二、运动员腹股沟区疼痛的临床表现及诊断

运动员腹股沟区疼痛是一种慢性损伤引起的病变，主要临床表现为腹股沟区域的疼痛，这种疼痛在活动时明显，咳嗽、打喷嚏也可诱发疼痛，而仰卧起坐诱发疼痛，可能是腹直肌损伤。曼彻斯特国际共识定义了 5 个主要的体征，出现其中 3 个或以上，可以定义为腹股沟区相关疼痛。腹股沟区相关疼痛的主要体征为[5]：①耻骨联合肌的附着点固定压痛；②腹股沟内环压痛；③腹股沟外环压痛和（或）扩张，无明显疝；④内收肌起始部压痛；⑤腹股沟部位疼

痛蔓延，通常向会阴、大腿内侧或中线放射。最后检查有无与髋关节损伤有关的体征。

（一）诊断注意事项

（1）疼痛由慢性损伤引起，而不是由腹股沟疝引起，或虽合并腹股沟疝但并非腹股沟疝引起的疼痛。

（2）腹股沟区多种肌腱或筋膜慢性损伤可能出现在同一运动员中，需要全面查体，检查腹股沟区所有肌腱和髋关节。

运动员腹股沟区疼痛的治疗有赖于准确的病变定位，但往往较为困难。影像学检查一般选择软组织分辨力强的 MRI 检查，可以观察到耻骨炎等改变，MRI 还可以排除是否存在腹股沟疝，但由于运动员腹股沟区疼痛本质上是一种慢性损伤，因此影像学检查有时无法发现阳性结果，或出现与疼痛没有关联的结果。超声检查也可鉴别是否合并腹股沟疝和对疼痛的具体部位进行评估[6]。超声引导下，注射药物封闭特定的部位或神经，患者对封闭的反应也可以作为确定病变部位的参考依据[7]。

（二）分 类

根据依据病变部位，运动员腹股沟区疼痛可归纳为以下 3 类病变[8]。

（1）腹股沟区解剖实体相关的疼痛，包括以下解剖实体：内收肌、髂腰肌、腹壁肌肉筋膜和耻骨。

（2）髋关节相关的疼痛。

（3）其他原因引起的腹股沟区疼痛。

以上分类对于明确解剖部位，指导治疗有重要意义。

三、运动员腹股沟区疼痛的治疗

运动员腹股沟区疼痛的诊治需要多学科合作，包括运动医学科、康复科和普外科（疝与腹壁外科）等，其中对损伤部位的定位是运动医学科的范畴，康复治疗是康复科的范畴，普外科（疝与腹壁外科）可以实施手术治疗。

1. 非手术治疗

运动员腹股沟区疼痛的首选治疗为康复治疗和药物治疗，通过休息、理疗、口服非甾体抗炎药、局部注射类固醇等，可缓解或消除慢性损伤引起的炎症。

2. 手术治疗

手术可以纠正腹股沟区解剖实体的病理问题，技术风险较低，可有效缓解疼痛，90% 的患者对术后疗效满意[9]，其中腹股沟相关的腹股沟区疼痛比内收肌相关的腹股沟区疼痛有更好的效果[10]，可以作为保守治疗无效后的治疗措施。手术治疗也是目前的热点治疗之一，主要参考腹股沟疝修补的方法，可采用开放手术或腹腔镜下手术，也可采用疝修补网片或不采用疝修补网片。运动员腹股沟区疼痛的病因复杂，手术后有可能仍存在疼痛，因此手术前准确的病变部位定位是手术适应证评估和手术疗效的基础。笔者认为手术对腹股沟区解剖实体相关的疼痛疗效较好，对于其他原因引起的运动员腹股沟区疼痛应更全面地评估，慎重选择手术治疗。手术后需要采取康复措施，恢复运动员的运动能力。

（李　亮，谢肖俊，何立锐）

参考文献

[1] Kraeutler MJ, Mei-Dan O, Belk JW, et al. A Systematic review shows high variation in terminology, surgical techniques, preoperative diagnostic measures, and geographic differences in the treatment of athletic pubalgia/sports hernia/core muscle injury/inguinal disruption [J]. Arthroscopy, 2021, 37(7):2377–2390.e2.

[2] Mulry TJ, Rodenhouse PE, Busconi BD. Core Muscle and Adductor Injury [J]. Clin Sports Med, 2021, 40(2):323–338.

[3] Eberbach H, Fürst-Meroth D, Kloos F, et al. Long-standing pubic-related groin pain in professional academy soccer players: a prospective cohort study on possible risk factors, rehabilitation and return to play [J]. BMC Musculoskelet Disord, 2021, 22(1):958.

[4] Bisciotti GN, Auci A, Bona S, et al. Long-standing groin pain syndrome in athletic women: a multidisciplinary assessment in keeping with the italian consensus agreement [J]. J Sports Med Phys Fitness, 2022, 62(9):1199–1210.

[5] 唐建雄，黄磊. 疝外科学 [M]. 上海：上海科学技术出版社，2020：130–135.

[6] Allen GM, Jacobson JA. Ultrasonography: Sports Injuries [M]. Cham (CH): Springer, 2021, Chapter 16.

[7] Julian Ashberg L. Editorial Commentary: The cause of groin pain is difficult to determine: the elusive "nether-nether region" [J]. Arthroscopy, 2021, 37(4):1179–1181.

[8] Patel VH, Wright AS. Controversies in Inguinal Hernia [J]. Surg Clin North Am, 2021, 101(6):1067–1079.

[9] Gamborg S, Öberg S, Rosenberg J. Long-term pain relief after groin hernia repair for sports groin: A nationwide cohort study [J]. Scand J Surg, 2022, 111(1):14574969211044030.

[10] Hatem M, Martin RL, Bharam S. Surgical Outcomes of inguinal-, pubic-, and adductor-related chronic pain in athletes: a systematic review based on surgical technique [J]. Orthop J Sports Med, 2021, 9(9):23259671211023116.

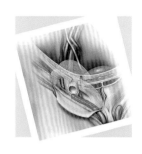

第35章

腹股沟疝的围手术期护理

由于腹股沟疝属于常见病，制订护理临床路径，使护理流程更加规范化，有重要的临床意义。目前无张力疝修补术已经成为主流的术式，但组织修补术也有开展，两种术式的护理要点不同。腹股沟疝的围手术期护理主要分为术前、术中、术后护理3个方面，本章主要讨论术前护理和术后护理，术中护理可参阅本书第36章。

一、腹股沟疝的术前护理

手术前应根据护理常规，并参考手术方式以及医嘱，制定综合的护理措施，主要内容如下。

（一）一般护理

术前指导患者戒烟，根据季节指导患者注意保暖、避免受凉，注意休息。根据不同类型的手术指导患者的饮食。腹腔镜下的腹腔内手术对肠道造成一定程度的干扰，可予清淡易消化的饮食，其他手术，如开放的无张力疝修补术、组织修补术无须特别注意饮食问题，但需注意保持大便的通畅，防止便秘。局麻的患者术前无须禁食，但需注意饮食不宜过饱，椎管内麻醉或者全麻的手术，术前则需禁食。对于部分手术后需要卧床的患者，需要提前指导患者训练床上大小便，使其有足够的心理和生理准备。

（二）体格检查

注意患者的心、肺、肝、肾等情况，注意患者的基础疾病，提醒医生进行针对性的处理，以准确估计患者的手术耐受力，保证患者在最佳的身体状态下接受手术。

（三）心理护理

手术前多数患者有不同程度的焦虑，表现为对手术疼痛等不适的担忧，对手术治疗效果及并发症的担心，部分患者还表现为对体内植入网片的担心，对手术造成性功能障碍或生殖功能障碍的担心，因此需要在术前辅导时对患者的问题进行耐心的解释。对焦虑影响睡眠者，可予安眠药辅助睡眠；对心理负担特别重者，必要时可汇报主管医生。告知患者手术中可能出现的不适情况，如牵拉小肠时造成的不适，对膀胱刺激造成的排尿感等，让患者了解手术的情况，有充分的心理准备。

（四）静脉血栓风险筛查

高龄患者，特别是长时间卧床的患者，容易出现下肢静脉的血栓，静脉血栓症（VTE）也是腹股沟疝术后严重的并发症之一。在手术前对老年患者进行VTE风险筛查，给予科学、合理、良好的宣传教育及护理指导，对术后下肢VTE的预防和治疗均取得显著的临床效果[1]。

（五）手术区域的准备

手术区域的准备主要是指手术前的备皮，最适合的办法是手术前晚沐浴，做好个人清洁，手术前备皮，避免划伤皮肤，一般不主张提前一天备皮。脐部是腹腔镜手术Trocar的穿刺部位之一，脐部准备不充分容易导致感染的发生，感染对无张力疝修补术而言是严重的并发症，应该尽量避免，术前应清洗脐部，严格消毒。

（六）合并症的护理

部分腹股沟疝合并慢性疾病的患者，如心血管疾病、糖尿病等，对手术的治疗效果可能产生影响，如咳嗽、便秘、前列腺增生症，术前需要进行针对性的处理，如止咳、通便、雾化吸入等。

二、术后护理

手术后的护理措施与一般腹部外科手术护理措施相同，但也有腹股沟疝手术的特殊性，具体的护理措施需要根据手术方式制订。

（一）饮食指导

饮食的指导需要根据麻醉类型及手术中的情况决定，传统而言脊椎麻醉及全麻手术后6h需要禁食，若无恶心、呕吐，方可进食，次日可以进食软食或普食，局麻无须禁食，可术后直接进食普通食物。如果手术中需进行肠管的外科处置，如肠管损伤后的修补，或者肠管粘连于疝囊，手术分离较多，担心术后肠麻痹的发生，可以根据具体的情况推迟进食时间，必要时可以参考开腹手术的要求，待患者肠功能恢复后方可进食。根据加速康复外科的理念，提倡术后早期进食，对腹股沟疝外科同样适用。

（二）活动与休息

局麻下的无张力修补术无须特别的休息，患者可以进行一般的日常活动，包括行走、饮食、大小便等，但是不能进行明显增加腹内压的活动；椎管内麻醉一般要求去枕平卧6h后起床活动；全麻患者可视麻醉复苏的情况决定进食和起床活动的时间，一般鼓励患者尽早进食和早期下床活动。长时间的卧床可能加重便秘，导致尿潴留的发生，因此提倡患者早期下床活动，但是年老体弱、绞窄性疝、巨大的腹股沟疝、多次复发性腹股沟疝、有张力的组织修补术等情况，患者应该推迟下床活动时间。嘱患者注意避免腹内压突然升高，如避免咳嗽，突然用力等容易增加腹内压的情况，注意用手保护腹股沟区。

（三）避免使用沙袋压迫切口

在国内，传统的习惯是腹股沟疝手术后予沙袋压迫切口24h，其目的是减少术后出血和渗出，这种观念一直深深地影响着各级医院的医护人员。目前的疝和腹壁外科已经专业化，手术也已经精细化，特别是电刀广泛应用之后，腹股沟疝术后出血的可能性很小。沙袋压迫造成患者长时间以固定姿势卧床，会增加压疮发生率，也是VTE的危险因素[2]，特别是在老年患者群体中。因此，常规切口压迫沙袋不是必要的措施。

（四）防止腹内压升高

手术后注意保暖，防止受凉引起咳嗽，指导患者保暖，咳嗽时用手按压以保护切口，减轻震动引起的切口疼痛。手术后由于切口的疼痛，影响患者腹部的用力；因为麻醉或者手术对肠管的影响，有的患者可能出现短期的排便障碍，或者小便困难，多数不属于真正的病变，大部分患者可以顺利恢复正常的大小便；注意心理护理，必要时可使用开塞露或者导尿术。

（五）疼痛管理

手术后的疼痛除了给患者带来不适外，也影响到患者下床活动的意愿。及时指导患者定期服用止痛药物，保持恒定的血药浓度，再配合其他措施，如手术中切口周围皮下注射长效局麻药等，可以达到有效的镇痛效果。术后每日予疼痛评估，采用疼痛视觉模拟评分量表（VAS）进行评估，当VAS≥3分时[3]，遵医嘱给予临时干预措施。

（六）各种导管的护理

对于留置导尿管的患者，注意观察尿液颜色，必要时记录尿量，待膀胱功能恢复后拔除导尿管。有的患者可能留置引流管和硬膜外镇痛的导管，护理措施与一般外科手术后的护理相同。

（七）阴囊肿胀患者的护理

腹股沟疝手术后创面的渗出液可以积聚于阴囊，导致阴囊肿胀，主要见于复发疝和巨大腹股沟疝手术，这种情况无须进行特别的处理，可以自行吸收恢复，但是完全吸收的时间长短不等，从数天到半年都有可能，极少需要干预。护理上注意嘱患者穿紧身内裤或使用丁字带抬高阴囊。

（八）注意手术后的呼吸情况

一般情况下，腹股沟疝对心、肺等脏器无影响，但是巨大的腹股沟疝，特别是巨大的双侧腹股沟疝，手术后由于长期疝出的脏器回纳，造成腹腔压力升高，对肾脏和心、肺可能造成影响，主要表现为少尿或者无尿，呼吸费力，甚至呼吸衰竭。对这类患者，需要注意观察其呼吸情况、尿量，男性患者出现胸式呼吸可能是呼吸衰竭的先兆。病情较轻的患者可以采取坐位或者半坐位，并给予吸氧，病情严重的患者需要进行手术减压和呼吸机治疗。腹内压升高引起的呼吸困难如果处理不及时，死亡率高，需要及时通知医生处理。

（九）下肢静脉血栓的护理

若并发下肢静脉血栓，需要进行溶栓治疗，护理上应注意绝对卧床休息，抬高患肢，避免膝下垫硬枕压迫静脉，患肢制动，不得按摩或激烈运动，以免血栓脱落，造成栓塞，注意观察患肢的皮肤颜色、皮温，测量患肢与正常下肢的周长。

三、出院指导

腹股沟疝手术患者一般住院时间短，因此患者与医护人员接触的时间短，出院指导就显得较为重要。应该根据手术的类型、患者的职业、年龄等具体情况有针对性地进行出院指导。

（一）防止复发

避免腹内压升高的各种因素，例如保持大小便通畅，避免慢性咳嗽，如果咳嗽无法避免时注意切口的保护等。有张力的组织修补术，手术后复发率偏高，这方面需要特别注意。

（二）活动指导

腹股沟疝无张力修补术患者完全恢复后无须对活动进行特别的限制。出院后患者可以逐渐增加活动量，2周后可完全恢复正常的生活，但是术后2~3个月应该避免剧烈运动、提举重物和体力劳动。

（三）复诊和随诊

告知患者主管医生的门诊时间、患者切口拆线的时间、随访电话，患者可定期门诊复诊、观察切口、换药及拆线等，若疝复发，及早诊治。

四、新的护理理念

随着外科理念的发展，相应的护理措施也随之进步，在腹股沟疝外科学领域，主要的进展为加速康复外科理念下的护理和日间手术的护理问题。

（一）加速康复外科理念下的腹股沟疝护理

加速康复外科的目的是让患者尽快恢复，包括身体状态的恢复和心理状态的恢复。在加速康复外科理念逐渐推广的情况下，护理应意识到护理模式的改变[4]，围手术期的护理是其中重要的环节之一。主要的措施包括以下5个方面。

1. 完善的多模式疼痛管理

单纯口服止痛药物有时无法达到理想的镇痛效果，可以从疼痛信号的产生、传导、感知等多个环节进行镇痛，以达到理想的镇痛效果。因此，手术中进行切口皮下的长效局麻药物阻滞，可以阻滞疼痛信号的产生；对髂腹下神经、髂腹股沟神经进行阻滞，可以阻滞疼痛信号的传导；同时口服非甾体类止痛药，可以达到完善的多模式止痛的目的。

2. 切口管理

有条件的情况下，切口予切口胶黏合，既可对合切口，也可以保护切口，将切口隔离。患者可以进行正常地洗浴，但洗浴时不能擦拭切口，以免切口黏合胶脱落，失去保护作用。正确的方法是用毛巾蘸去切口的水滴，一般7d后切口胶可自行脱落，无须处理。

3. 及早下床活动

腹股沟疝手术不影响重要的脏器及机体的活动，因此应鼓励患者及早下床活动，早日走出患者的角色，这对机体和心理的康复都有重要的意义。

4. 心理护理

加速康复外科术前的心理指导非常重要，需要纠正患者一些错误的观念，传递科学的医学知识，可以使患者更有信心完成加速康复外科的措施。

5. 不禁食、不输液

加速康复外科建议不禁食、不输液，

或尽量少输液。由于腹股沟疝手术一般不涉及胃肠道的处理，因此该理念在腹股沟疝外科学中非常适合，更有利于实施不禁食和不输液的措施。

（二）日间手术的腹股沟疝护理

随着疝和腹壁外科的发展，腹股沟疝日间手术逐渐流行起来。日间手术的护理与一般腹股沟疝外科的护理措施相同，但更加专业和高效，更加重视与患者的沟通和心理问题，需要优化医护人员工作流程，提高护理工作质量，提高患者对疾病知情程度和参与感[5]。患者术后短期内便脱离了医院的监护，因此具体的护理措施也不同。主要的不同之处为：有些宣教需要在入院前预先完成，并需要对患者的日间手术看护人进行辅导。实施日间手术的条件之一是需要一名有责任心的、身体健康的看护者。对看护者的培训要求为：看护者必须了解日间手术的流程、术后护理，理解手术及护理的相关问题，随时保持电话通畅，以获得紧急救助。此外，术者应主动进行电话随访，了解患者的恢复情况，改善患者的心态，缓解患者与疾病共处的孤独感[6]，帮助患者早日康复。

（高宏玲，卢雪欣，石威文）

参考文献

[1] 王俭，王梅，蒋嫒，等. 腹股沟疝修补术后下肢深静脉血栓预防的护理体会 [J]. 中华疝和腹壁外科杂志（电子版），2016，10（4）:310–311.

[2] 张妍，刘雨辰，王明刚，等. 腹股沟疝手术病人静脉血栓栓塞症风险评估决策树模型建立与测试 [J]. 中国实用外科杂志，2021，41（2）:194–200.

[3] 张文静，李春艳，商玉环. 腹股沟疝日间手术患者护理模式的探讨与分析 [J]. 中华疝和腹壁外科杂志（电子版），2020，14（4）:450–453.

[4] Brophy L, Birkhimer D, DeVilliers A, et al. Oncologic surgical care using an enhanced recovery approach [J]. AACN Adv Crit Care, 2021, 32(3):286–296.

[5] 李娟，曹金鑫，李晓霞，等. 新型护理流程在腹股沟疝日间手术患者中的应用 [J]. 中华疝和腹壁外科杂志（电子版），2020，14（3）: 317–319.

[6] Donsel PO, Missel M. What's going on after hospital? Exploring the transition from hospital to home and patient experiences of nurse-led follow-up phone calls [J]. J Clin Nurs, 2021, 30(11/12):1694–1705.

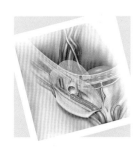

第 36 章

腹股沟疝患者的心理护理

　　住院对人们来说，是一个痛苦且漫长的过程。入院后，健康人一旦进入患者角色，如住院后环境的改变、疾病的摧残、经济的负担等因素，可能产生种种心理问题。医务人员作为医患关系中的主导一方，应该对患者的不良情绪做出有利的引导，制订全程护理的措施，以期改善腹股沟疝手术患者的心理状态[1]，促进患者的恢复，进而改善患者的生活质量。

第一节　住院患者的心理改变及护理指导

　　患者一旦住院，其正常的生活节奏被打乱，往往会形成一种强烈的信号，冲击着患者的内心世界。医院是非医学背景的人员不熟悉的环境，陌生的人、陌生的事物、陌生的环境以及对医疗的不熟悉，从而无法根据以往的经验去选择，使患者产生恐惧感和被剥夺感，在这种心理背景下，患者对待周围的心态和看待问题的视角也会发生相应的改变。

一、住院患者的心理变化过程

　　由于疾病及住院引起的特殊心理改变，在最初的阶段，患者往往情绪不稳定，容易焦虑，急性病患者容易出现情绪激动或者歇斯底里的情感变化。而慢性病患者往往出现性格上的改变，容易

产生无助感和依赖性。住院时间长，发生手术后的并发症，或者疾病预后不佳，都容易使患者陷入抑郁的心理状态，表现为情绪低落、悲观，甚至对生活和事业失去信心。住院患者自杀或者企图自杀的行为，多发生在抑郁阶段，但是此阶段的患者往往表现得很安静，容易被家属和医务人员忽略。焦虑、抑郁是综合性医院住院患者常见的两种情绪，影响患者对治疗的依从性和躯体疾病治疗效果，从而影响患者的康复。由于住院期间特殊的心理背景，患者的感知与平时会有所不同，甚至有很大的差别。患病时间、住院次数和住院时间综合在一起会对患者的心理产生较大的影响，患病时间越长、住院次数越多、住院时间

越久，患者的负性心理反应越大。

二、意志的转变过程

在住院的环境或者疾病的心理背景下，患者的意志可能发生多样性的改变，不能根据患者平时的意志来推断患者在住院和疾病背景下的意志，患者的意志可能发生改变和退化。意志坚强的患者可能积极配合医生的治疗，意志薄弱的患者，往往希望成为关注的中心，希望医生、护士、家属、朋友对他给予更多的关注，常以自我为中心考虑问题，甚至敏感多疑、任性、挑剔等。

三、影响住院心理变化的因素

每个人都生活在社会之中，心理因素受多维度的影响，个性不同，心理表现也不同，进一步影响到患者的就医行为。

（一）人格因素

心理健康的患者，可以积极面对疾病，调整心理状态。精神衰弱型的患者往往对疾病充满不安和恐惧，疑病者可能会将一些主观症状描述得十分逼真，歇斯底里型患者会夸大自己的病情。一些心理学量表可以作为心理护理的工具，患者的性格可以参考卡特尔16种人格因素量表（16PF）（表36.1）进行判断。

（二）疾病因素

病情的轻重缓急对患者造成的心理影响有很大的差别，例如，腹股沟疝与癌症造成的心理影响完全不同。

表 36.1　卡特尔 16 种人格因素量表

类型	特点
A. 乐群性	高分者外向、热情、乐群，低分者缄默、孤独、内向
B. 智慧性	高分者聪明、富有才识，低分者迟钝、学识浅薄
C. 稳定性	高分者稳定而成熟，低分者情绪激动不稳定
E. 恃强性	高分者好强固执、支配攻击，低分者谦虚顺从
F. 兴奋性	高分者轻松兴奋、逍遥放纵，低分者严肃审慎、沉默寡言
G. 有恒性	高分者有恒负责、重良心，低分者权宜敷衍、原则性差
H. 敢为性	高分者冒险敢为、少有顾忌、主动性强，低分者害羞、萎缩、退却
I. 敏感性	高分者细心、敏感、好感情用事，低分者粗心、实际、着重实际
L. 怀疑性	高分者怀疑、刚愎、固执己见，低分者真诚、合作、兼容、信赖随和
M. 幻想性	高分者富于想象、狂放不羁，低分者现实、脚踏实地、合乎成规
N. 世故性	高分者精明、圆滑、世故、人情练达、善于处世，低分者坦诚、直率、天真
O. 忧虑性	高分者忧虑抑郁、沮丧悲观、自责、缺乏自信，低分者安详沉着、有自信心
Q1. 实验性	高分者自由开放、批评激进，低分者保守、循规蹈矩、尊重传统
Q2. 独立性	高分者自主、当机立断，低分者信赖、随群附众

类型	特点
Q3.自律性	高分者知己知彼、自律谨严，低分者不能自制、不守纪律、自我矛盾、松懈、随心所欲
Q4.紧张性	高分者紧张、有挫折感、常缺乏耐心，心神不定，时常感到疲乏；低分者心平气和、镇静自若、知足常乐

（三）患者因素

患者对疾病的主观认识和态度、世界观，与其专业背景、文化水平、对疾病的接受程度等因素有关。患者的经济能力和家庭状况，亦会对患者的心理造成一定的影响。患者所处的社会文化环境对医患关系的负面信息或评价，也对患者的心理形成不同程度的影响。

（四）家庭因素

患者家庭的经济能力、家庭状况、夫妻关系、亲子关系等，有时会对患者的心理造成不同程度的影响。

（五）社会因素

社会支持对患者的心理会产生重要的影响，例如医疗保险、医疗救济等因素，社会支持程度越高，其负性情绪就越轻。

四、针对住院患者的心理状态进行指导

一个人从社区进入医院，便是进入一个陌生的环境，其社会人的角色开始向患者角色转变，随之而来的是由于角色变换而产生的焦虑和不安，并由此带来的应激。应根据具体的情况对患者进行指导，缓解其焦虑情绪。不同的患者具有不同的个性、家庭和社会背景，因此也有不同的心理需求，但也存在着共同的规律，首先对患者的信息进行全面的分析，然后针对不同的患者制订个性化的措施。

（一）针对患者对良好住院环境的需求的护理

干净整洁的病房是患者住院的基本需求，但是不同阶层的患者需求不尽相同。对于多数普通民众来说，当地医院的一般住院条件已经可以满足基本要求。但一些经济能力强的患者，可能要求更好的住院条件，由于我国的医疗体制等多种原因，多数地区不能提供多样化的住院条件，因此，有必要对一些有特殊要求的患者进行针对性的指导。除了病房的客观条件之外，病房医护人员的工作面貌，病房工作的组织水平，也会对患者产生心理作用，因此，医护人员的言行举止、工作组织必须得井井有条，这也是重要的心理指导因素。研究表明：患者对医生的信任，可以降低焦虑水平。

（二）针对患者进入新环境心理需求的护理

在住院的环境下，可以将病房里的各种人员看作一个群体，在这个群体里，

新入院的患者，是进入这个群体的新角色，有被这个群体接受的需求，与医生、护士、后勤人员以及其他病友建立和谐的关系，对患者心理的稳定也起到重要的作用。不同阶层的患者也有不同的需求，一些患者，特别是那些经济地位或者处于支配性质职位的患者，期望医生护士给予更多的关注，而处于社会底层的患者，只希望医护人员能够一视同仁，因此灵活的交流，也是心理指导的重要因素。

（三）针对患者知情权需求的护理

患者毕竟不是专业人员，对疾病的了解有限，因此总是试图理解疾病的治疗方法、转归和预后，希望不发生医疗事故和意外。患者入院时，首先接触的是护士。针对患者心理进行入院指导，让患者对住院和疾病有初步的了解，可以使患者尽快适应入院后的各种改变，对疾病和治疗有正确的理解。

第二节　手术前后患者的心理问题及护理

心理护理是运用心理学的理论和方法，探索患者的心理活动规律，并通过护患关系和相应的护理措施，处理患者在疾病过程中出现的心理问题，改变患者的心理状态和行为，使其趋向于康复的过程。心理护理遵循以下原则：整体性原则，应用性原则，以患者为中心的原则，保护性原则，平等性原则。

一、手术前的心理问题

手术对患者而言是一种非常陌生的治疗手段，患者对于手术往往存在很多想象，甚至认为手术就是像影视作品中艺术化的描述，是一种神奇的东西，当患者真正面对手术时，这些想象有时会成为一种心理落差。手术前主要的心理问题如下。

（一）焦　虑

任何患者在手术前都会产生焦虑和不安，包括具有医学背景的患者。轻度焦虑对于患者的配合和主动寻求治疗是有利的，但是过度的焦虑、不安则会对疾病产生不利的影响。腹股沟疝患者主要表现为对手术的焦虑情绪，属于现实性的焦虑，是对外界危险因素的直接情绪反应，没有表现为广泛的非理性思维，没有违反基本的规范，而神经症性焦虑罕见。其他异常的心理，如抑郁等不是主要的心理异常，但是可以在一些特殊的个体中出现。焦虑的群体偏向于优先加工负性的情绪刺激，与术后疼痛程度有关。引起患者焦虑的原因如下。

1. 对疾病的理解及认识不足

不同疾病患者之间的抑郁、焦虑发生率存在明显差异。其中，"待查"患者抑郁发生率最高，诊断的不确定性容易引发担心、恐惧，使患者陷入负性联想，如有些患者会怀疑身患癌症、心肌梗死、脑梗死等重大疾病，忧虑大限将至，从而悲观、抑郁。由于患者的知识水平、理解能力或者医生的解释不足，患者未能理解手术的问题或者未认识到手术的必要性，这种心理背景容易对术后的不适产生过度的反应，对术后的并发症产生后悔、恼怒感，甚至可能是医疗纠纷的来源。

2. 以往手术经历的影响

患者由于其他疾病经历过手术，或者目睹了亲友手术治疗后的不良结果，可能对患者自身造成不良的心理影响，导致其对手术的抗拒或者对手术结果过度担心，产生焦虑感或者抗拒心理。

（二）抗拒手术

患者的年龄与对手术的接受程度有关，如手术对老年或者儿童患者的心理影响更加明显；地方性的风俗和宗教行为，对我国老百姓的日常生活有潜移默化的影响，可能导致患者对手术出现抗拒心理。

（三）腹股沟疝的特殊心理问题

腹股沟疝常发生于男性患者，由于腹股沟疝与生殖器官具有密切的解剖学关系，在男性患者中会导致特殊的心理问题。

1. 手术后是否出现性功能障碍？

由于腹股沟区临近男性的外生殖器，因此有的男性患者往往表现出对手术后性功能的担心，严重者甚至在住院后对于是否手术的决定出现多次反复，部分患者因此放弃手术。

2. 对生殖能力的担心

经过与医生的初步交流后，患者理解手术可能出现睾丸萎缩等并发症，可能损伤输精管，造成术后射精疼痛等问题，这对男性而言是一种心理打击，特别是中青年患者。

3. 对身体植入人造网片的担心或抗拒

目前使用的人造疝修补网片对身体而言是异物，部分患者可能对此产生担心，也有患者拒绝植入网片。妊娠期女性患者往往担心植入网片后，腹壁不能随着子宫的增大而产生相应的变化。

除了心理因素外，一些生物学的疾病因素也可造成心理影响，如一些基础性疾病或者内环境紊乱等，也会对其心理造成不同程度的影响。

二、术前心理护理

手术不仅是一种身体上的生物应激，同时也是一种心理应激，不良的心理应激对患者的预后产生一定的影响。手术前对患者进行心理护理，可以有效缓解患者的不良情绪[2]，改善心理状态。

（一）缓解患者的焦虑

心理护理可以明显减少患者围手术期的应激反应，改善患者的主观症状，减轻部分患者术后疼痛，通过引导患者放松和了解手术的益处[3]，或听患者喜欢的音乐[4]，可以达到有效缓解焦虑的目的。对于患者而言，最无法把控的莫过于手术环节，这也是手术相关心理问题的根源。对于护理指导而言，缓解患者的焦虑，需要避免与医生的解释不一致的语言，因此护理的心理指导不应涉及具体的手术细节，重点是针对患者的心理状态进行针对性的处理。术前患者需要保持良好的睡眠，对于过度焦虑的患者，可以报告医生，给予抗焦虑或者安眠药等。

（二）针对患者的特殊心理问题进行指导

男性腹股沟疝常与生殖器官有关，往往受到特殊的关注，特别是处于生育期的中青年患者，再加上目前资讯发达，部分患者往往在住院前就了解到相关的信息。他们主要担心手术对性功能和生殖器官的影响，以及植入网片会引起后遗症。女性患者会担心网片对妊娠的影响。对腹股沟疝患者进行术前科普宣教和心理辅导，有助于减轻其焦虑情绪。

三、手术中的心理问题及护理

患者虽然做好了心理准备，但进入手术室后，心理问题依然存在。术者应注意对患者的关注和安慰，采用舒适护理的措施，可以改善患者的心理状态，减少应激反应[5]。在局麻或椎管内麻醉时，患者保持清醒状态，手术中监护设备、电刀等声音对患者也会造成较大的影响，可以与麻醉师沟通给予镇静药物。在护理上，可以采取让患者放松的措施，例如使用耳机聆听轻松的音乐，隔绝外界的声音干扰[6]。

四、手术后的心理问题及护理

由于安全结束手术，患者往往感觉到轻松和安慰，但是同时也因为手术造成躯体不适，个别患者会出现对手术结果的担心，或者关注是否出现手术并发症，这种问题在严重疾病或者大手术后的患者中更加容易出现。主要的行为表现为：容易激惹、挑剔、食欲不佳、不愿意活动、睡眠质量差。有些患者可能出现与躯体情况不符的主观症状。高龄且基础疾病多的患者，容易出现术后谵妄。手术后除了一般的疾病护理和心理护理外，还需要结合其他措施进行综合护理。

（一）完善的多模式疼痛管理

疼痛除了给患者带来身体不适以外，也带来痛苦的感受，可影响到患者的心理状态。完善的多模式疼痛管理，可以给患者带来舒适的医疗环境，对改善患者的心理状态非常有意义。

（二）回归正常的生活

手术后鼓励患者下床活动，身体条件允许的情况下，在无协助的情况下起床及独立进行各种活动，让患者尽快走出"患者"的角色，回归正常的生活，回归正常的心理状态，但是身体条件不允许时，应根据具体的情况对护理措施进行调整。患者是否愿意下床活动与疼痛也有密切的关系，这也显示出完善的疼痛管理的重要性。

（三）注意躯体症状

独居老人，尤其是得不到良好照料的老人，往往渴望得到照顾，疾病是患者可以得到照顾得很好的理由，一旦治疗结束，家属对老人的照料可能又回到平时不够细致的状态，患者再次有强烈的被照料的渴望，这种渴望可以转变为躯体症状，而表现为与心理因素有关的腹股沟区疼痛。手术前了解患者的生活状态、家庭关系等与潜在心理异常有关的问题，术前可以有针对性地进行辅导和处理，必要时可对家属进行辅导。

五、注意个体化护理

对于住院患者而言，每一位腹股沟疝患者都希望自己是一个特别的个体[7]，得到更多的关注。腹股沟疝是一种常见病、多发病，各个年龄阶段的人群、不同社会群体的个体都可能患病，因此其心理问题和心理需求差异很大，需要对患者进行个体化的心理护理。

（卢雪欣，张　欣，伍友春）

参考文献

[1] 皮丽娜，候艳莹. 全程护理对腹股沟疝修补术患者心理状态与生活质量的影响[J]. 中华疝和腹壁外科杂志（电子版），2020，14（01）：94–96.

[2] 刘启珍, 李仪媛, 欧阳银. 对接受腹腔镜腹股沟疝修补术的患者进行术前心理护理的效果研究[J]. 当代医药论丛，2020，18（3）:263–265.

[3] Aceituno-Ríos AM, Palomera-Chávez A, Domínguez-Salcido I, et al. Relaxation with heat and procedural information to diminish anxiety in presurgical patients of hernia surgery [J]. Psychol Health Med, 2020, 25(9):1137–1143.

[4] Kavak Akelma F, Altinsoy S, Arslan MT, et al. Effect of favorite music on postoperative anxiety and pain [J]. Anaesthesist, 2020, 69(3):198–204.

[5] 费广梅，彭敬，王蓓. 手术室术前舒适护理干预对 ≥60 岁腹股沟疝患者心理状态及应激反应的影响[J]. 中华疝和腹壁外科杂志（电子版），2020，14（3）：280–283.

[6] 薛金艳. 手术室利用耳机音乐点播对改善腹股沟疝修补术患者不良心理的影响[J]. 中华疝和腹壁外科杂志（电子版），2020，14（2）：200–203.

[7] van Stralen KJ, Ruijter L, Frissen J, et al. Patients want to be seen: The top 3 information needs of patients with inguinal hernia [J]. PLoS One. 2020, 15(10):e0240433.

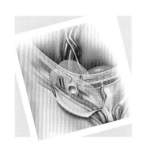

第 37 章

腹股沟疝的医患沟通

由于腹股沟疝的手术方式较多，各有特点，只要选择合适的术式，都有好的治疗效果，同时腹股沟疝外科也有其特殊的并发症问题，此外，腹股沟疝外科还存在一些争议性问题，如何与患者进行沟通，也是需要注意的问题之一。

一、常见的沟通方式

常见的医患沟通方式是医生与患者及其家属面对面的语言沟通，一般是介绍疾病诊断、手术方式、手术并发症以及费用等问题。这种沟通方式往往由于医生时间上的限制，沟通的程度差异很大，有时患者并没有理解医生想要表达的内容，因此实际沟通效果有限。为了可以更有效地沟通，有的医院印刷了相应的资料，供患者取阅，但 Bökkerink WWJV 等的一项调查表明[1]：一半的腹股沟疝患者没有阅读提供给他们的相关资料。

二、患者关注的问题

国外的调查表明[1]：①对于手术问题患者最关心的是术后慢性疼痛，其原因是术后慢性疼痛难以治疗而复发可以

治疗，患者往往将康复与术后疼痛区分开来，即术后疼痛并不是康复的一部分；②性生活是患者最后恢复的活动。在就诊需求上，患者的需求是被个性化地关注，他们最为关注的前 3 项问题包括[2]：①被看作一个独特的人；②被看作一名参与者；③被关注。国内缺乏这方面的调查，由于国人与西方人遗传上的差异，国人对疼痛的敏感程度不如西方人，例如在肠易激综合征中，西方人感觉到腹痛的症状，国人往往感到腹胀。关注国人腹股沟疝患者的就诊需求，对有针对性地进行沟通有重要的现实意义。

三、全面医患沟通的意义

关于医患沟通，医生往往认为已经充分说明了问题，患者往往感觉到压力和时间有限[3]，无法有效沟通，因此呼吁建立更有效的医患沟通机制。虽然国外与国内的文化及医疗体系存在很大的差异，但这个问题也是国内普遍的问题。

（一）沟通影响到患者麻醉方式的选择

人们普遍认为，局麻下的手术相对

于全麻等麻醉方式更安全，但在实际治疗中，手术医生和麻醉医生的倾向性对患者的选择会产生不同程度的影响。美国一项纳入17 892例（23%）接受局麻的患者的研究表明[4]：白色人种患者更常接受局麻（15 009，24%），而非洲裔美国人（2353，17%）和西班牙裔（530，19%）偏低，*P*<0.05，调整变量后显示非洲裔美国人 [OR 0.82；95%CI（0.77，0.86）] 和西班牙裔美国人 [OR=0.77；95%CI（0.69，0.87）] 在局麻下进行疝手术的可能性明显低于白色人种，此外，局麻与非洲裔美国人患者术后并发症较少相关。可见，虽然非白色人种接受局麻的并发症更低，但他们接受局麻的比例却比白色人种低，说明外科医生和麻醉师对患者麻醉的选择起到影响作用。出现这种情况的原因包括：部分手术医生或麻醉师不熟悉局麻的技术特点，或不了解局麻的效果，担心局麻仍有疼痛，或带有主观的选择性倾向。

（二）沟通影响患者对手术方式的选择

虽然医生主观上不存在诱导倾向，但客观上手术医生对某种技术的偏好往往使沟通带有倾向性，最明显的莫过于微创与非微创的选择问题。传统管观念上，无论是患者还是手术医生，往往将腹腔镜技术等同于微创技术，熟悉腹腔镜技术的医生，往往与患者更多地沟通腹腔镜下手术的问题。此外，为了减少复发，与青年腹股沟疝患者也更多地沟通使用疝修补网片进行修补。

（三）沟通可以纠正患者的错误认知

患者在住院手术之前，往往会与亲友沟通，咨询亲友的意见，也会受到亲友一些错误观念的影响，有的患者还受网络一些科普文章的影响，例如：有的老年患者坚决拒绝使用疝修补网片，心肺疾病严重的患者坚持要求使用腹腔镜技术等。

由于患者绝大多数为非医疗专业人士，医患之间的沟通对患者的医疗选择产生很大的影响，有时是决定性的影响。此外，对手术的神秘感、对并发症和疼痛的担心，也会使患者产生焦虑等心理问题，有效的沟通，可以最大限度减轻患者的焦虑等问题。

四、如何进行有效的医患沟通？

医疗上知情同意的原则是患者先知情，在此基础上同意，因此手术前需向患者提供客观全面的信息，供患者参考，并确认患者已经理解了这些问题，再做出决定。

（一）基于手术理念选择合适的手术方式

合适的手术方式建立在合适的手术理念的基础上，因此应该全面向患者介绍病情，分析手术的理念问题，并选择合适的技术手段。对手术陌生的神秘感是患者心理问题的根源，但一般的口头交流或纸质材料难以达到有效的沟通效果，人的主要信息来源于视觉，视觉信息直观而容易理解，术前采用视频进行沟通，可以减轻患者的焦虑[5]，提高患者的满意度。

（二）说明术后各种可能的不适感

从复发的角度看，采用疝修补网片的腹股沟疝修补术复发率很低，因此对复发的担心已经不是主要的考虑角度。手术后的不适，主要是术后慢性疼痛、术后的异物感等，往往对患者造成不同程度的影响，有时甚至很严重，影响患者的生活和工作，需要手术处理或其他专业的治疗，也成为医疗纠纷的来源之一。由于术后的不适不可能完全杜绝，因此术前需要向患者详细说明。

（三）手术并发症

无论是开放手术，还是腹腔镜下手术，腹股沟疝的手术治疗一般不会出现严重的并发症，因此术者往往忽略这方面的交流。腹股沟疝外科有时也可以发生严重的并发症，例如股动脉、股静脉损伤引起的大出血，有时也可以造成患者无法接受的后遗症，例如手术后输精管梗阻引起的梗阻性无精症和射精疼痛，或长远输精管，膀胱肠管被疝修补网片或网塞侵蚀等，这些问题虽然少见，但是在"腹股沟疝手术是小手术"的观念影响下，往往难以被患者接受，手术前需要做到充分告知。

（四）多种方式进行宣教

医生与患者面对面的交流毕竟时间有限，有些问题客观上存在沟通不充分的问题，可以采用多种形式对患者进行宣教，例如：科普教育、微信扫码观看视频等多媒体术前宣教，也可以取得良好的效果[6]。

（李　亮，郝腾飞）

参考文献

[1] B?kkerink WWJV, Koning GGG, Vriens PPWHE, et al. Patients' perspective on inguinal hernia repair: A focus group study [J]. Asian J Surg, 2021, 44(9):1236–1237.

[2] van Stralen KJ, Ruijter L, Frissen J, et al. Patients want to be seen: The top 3 information needs of patients with inguinal hernia [J]. PLoS One, 2020, 15(10):e0240433.

[3] Gleason F, Feng K, Herbey I, et al. Patient, nurse, medical assistant, and surgeon perspectives inform the development of a decision support tool for inguinal hernia surgery: A Qualitative Analysis [J]. Am J Surg, 2021, 222(2):272–280.

[4] Meier J, Stevens A, Berger M, et al. Racial and ethnic disparities in access to local anesthesia for inguinal hernia repair [J]. J Surg Res, 2021,266:366–372.

[5] Lunger F, Frank F, Peros G, et al. Potential benefit in information providing and influence on patient anxiety and satisfaction by means of preoperative explanatory videos in total extraperitoneal inguinal hernioplasty: study protocol of a multicentre, double-blinded, randomised parallel-group controlled trial [J]. BMJ Open, 2021, 11(1):e043702.

[6] 徐艳杰，郭劲峰，向承红，等 . 多媒体式术前访视在腹腔镜无张力腹股沟疝患者中的应用 [J]. 中华疝和腹壁外科杂志（电子版），2020，14（1）：87–89.

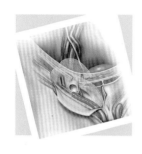

第 38 章

腹股沟疝日间手术的管理

日间手术是指 1 个工作日内完成安排患者入院、手术、经短暂观察后安排出院的一种医疗模式，对于住院时间，各地区在具体实施上稍有差异，一般在 1 个工作日内完成所有流程，特殊情况下可延长至 48h。

第一节　日间手术的概述

日间手术是一种新的医疗管理模式，有别于传统的门诊手术，也不同于传统的住院手术，临床实施日间手术管理需要首先了解其基本特点。

一、日间手术的管理模式的优缺点

腹股沟疝的治疗在国内传统的医疗模式是住院治疗，通常的过程是：第 1 天住院；第 2 天完成各种术前检查和术前准备；第 3 天手术，手术后住院时间为 3~5d，然后出院。腹股沟疝日间手术的模式与之相比，极大地缩短了住院时间，提高了资源的利用效率。

（一）日间手术的优点

腹股沟疝手术的术前准备可以在门诊完成，手术后绝大多数患者只需要口服药物止痛治疗，无须其他更多的医疗措施，为有条件成为日间手术的病种。腹股沟疝日间手术除了可以缩短等候时间和住院时间，患者在医院内停留时间短，降低医院内获得性感染的机会。在卫生经济学上，腹股沟疝日间手术可以降低医疗费用，在整体上节约社会的医疗支出[1]，效率明显提高[2]，同时增加医院的整体收入[3]，因此效益明显。患者住院时间越长，在潜意识里就会加强对自身患者角色的认同，加强患者的依赖感，而在家庭中或者社区环境，患者的自立意识会加强，更利于患者的康复，早日回归正常的生活环境。由于自主活动的增加，还有利于减少血栓形成等并发症。

（二）日间手术的缺点

在医疗体系健全的国家和地区，日

间手术患者出院后并非单纯居家休息，而是需要社区医疗的监护，因此日间手术在缩短住院时间的同时，会增加全科医生的工作量。有的地区缺乏社区医疗或全科医疗体系，患者需进行自我疼痛管理，但当效果不明显或出现其他不适时，无法得到及时的支持。

二、日间手术的实施条件

日间手术并非门诊手术，不能将门诊手术的病种按日间手术来安排。日间手术的模式虽然可以缩短住院时间，提高资源的利用率，但医院应对管理和患者的筛选做出更严格的流程安排。

（一）医院的条件

日间手术的具体运作，根据每间医院的条件而有所不同，需要做出专门的设置，主要的设置形式包括：独立的日间手术室，独立的日间手术病区，科室内设置日间手术病床。日间手术的结果是缩短住院时间和等候时间，但前提是"高投入"，然后才有"高产出"，体现在以下方面。

·需要有经验的手术医生，以确保手术质量。

·需要高年资的住院医生和护理团队，以确保患者管理的质量，避免遗漏和差错；同时各种医疗文书都要在当天完成，因此日间手术的劳动量密集。

·需要科学严谨的流程，以确保医疗安全。

为确保日间手术的质量和安全，医院需要安排专门的团队进行运营，必然影响到普通住院病房的人力条件，因此，

可以说日间手术是资源密集、技术密集和劳动密集的医疗模式。

（二）患者的条件

日间手术的要求比住院手术更加严格，患者的筛选需要遵循以下标准。

·患者本人有安全可靠的家庭环境，患者的看护人是有责任心、身体健康的成年人。

·患者的看护者愿意承担术后护理的照料工作。

·可以保持通畅的电话联系等通讯方式。

·患者本人理解日间手术的安排和特点。

如果患者缺乏以上条件，将存在安全隐患，需要慎重实施日间手术治疗。

（三）社区医院、家庭医生的合作

患者出院后，最好可以获得社区医疗的监护，以便及时处理临时出现的医疗问题。医院与社区或家庭医生合作，对出院后的患者进行访视，或接到患者求助后及时诊治，可以使患者得到更有效的医疗监护和支持。

三、本土化策略

虽然日间手术具有很多优点，但其效果是建立在健全医疗系统的基础上。国内传统的医疗系统存在制度和习惯上的不适应，国内的就医文化也不利于日间手术的实施，需要做出改变。

（一）制度的改变

国内的社保或其他保险，要求患者必须住院超过24h，住院费用才能得到

社保或其他保险的支付，不满24h，住院发生的费用需要全部自己承担。在国外，有的国家也有类似的问题。国内部分城市探索"预住院"的形式，即在日间手术实施前以"预住院"的形式登记[4]，有的地区也称为"虚拟住院"，实际并没有住院，但产生的费用按住院的医保报销，灵活解决支付问题。

（二）加强宣教

在文化和习惯上，国内的医患关系和医疗纠纷极端化。从医护人员的角度看，为了医疗"安全"，倾向于住院观察以确保万无一失；而从患者的角度看，也希望住院以求万无一失。因此需要加强对医护人员的培训，同时加强对患者的宣教。

（三）建立医院社区合作机制

国内社区医疗缺位，患者出院后的一些问题，往往需要回到医院寻求手术医生的诊治，对患者的后续治疗造成不便。因此，对有条件的社区，医院主动与社区医疗建立合作机制；对无条件的社区，保持与患者的沟通渠道通畅，出现特殊情况时，患者可以及时回院就诊。

我国地域辽阔，各地医疗条件差异巨大，日间手术的实施需要结合各地具体的条件加以改进。

四、实施日间手术医疗模式的基本要求

日间手术并非单纯的门诊手术，需要做严密的评估和准备，因为患者术后即离开医院，脱离医院的看护，手术评估的要求要比住院手术更严格，要求以严格的流程来确保安全，而不是靠个人的能力和才智来确保安全，主要包括以下方面。

（一）制定临床路径

临床路径的内容应包括术前的门诊评估、日间住院的流程以及术后围手术期的问题及处理等，可以为日间手术提供一套标准和精细化的流程[5]。

（二）更全面的术前评估

不能单纯基于一些量表，如ASA评分等对患者进行简单的评估，需要结合患者的病情、心理、整体生理状况进行全面评估；术前的基础疾病需要得到最好的处理，具体的基础疾病术前治疗评估需要结合手术方式决定，腹腔镜下的手术需要更加严格的要求，出现任何不严格的术前准备都应该推迟手术，或者转为普通的住院手术。无论是局麻下的病例，还是非局麻下的病例，手术前的评估最好由手术医生与麻醉师共同完成，以保证麻醉和手术都得到充分的评估和术前准备，同时避免手术中出现问题而导致流程漏洞，例如：原计划局麻的患者，术中需要改为全麻，但麻醉医生未进行评估而不愿意临时实施麻醉。

（三）出院评估

患者从日间手术病房与普通病房出院有较大的区别，必须严格评估，评估必须由外科医生和麻醉医生共同完成，同时尊重患者的意愿，如果患者对出院有较大的担心，经过解释后仍然不能消除患者的担心，应该允许患者继续住院观察。

（四）对社区医疗的要求

日间手术的实施最好与社区医疗建立合作，通过与社区医疗或家庭医生探讨制定出相应的要求和指导意见，以完善全医疗过程的管理。

（五）看护人员的培训

由于患者手术后短期观察即回到家庭环境，脱离医院的看护，有必要辅导患者的看护者，使其掌握必要的看护知识，并知晓紧急情况下的就医渠道。医院需要印制一些资料，如宣传页或者宣传册，供患者和看护者阅读，了解术后护理的要求。看护者应学会处理一部分简单问题，而无需求助于社区医院或手术医生。

五、日间手术的实施

提前通知患者手术时间，手术当日按正规的住院程序接诊评估，全面流程化设计和规范化运作是日间手术的有力措施[6]，日间手术的实施必须严格按照临床路径的流程进行，任何偏离临床路径的情况，都必须细致评估，必要时转为普通住院手术。

六、出院后的疼痛管理

手术后疼痛是影响患者出院意愿的重要因素[7]，因此手术后，即出院后完善的疼痛管理是重要的措施之一。出院后一般服用非甾体类药物，药物需要定时口服，以保持稳定的血药浓度，达到更好的疼痛管理效果，不提倡疼痛时口服。理想的情况是在社区医生或家庭医生的指导下服用，有的地区实施流动疼痛医生制度，管理和指导患者的疼痛问题，可以更有针对性。如无以上条件，需要加强对患者及看护人员的培训。

第二节　腹股沟疝日间手术实施原则及流程

由于条件不同，不同地区实施日间手术存在一定的差异，但基本原则不变，以下是某医院日间手术实施的流程概况。

一、政策支持

支持政策包括对医生和患者两个方面，一方面激励医护人员参与日间手术，另一方面鼓励患者更多地利用日间手术，具体措施如下。

（一）对医护人员的激励

不影响手术科室的传统绩效，手术医生有较优厚的奖励。

（二）对患者的鼓励

实行打包手术，一次按打包价格收费。对于疝修补网片的费用，传统的医保政策是一部分医保报销，一部分个人支付。对于日间手术的病例，疝修补网片的全部费用通过医保报销支付。因此，患者个人支付的比例比传统住院更低。

二、实行集中收治的日间手术中心制

日间手术的实施包括 3 种模式，分别是：①集中收治，集中手术；②集中收治，分散手术；③分散收治，分散手术。集中收治，集中手术的模式是指：患者集中收治在一个病区，在固定的日间手术室手术。集中收治，分散手术的模式是指：患者集中收治在一个病区，但手术分散在各个手术室，没有集中。分散收治，分散手术的模式是指：没有专门的日间手术病区，患者分散在各个手术室手术。显然集中收治，集中手术的模式最为高效和专业，因此设置专业的日间手术中心和病区是较为理想的模式。该院的日间手术中心除了收治腹股沟疝外，还收治其他病种，设置床位 18 张、手术室 4 间，主要的人员配置如下（表38.1）。

三、日间手术流程

腹股沟疝日间手术流程依次为：门诊确诊，办理虚拟住院，术前检查术前宣教，麻醉评估（手术医师、麻醉师与患者），手术确认，按通知办理入院，手术，术后观察和疼痛管理（手术医师、麻醉师），出院评估，术后随访。各种流程安排符合本章第一节的所述原则。

四、全程细致沟通（宣教）

与患者及其家属的全面沟通或宣教在日间手术中非常重要，是一项安全保障措施，主要内容如下。

· 预约：告知日间手术医保政策，术前检查项目，术前准备方法。

· 术前通知：术前 1 天通知到院时间，强调术前准备。

· 入院：讲解入院须知（医生负责），手术知情同意，手术宣教。

· 出院宣教：术后注意事项，如何办理出院，满意度调查。

· 随访：了解出院后不良反应，满意度调查，康复宣教。

· 检查检验结果反馈：反馈特殊检查结果，如病理等。

表 38.1　日间手术人员配置表

岗位	人员	职责
负责人	麻醉科主任	医疗管理，全程管理，协调各手术科室，改善和完善流程
主刀医生	有资质的外科医生（高年资主治医师或以上）	收治患者，病情评估，主刀手术，出院评估
医生	麻醉师 4 名 临床医师 2 名	患者术前评估，术前检查，部分日间手术麻醉，术后管理，出院评估，病历文书书写
护理	护士 7 名	患者入院术前准备，手术前宣教，术后观察护理，出院评估，出院宣教
预约随访	护理 2 名	患者预约登记，入院术前宣教，通知患者手术、术后随访，出院后的指导
秘书	1 名	资料统计，宣传，与各专科联络

五、质量与安全保障

日间手术的顺利实施与患者康复，需要用科学的制度和流程来保障，形成一套质量与安全保障系统，主要内容如下。

· 病种筛选：成熟和标准的手术方式，如腹股沟疝手术。

· 患者评估：医生、麻醉师同时评估，时间节点为术前、术中、术后和出院时 4 个时间节点。

· 随访：出院后 3d、7d、30d，门诊随访或电话随访。

· 应急预案：院内应急预案和院外应急预案。

· 持续质量改进：基于临床路径分析基础上持续进行质量改进。

六、手术医师和麻醉师准入条件

手术医师要求高年资主治医师或以上，在本学科具有较深的造诣，具有较丰富的临床经验，具有良好的医德。麻醉师要求具备相应的麻醉资质，能熟练完成相应的麻醉。同时要求手术医师和麻醉师具有较强的沟通能力，愿意开展日间手术，无违反相关管理制度的记录。

七、患者筛选标准

为了保证手术及术后的安全，对患者的筛选有严格的标准，主要的标准如下。

· 意识清晰，无精神病史；能够理解日间手术相关问题；愿意接受日间手术，年龄 70 岁以内。

· 有成年的家属陪伴，或有健康的照护者，家属或照护者有能力完成术后的照顾。

· 保持通讯方式通畅。

· 术后 72h 内，居住地距医院 30min 车程以内。

· 单侧腹股沟疝手术，预计手术时间不超过 45min。

· 非全麻手术：ASA 分级 Ⅰ～Ⅱ级，或 ASA 分级 Ⅲ级，全身情况稳定 3 个月以上。全麻手术：气道损伤风险小，ASA 分级 Ⅰ～Ⅱ级。

· 手术后能快速恢复饮食和饮水。

· 不需要特殊的术后护理。

· 预计经短暂恢复后，可以达到日间手术出院标准。

八、评估制度

病情的评估由手术医生与麻醉师同时进行，有些环节也有护理人员参与评估，包括以下 4 个环节。

（一）入院前评估

患者根据日间手术临床路径完成各项检查后，根据检查结果进行评估，符合日间手术纳入标准的方可进行日间手术治疗。

（二）术前评估

麻醉诱导前对患者情况再次评估。

（三）术后评估

患者术后即安排在麻醉复苏室苏醒，麻醉医生和复苏室责任护士根据"日间手术患者出复苏室标准"对患者进行评估。

（四）出院评估

手术医生、麻醉师和责任护士依据麻醉后离院评分标准（PADS）对患者进行一般情况、活动情况、恶心呕吐、出血、疼痛等5个方面的出院评估，达到出院标准，填写"日间手术患者出院评估表"方可办理出院手续，不符合出院标准，转普通病房观察，按普通住院处理。

九、应急预案

在住院期间，患者出现的问题由日间手术病区医生处理，如超出日间病房能力范围或出现其他意外情况，转专科病房观察和处理。出院后嘱咐患者及家属保通讯畅通，以保证按时随访，并告知联系电话，以方便出现紧急情况时及时联系医院。医院接到求助电话后及时通知医生，做好相关记录，并根据医生的意见指导患者及时返院处理，急诊返院者按绿色通道实施救治。

以上是国内某医院的腹股沟疝日间手术实施原则和流程，符合日间手术的原则，并做了本土化的改造，主要的不足为缺乏与社区医疗或家庭医生的衔接，因此在出院后的观察和处理上有体制性的不足。

（李　亮，赵永灵，江志鹏）

参考文献

[1] Scarfe A, Duncan J, Ma N, et al. Day case hernia repair: weak evidence or practice gap? [J]. ANZ J Surg, 2018, 88(6):547–553.

[2] 索翠平，贾驭斐，陈令红，等. 开展日间手术对医院部分效率指标的影响分析 [J]. 医药前沿，2021，（33）：188–189.

[3] Torabi SJ, Patel RA, Birkenbeuel J, et al. Ambulatory surgery centers: A 2012 to 2018 analysis on growth in number of centers, utilization, Medicare services, and Medicare reimbursements [J]. Surgery, 2022, 172(1):2–8.

[4] 蒋颖恒，蒋晶晶. 日间手术模式现状分析及探讨 [J]. 世界最新医学信息文摘，2021，21（31）54–55，77.

[5] 吴小红，赵蓉. 日间手术＋临床路径：为患者创造价值医疗 [J]. 中国卫生质量管理，2021，28（4）:I0006.

[6] 陈德键，缪传文，黄陈，等. 临床路径应用于日间腹股沟疝腹腔镜手术的效果分析 [J]. 中国卫生质量管理，2021，28（4）：8–11.

[7] Lovén H, Kristensen BB, Bisgaard T. Low admittance rate after ambulatory laparoscopic surgery [J]. Dan Med J, 2019, 66(6):A5547.

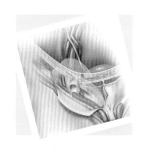

第39章

腹股沟疝外科的卫生经济学问题

　　腹股沟疝是外科的常见病和多发病，手术与麻醉方式多样，手术方式包括开放性手术和腹腔镜手术，麻醉方式包括局麻、椎管内麻醉和静吸复合全麻等，不同的手术和麻醉方式必然带来成本上的明显差异。我国国土面积辽阔，各地社会、经济、医疗技术发展不平衡，医疗管理模式有较大的差异。如何有效利用资源，实现医疗费用支付方和患者利益的平衡也是腹股沟疝外科重要的问题之一。

一、医疗保险概述

　　医疗保险主要有3种形式，包括国家医疗保险、社会医疗保险、商业医疗保险。实施典型的国家医疗保险制度的国家是英国，国家承担全部的医疗费用，患者无须付费，或只需象征性地支付费用；社会医疗保险是国家、企业或用人单位、个人共同承担医疗费用，德国是社会医疗保险比较完善的国家之一，国内的医保制度也属于社会医疗保险；商业医疗保险全部由患者个人向商业性的保险机构购买保险，美国是典型的商业医疗保险国家。付费方式包括按项目付费、单病种付费、疾病诊断相关组（DRG）付费。商业性质的医疗保险一般支付灵活，限制少，国家医疗保险及社会医疗保险均对医院的支付有一定的限制，以保证整体的医疗投入得到更高效的利用。

二、影响腹股沟疝患者医疗费用的主要因素

　　在腹股沟疝的治疗领域里，从局麻下的开放性手术，到全麻下的腹腔镜手术，从组织修补术到无张力修补术，从一般价格的疝修补网片到相对昂贵的疝修补网片，腹股沟疝的治疗价格差异很大。在国内的医疗体制下，影响腹股沟疝治疗费用的主要因素如下。

（一）医疗模式

　　我国腹股沟疝治疗的传统医疗模式是住院治疗。而在腹股沟疝的日间手术模式中，患者手术前完成各种检查和准备，住院当天完成手术，经过短时间的观察后出院。从资源的角度看：传统的医疗管理模式，单个患者占用较多的医疗资源，资源利用效率低；腹股沟疝的日间手术可以更高效地利用资源，具有

良好的卫生经济学效益。

（二）疝修补网片的选择

疝修补网片的价格较高，一般进口网片价格为 3000~6000 元，国产网片价格略低，一般为 800~5000 元，两者差距较大。

（三）是否采用腹腔镜技术？

腹腔镜技术需要昂贵的设备，腹腔镜系统的采购费用高，这些费用是医院的运作成本，也可能成为医疗费用的成本。此外，采用腹腔镜技术进行腹股沟疝修补术，需要采用静吸复合全麻，这也是增加医疗支出的因素之一。

以上 3 个因素是影响国内腹股沟疝治疗的主要因素之一，其他影响因素还包括患者的年龄、基础疾病等。随着机器人手术的推广，治疗费用也会相应增加。

三、医疗费用控制的主要手段

我国的社会医疗保险体系实施低水平、广覆盖的政策，对于腹股沟疝这种并非关乎生命的疾病而言，总体费用控制、低水平支付是必然的措施，从整体经营的角度看，需要对腹股沟疝治疗的医疗支出进行管理。

（一）临床路径管理的卫生经济学意义

临床路径是在规范诊疗的基础上制定，除了医疗护理等因素外，同时需要考虑支付方的意见。部分临床医生和医院管理者误把临床路径作为类似疾病诊疗指南，实际上临床路径是一种管理工具，这个工具可以实现医疗、护理、管理、

医疗保险和患者的对话，从而实现更好的医疗、卫生经济学效益。

1. 临床路径变异的管理

临床路径允许在一定的范围内有所变动，这个变动在临床路径中称为变异，变异一般归因于 4 个因素，包括病情原因、患者原因、医生原因、临床路径本身的原因。临床路径管理可以对医疗的每个环节进行监测和管理，例如临床路径可规定手术方式选择的原则、疝修补网片使用的原则等，如按照临床路径执行，即按医保或保险支付。临床路径对费用的管理，体现在对变异的监测和管理上。由于疾病的变化超出临床路径的调整范围，即不属于变异的问题，需要做退出临床路径的处理，针对退出临床路径的原因进行分析，可以实现根据病情对腹股沟疝患者更精准地归类管理，实现精细化管理[1]，提高整体效率。

2. 临床路径对疝修补网片选择的管理

对于疝修补网片的选择，临床实践已经证明，不同品牌的疝修补网片在疗效上没有本质的差异，但是目前可选择的疝修补网片品种丰富，价格差异大，临床路径可以精确地管理费用产生的原因，例如：由于病情的需要，选择临床路径规定范围以外的疝修补网片，而导致临床路径的变异，费用由医保或保险等支付方支付，由于临床路径本身设计不合理，费用也由医保或保险等支付方支付，但患者要求使用临床路径规定以外更高级的疝修补网片，即由于患者原因导致总费用超过费用控制的标准，应该由患者承担，而由于医生的个人偏好坚持使用某种疝修补网片属于医生原

因，这部分费用医保或保险也不支持，由医院或医生承担。

3.临床路径对手术方式选择的管理

腹股沟疝的手术方式多样，目前各种无张力修补术都可以在总体上达到相同的疗效，即各种手术方式没有本质的差异，但患者往往有自己的选择倾向，医生也有自己的技术倾向，从而影响到手术方式的选择。基于同样的原理，临床路径也可以对手术方式的选择等进行监测和管理。手术方式的经济管理并非禁止某种手术方式的应用，而是基于使用高成本技术的实际价值问题，而将有限的资源效益最大化，实现健康效益的同时必须证明成本是合理的[2]，因此需要同时考虑支付方和患者的利益。目前，在按 DRG 或单病种付费的制度下，腹腔镜手术并没有得到充分的补偿[3]，机器人辅助下的手术比腹腔镜手术要昂贵得多[4]，因此主要应用于有足够的支付能力的患者。这个问题在国内医生劳务性收费低的情况下更加突出，但各个国家和地区的医疗收费差异很大，有些国家设备和耗材收费低，而住院费、手术费高，腹腔镜手术以较短的住院时间而导致总体上更加节约医疗费用的支出[5]。对于手术方式而言，选择变异的管理，也可以发现其中的经济学影响因素。

不同的支付形式对临床路径的要求存在差异，相同的支付方式在不同的地区也有较大的差异，因此临床路径的规定也存在很大的差异。有的商业保险对医疗方式的选择限制很小，医生和患者都有很大的选择余地，但同时患者定期支付的保险费用也较高。有的支付方式，如救济性质的医疗报销或患者支付层次较低的医疗保险，即需要限制患者和医生的选择，临床路径在费用管理上是很好的工具。有的国家的医保或保险要求医院先制定相应的临床路径，才与医院签订合作协议。同时临床路径可以让患者对整体治疗有所了解，包括费用支出的原因，对治疗做到心中有数，因此临床路径也有利于医方、患方和支付方形成平等合作关系，理解各自的权利和义务，体现了付出和享受权利的对等关系，可以减少不必要的医患误解。

（二）日间手术管理卫生经济学意义

日间手术可以大大缩短患者的住院时间，提高工作效率，因此也大大缩短了患者的轮候时间，使单位时间内的产出大大增高，是一种高效的资源利用方式，可以在很大的程度上为医院节约成本[6]，也非常适合腹股沟疝治疗的特点，因此提倡有条件的地区和单位开展腹股沟疝日间手术治疗。基于临床路径基础上的日间手术治疗，在提高效率的同时，可以实现更精细化的管理，提升日间手术的质量[7]，具有更大的卫生经济学效益。

（三）老年人的择期手术问题

腹股沟疝是常见病，并且多见于中老年人，部分老年人由于各种原因不就医，当发生嵌顿时再进行急诊手术，风险大并且费用高。从经济学角度来说，老年人也是腹股沟疝治疗成本增加的重要因素[8]，因此提倡老年人出现腹股沟疝及早就医，及早手术，可以在社会层面节约医疗支出。

医疗管理并非单纯的医学技术管理，医疗管理应同时考虑医学问题、护理问题、管理问题和资源问题，使各种资源得到高效的利用，产生更大的整体效益。目前多数医院只是将临床路径作为疾病诊疗指南的一种表述方式，没有使临床路径成为医疗、护理、管理、医疗保险和患者的对话工具，社保机构也只是对医院的单病种给出支付标准，而没有参与临床路径的制订。因此，精细化的腹股沟疝医疗卫生经济学管理，需要支付方（医保或保险）、医院和医护人员的共同参与，制订符合经济规律、容易监控和管理、符合不同层次需求、体现各自责任的方案，并动态总结和调整，以不断优化。

（李华玲，李　亮）

参考文献

[1] Luo S, Wu C, Luo Q, et al. The design and evaluation of clinical pathway for disease management to maximize public health benefit [J]. Risk Manag Healthc Policy, 2021, 14:5047–5057.

[2] Glasgow RE, Mulvihill SJ, Pettit JC, et al. value analysis of methods of inguinal hernia repair [J]. Ann Surg, 2021, 274(4):572–580.

[3] Mongelli F, Ferrario di Tor Vajana A, FitzGerald M, et al. Open and laparoscopic inguinal hernia surgery: a cost analysis [J]. J Laparoendosc Adv Surg Tech A,2019, 29(5):608–613.

[4] Muysoms F, Vierstraete M, Nachtergaele F, et al. Economic assessment of starting robot-assisted laparoscopic inguinal hernia repair in a single-centre retrospective comparative study: the EASTER study [J]. BJS Open, 2021, 5(1): 46.

[5] Perez AJ, Strassle PD, Sadava EE, et al. Nationwide analysis of inpatient laparoscopic versus open inguinal hernia repair [J]. J Laparoendosc Adv Surg Tech A, 2020, 30(3):292–298.

[6] 朱宏，黄鸿燕，郑胄斌，等. 日间手术的经济学评价研究综述 [J]. 卫生经济研究，2021，38（9）：25–28, 32.

[7] 吴小红，赵蓉. 日间手术＋临床路径：为患者创造价值医疗 [J]. 中国卫生质量管理，2021，28（4）：I0006.

[8] Aydin M, Fikatas P, Denecke C, et al. Cost analysis of inguinal hernia repair: the influence of clinical and hernia-specific factors [J]. Hernia, 2021, 25(5):1129–1135.